Anatol Gotfryd
Der Himmel über Westberlin

Anatol Gotfryd

Der Himmel über Westberlin

Meine Freunde, die Künstler
und andere Patienten

Quintus

Der Quintus-Verlag ist ein Imprint
des Verlages für Berlin-Brandenburg
www.quintus-verlag.de

1. Auflage 2017
© Anatol Gotfryd, 2017
Für diese Ausgabe © Verlag für Berlin-Brandenburg,
Inh. André Förster, Binzstraße 19, D–13189 Berlin

Umschlagentwurf: Stephanie Raubach, Berlin
Umschlagvorderseite: K. H. Hödicke, *Der Himmel über
Schöneberg*, © VG Bild-Kunst, Bonn 2017
Satz und Gestaltung: Ralph Gabriel, Berlin
Druck und Bindung: Euro PB, s. r. o. Příbram

ISBN 978-3-945256-90-9

Inhalt

Grenzland

I

Fünfundvierzig Jahre lang war ich als Zahnarzt gezwungen, den Kopf nach links zu drehen. Auch meine Gedanken hatten die Neigung, ihm in diese Richtung zu folgen, doch beides ist mir nicht immer bekommen. Trotzdem schaue ich auch heute noch gern in diese Richtung, weil links vor meinem Schreibtisch mein Lieblingsbild hängt. Eine leicht hügelige, von Felsen zerklüftete Landschaft ist dort zu sehen, in der das Gras in Erinnerung an vergangene heiße Sommer die goldene Farbe des Spätherbstes angenommen hat. Im Vordergrund wird das Bild von Telegrafenmasten dominiert, dadurch rückt die Landschaft in die Tiefe des Bildes, von wo sie wie erstarrt und unbeweglich wirkt. Die Telegrafenmasten dagegen, deren Drähte den Himmel wie eine Straße durchziehen, strahlen eine Atmosphäre des Fernwehs, des Abenteuers und der Erwartung aus, und man spürt, dass, wenn man Mut aufbringt, das Vertraute zu verlassen, Unbekanntes und Neues einen hinter dem Horizont erwartet. Das Bild ist ein Werk Horst Hödickes, der als Vater der „Neuen Wilden" der Achtzigerjahre gilt, doch für mich ist es eher die Mutter aller Bilder, weil es in kürzester Form von meiner Kindheit erzählt. Kein Gegenstand erinnert mich so deutlich an die Enge des Lebens in dieser vergessenen Welt und an die Sehnsucht nach einem anderen Glück.

In Jablonow, einem kleinen ostgalizischen Städtchen, bin ich im Herbst 1930 im freien Polen zur Welt gekommen. 1919 hatte der amerikanische Präsident Woodrow Wilson bei der Abfassung des Versailler Vertrages, der den Ersten Weltkrieg beendete, durchgesetzt, dass ein polnischer Staat wiedererrichtet wurde, und damit eine Zuneigung des polnischen Volkes zu den Vereinigten Staaten begründet. Bedauerlicherweise war nach dem Zweiten Weltkrieg ein ähnlicher Erfolg Winston Churchill nicht vergönnt gewesen. Im Februar 1945 verlor er bei der Konferenz in Jalta den Kampf um ein freies Polen, für dessen Unabhängigkeit Großbritannien im September 1939 in den Krieg gezogen war.

Vor 1918 war Polen einhundertfünfzig Jahre lang zwischen Russland, Preußen und Österreich aufgeteilt gewesen, und es war immer noch deutlich zu spüren, wie die Lebensatmosphäre unserer Gegend von der Habsburger Monarchie geprägt war. Meine Eltern haben noch deutsche Schulen besucht, und die Atmosphäre des *Radetzkymarsches* war noch so allgegenwärtig, dass mein Vater, wenn von dem ehemaligen Kaiser Franz Joseph die Rede war, nie anders als von „seiner Majestät, dem Kaiser" sprach. Dessen Geist schwebte immer noch sehnsuchtsvoll über dem Land, das er erstaunliche knapp achtundsechzig Jahre regiert hatte und der den hier lebenden Völkern das Gefühl vermittelt hatte, seine schützende Hand über sie zu halten. Dieses am Fuße der Karpatenberge seit 1775 unter österreichischer Hoheit stehende Gebiet wurde wegen der ausgedehnten Buchenwälder Bukowina genannt, doch seine Grenzen waren wegen des wechselvollen Schicksals dieses Landstrichs immer etwas verwischt gewesen. Nach 1918 erstreckte sich die Bukowina tief nach Sowjetrussland, umfasste unter anderem die Geburtsstadt des Dichters Paul Celan in Rumänien – Czernowitz – und reichte bis an das sagenumwobene Domizil des Grafen Dracula in Transsylvanien.

Zwischen den beiden Weltkriegen war mein Städtchen ganz am Ende der polnischen Landkarte, im Südosten des Landes, in einer seltsamen, einem Honigtropfen ähnlichen Ausbuchtung zu finden, die in die Nachbarländer Ungarn, Rumänien und Sowjetunion hineinragte. Die meisten Einwohner meines Städtchens waren Juden. Händler, Bettler und

Handwerker. In den umliegenden Dörfern lebten fast ausschließlich ukrainische Bauern, die sich auch als Holzfäller und Viehzüchter betätigten. Benachbart waren einige wenige, nur von polnischen Familien bewohnte Ortschaften sowie mehrere deutsche Siedlungen aus dem neunzehnten Jahrhundert, so das vor allem in der Landwirtschaft vorbildliche Mariahilf und der Ort Swoboda Rungurska, wo sich deutsche Glasbläser angesiedelt hatten und die britisch-niederländische Firma Shell Rohöl förderte.

Obwohl es also gewissermaßen ethnisch getrennte Bereiche gab, lebten wir in einer emotionalen Grenzsituation, in der manchmal Neid und Missgunst zu Exzessen führten, die aber damals noch nicht nationalistisch aufgeladen waren. Siebzehn Kilometer nördlich von Jablonow lag die nur umständlich zu erreichende, 33 000 Einwohner zählende, um 1200 gegründete Kreisstadt Kolomea, ein rettender Knotenpunkt für Reisende, die dieser Sackgasse Europas entfliehen wollten. Die meisten Bauern waren jedoch bettelarm, lese- und schreibunkundig und ihnen war eine Reise zum Rathaus oder Gericht in der Kreisstadt nicht zuzumuten gewesen. Deswegen waren Vertretungen der wichtigsten Bürgerämter auch in meinem Städtchen Jablonow vorhanden: das Postamt, eine Dependance des Gerichts, die Grundschule, das Polizeirevier mit drei Beamten, die uneingeschränktes Ansehen als Amtspersonen genossen. An der Hauptstraße lagen die Kirchen, Synagogen und die Pawlowski-Schenke, in der sich die gläubigen Juden mit Genuss am Schweinebraten versündigen konnten und wohin mich auch der jüngste Sohn meiner Großeltern, mein Onkel Leo, unter größter Verschwiegenheit ab und zu mitnahm.

Unser Haus lag an der Hauptstraße, die, einem abgewinkelten Arm gleich, in einem Bogen vom Norden in Richtung Süden zog, wobei sie sich am „Ellenbogen" zu einem ansehnlichen Platz weitete, an dessen Rand sich Läden und Handwerksbetriebe niedergelassen hatten.

Vor meiner Einschulung tobte ich mit anderen Kindern in der angrenzenden Grünanlage um das Denkmal des polnischen Staatsgründers Józef Piłsudski herum, wo Jungs an marktfreien Tagen Fußball und Mädchen „Himmel und Erde" spielten. An Tagen aber, wenn die Bauern aus den Dörfern zum nahegelegenen Jahrmarkt kamen, spielten wir zwischen den Fuhrwerken „Räuber und Gendarm", weil sich dort wunderbare Versteckmöglichkeiten boten. Oft, vor allem an Jahrmarktstagen, leistete ich Onkel Leo, der damals um die zwanzig war, Gesellschaft, weil er einer spannenden Tätigkeit nachging. Er hatte die Mautschranke zum Jahrmarktplatz von der Gemeinde in Pacht genommen, und man brauchte nicht viel Fantasie, um sich vorzustellen, mit welcher Spannung und oft auch Gefahr diese Aufgabe verbunden war, zumal die Gebühr für jedes Huhn oder Ferkel extra entrichtet werden musste. Zwar kam es nur selten zu Prügeleien, doch die Drohgebärden und Schimpfkanonaden hatten für mich einen echten Abenteuerwert, insbesondere da Leo zu seiner Verteidigung eine kräftige Metallfeile in der Hosentasche trug, was mir sehr imponierte. Ich bewunderte ihn und war auch in seine erste Freundin Pepa mitverliebt, die ich als zartes, dunkelhaariges, lockiges Mädchen in Erinnerung habe. Deswegen habe ich sie ganz besonders gern zur Badestelle an unserem von düsteren Legenden umwobenen Gebirgsfluss Pistynka begleitet, der für seinen Fischreichtum bekannt und wegen heimtückischer Wirbel und Untiefen berüchtigt war. Dort nahm ich meinen ersten Schwimmunterricht und lief im Winter Schlittschuh. Blickte man vom Südufer des Flusses die hohe Böschung nach oben, konnte man gerade noch die Kuppeln der beiden vor langer Zeit errichteten Synagogen erkennen. An dieser steil zum Fluss abfallenden Böschung, zwischen Grashügeln und Steingeröll, beteten die gläubigen Juden bei Vollmond. Ich erinnere mich, wie bewegend ich damals die merkwürdig heidnisch wirkende Gottesnähe empfand, aber auch das Gefühl, mit dem Universum eins zu sein.

Vom Marktplatz wand sich die Straße steil nach oben, und der Reisende, der ihr in südlicher Richtung folgte, erreichte in den Bergen den wegen seiner farbenprächtig schillernden Kelim-Manufaktur bekannten Ort Kosów. Dorthin nahm mich der Großvater manchmal mit, wenn er zum Einkaufen fuhr. Onkel Leo brachte mitunter die Kelims nach Berlin, wo sie wegen der exotischen Muster und ihrer leuchtenden Farben in der naturbelassenen Schafswolle reißenden Absatz fanden.

Zehn Kilometer hinter Kosów lag der Ort Kuty, ein Zentrum der Armenier, die dort für ihren armenisch-apostolischen Ritus eine Kirche errichtet hatten. Sie waren als besonders tüchtige Kaufleute bekannt, auch viel wohlhabender als die übrige Bevölkerung der Gegend. Deswegen wurde ihr Wohnort hinter vorgehaltener Hand auch „Rom der Geldsäcke" genannt. Hier lebte auch der Rabbiner Israel ben Elieser, genannt Baal Schem Tow, der im Gegensatz zu den religiös-asketischen Talmudisten den jüdischen Chassidismus begründete und der ein Leben in Freude mit viel Unterhaltung, Musik und Tanz predigte. Von diesem Ort leitete sich auch der Name der Gegend Pokucie her, was etwa „hinter dem Ort Kuty" bedeutet. Wegen der Berge und der vielen Flüsse hatte sich hier eine besondere klimatische Region gebildet, in der das Wetter vollkommen unberechenbar war. Deshalb hatten die für diese Gegend vom Warschauer Meteorologischen Institut erstellen Wetterprognosen nur den Wert von Kaffeesatzprophezeiungen. Sie stimmten so gut wie nie und wurden von der Bevölkerung und der lokalen Presse belustigt kommentiert.

II

Ich war ein Kind, das seine Entwicklung den Großeltern, vor allem dem Großvater zu verdanken hatte. Zeit meines Lebens habe ich die Bilder dieser Jahre genauso in meiner Seele gehütet wie die Stille und das ferne Bellen eines Hundes, die nächtlichen Klänge meiner Kindheit.

Damals, als kleiner Junge, brauchte ich nur bis zum Ende unseres Gartens zu laufen, um durch eine von einem Birnbaum verdeckte Lücke im Holzzaun aus dem Anwesen meiner Großeltern zu schlüpfen. Der Birnbaum war genauso alt wie ich und er gehörte nur mir. Er war ein Geschenk meines Großvaters, der ihn für mich zu meinem ersten Geburtstag gepflanzt hatte. Der Baum trug nicht viel, drei oder vier Birnen höchstens, und obwohl sie immer sehr groß waren, habe ich sie nie gepflückt, weil ich den Baum wie meinen Zwillingsbruder empfand und ein inniges Verhältnis zu ihm hatte. Trotzdem waren sie irgendwann weg. Dann hatte ich die Großmutter im Verdacht, besonders an Tagen, an denen ich zum Nachtisch Birnenkompott bekam.

„Kaum bin ich über die Schwelle, schon machst du Sachen", sagte die Großmutter oft. Sie war ärgerlich, dass ich mich, wenn sie Besorgungen machte, aus dem Hause stahl. Meistens fand sie mich zwischen den Weidenbüschen bei den schweigsamen Korbflechtern an einer Stelle am Fluss, wo das Plätschern des Wassers wie leise Musik klang. Oft war ich in der kleinen Kelim-Manufaktur oder in der Schmiede bei Huber zu finden. Ich war neugierig, und diese Neugier hatte ich von meiner Mutter geerbt, die sich trotz ihrer Lebensweisheit, „dass man sich die meisten Fallen im Leben selbst stellt", mit fünfundneunzig Jahren noch ein Mobiltelefon kaufte.

Ich war glücklich, wenn der Messerschleifer in das Städtchen kam und die Großmutter mich mit einem Teil unseres Gerlach-Bestecks zu ihm auf die Straße schickte. „Gerlach" ist auch das erste Wort in meinem Leben gewesen, das ich, auf Großvaters Schoß sitzend, von der Messerklinge lesen lernte. Uns gegenüber, in Koppelmanns Schneiderei, standen den Schleifgestellen ähnliche Nähmaschinen. Ich kannte sie gut, weil des Schneiders blonde Tochter Rahel meine erste große Liebe war und wir auf dem Fußboden der Werkstatt, zwischen den Nähmaschinen, mit Stoffresten, abgerissenen Knöpfen, Reißverschlüssen und Gürtelschnallen spielten. Doch besonders freute ich mich, wenn ich den ukrainischen Ruf „Töpfe verdrahten" hörte und die Großmutter mich mit einem Haufen Tonscherben auf die Straße schickte. Dann schaute ich zu, wie der Drahtvirtuose sie mit unendlicher Geduld so lange ordnete, bis sie wieder zueinander passten und mit einfachem Werkzeug ein feinmaschiges Netz aus Draht fest über die Scherben zusammenzurrte. Dann war der Topf wieder dicht und voll zu gebrauchen.

Noch waren Kunst und Künstler in meinem Städtchen unbekannt, sodass ich erst viel später den Unterschied zwischen der Kunstfertigkeit und dem künstlerischen Schöpfungsakt begriff. Meinem Städtchen verdanke ich jedoch die Erfahrung, dass das unmittelbare Erlebnis durch nichts zu ersetzen ist. Dies hat mich so geprägt, dass ich stets die Nähe von Menschen suchte, die das konnten, was ich selbst nicht kann.

Hinter dem Zaun unseres Anwesens öffnete sich eine neue Welt für mich. Hier war ich in der Nähe der Schmiede, wo der Schmied Huber die Pferde beschlug oder mit einem gewaltigen Hammer Eisenteile für Fuhrwerke schmiedete. Still stellte ich mich in die Ecke neben dem Eingangstor und schaute zu. Er beachtete meine Anwesenheit nicht, doch ich merkte, dass er sich über mein vor Bewunderung strahlendes Gesicht freute. Weil ich den Griff noch nicht umfassen konnte, schob ich mit beiden Händen den auf dem Amboss liegenden schweren Hammer ein kleines Stückchen vor und zurück. Manchmal, wenn Huber mit seinem Gesellen ein glühendes Eisen bearbeitete, durfte ich den Blasebalg bedienen, und an so einem Tag kam ich mir sehr wichtig vor.

Huber war groß und unheimlich stark, doch sein gewaltiger Schnurrbart und die buschigen Augenbrauen milderten diesen Eindruck und verliehen ihm, obwohl er wortkarg war, etwas Kameradschaftliches. Am nackten Oberkörper trug er einen knöchellangen Lederschurz – einige Jahre später stellte ich mir die Helden des Nibelungenliedes genau so vor. Auch die überdimensionalen sozialistischen Plakate in den Fünfzigerjahren mit der an einen riesigen Hammer gelehnten, vor Kraft strotzenden Gestalt, die die Großbauten des Sozialismus mit dem Wort Stalins „Ein Sowjetmensch kann alles" glorifizierten, erinnerten mich an unseren Schmied Huber. Ihm verdankte ich mein natürliches Verhältnis zu Helden und auch die Erkenntnis, dass jede Autorität zu verdammen dumm ist.

Hinter der Schmiede endete der Weg. Hohe Weidenbüsche und dichtes Gestrüpp versperrten die Sicht auf einen forellenreichen Gebirgsbach. An Tagen, an denen sich meine Großmutter für eine Fischmahlzeit entschied, schickte sie unsere ukrainische Hausgehilfin zum Bauern am anderen Ufer. Nach kurzer Zeit brachte sie ein volles, aus Weidenzweigen geflochtenes und mit frischen Kohlblättern zugedecktes Körbchen mit Gebirgsforellen ins Haus. An dieser Stelle hatte der Großvater ein Stück Land dazugekauft und eine einfache Verbindungsschleuse zum Bach bauen lassen, um einen Karpfenteich anzulegen. Dort gingen wir öfter hin, um die Fische zu füttern. Doch in einem Sommer, als die Fische schon ausgewachsen sein sollten, hatte es unentwegt wolkenbruchartig geregnet. Der Bach lief über und trieb die Fische auf die Wiesen und Felder der Umgebung. Befreundete Bauern kamen angerannt und erzählten, dass Leute aus dem Städtchen die Fische einsammelten. „Du musst dich sofort um sie kümmern", sagte die Großmutter. Doch der Großvater beruhigte sie: „Die Leute hier sind anständig, sie wissen, dass es unsere Fische sind, und sie werden sie hierherbringen." Wir warteten die ganze Nacht, aber niemand kam. Wie es seine Art war, verlor der Großvater nicht viele Worte. „Das Land gehört dem lieben Gott und die Früchte uns allen", sagte er. „Ja!", stimmte die Großmutter zu, „aber du hattest die Arbeit."

Im Nordwesten des Karpfenteiches erhob sich ein hoher Hügel, dessen Spitze – einer aztekischen Pyramide ähnlich – durch eine endlos lange, aber sehr ordentlich gemauerte Treppe zu erreichen war. Ganz oben stand ein Haus mit einer verglasten Veranda, das sich ein Freund meines Großvaters als eine Art Refugium hatte bauen lassen, um völlig zurückgezogen nur mit seiner Tochter ein Eremitenleben zu führen. Sie war viel älter als ich, vielleicht vierzehn oder fünfzehn. Ich fand sie wunderschön, weil sie schneeweiße Haare und ganz rote Augen hatte, aber meine Mutter meinte, dass sie deswegen ganz unglücklich sei, weil die Kinder so etwas als Strafe für die Sünden ihrer Eltern bekämen. Nur einmal war ich dort gewesen, und auch wenn mich der Blick auf das von Maisfeldern umrandete Städtchen und auf die Kirchen und Synagogen begeisterte, habe ich nie wieder Lust verspürt, noch einmal die Treppe hochzusteigen, obwohl der alte Mann mich sehr freundlich empfangen hatte. Vielleicht bin ich nicht mehr hingegangen, weil in der damaligen Zeit die Familien noch groß waren und man nicht nur Großeltern, sondern auch viele Onkel und Tanten hatte und fast alle im Städtchen irgendwie miteinander verwandt waren. Nie war man einsam und es gab immer einen, dem man sein Herz ausschütten konnte, und immerfort mussten alle besucht werden. Später erzählte ich gern meinem Sohn Beniamin von dieser Zeit, als es noch selbstverständlich war, dass die Einkäufe in Papier gewickelt wurden, der Müllcontainer noch nicht erfunden war und bei jeder Tante ein frisch gebackener Zopfkuchen auf mich wartete. Ich berichtete von einer Zeit, als der Duft des Hefegebäcks unvergleichlich war und die Stunden, in denen man einen neuen Brunnen baute oder die Stute ihr Fohlen zur Welt brachte, Momente des Glücks waren, und dass ich im Wirtschaftsgebäude, der eigentlichen Domäne meiner Großmutter, zur Welt gekommen bin. Das Gebäude bestand aus ineinander verkeilten Baumstämmen, die den Palisadenbauten in meinem Dschungelbuch ähnlich waren, was mich als Kind mit besonderem Stolz erfüllte.

Ein vorgelagerter breiter Gang mit Geländer verlief entlang des Wirtschaftsgebäudes, an dessen Ende sich unsere beiden Plumpsklos befanden, in denen gebrauchsfertig zugeschnittene Stapel der Tageszeitung lagen. Vom Gang aus konnte man die einzelnen Räume erreichen: die Waschküche, die Vorratskammer und den größten Raum, in dem der Fußboden durch hochkant gestellte Bretter in einzelne Bahnen eingeteilt war. Dort lagerten Äpfel und Birnen für den Winter, und in den Wandregalen standen Gläser mit Konfitüre. Rechts vor dem Gang lag der Obstgarten, hinter ihm ein Gemüsegarten und an der Ostseite ein Rosengarten. Hinter den Gärten war ein riesiges Holzlager mit einem kleinen Sägewerk. Eine aufregende Spiellandschaft für die Kinder war es, oft vom Gesang der schneidenden Sägen begleitet.

Im Morgengrauen, noch im Halbschlaf, hörte ich, wie die Großmutter die Hühner zum Frühstück rief, um eine Mischung aus Korn und Graupen auf das staubaufwirbelnde Federvolk regnen zu lassen. Besonders an den Tag erinnere ich mich, als meine Lieblingshenne, die honigfarbene Nastia, nicht dabei war. Seit Langem hatte sie keine Eier mehr gelegt, und die Großmutter fragte mich, ob ich ihr Versteck kenne, wo sie vielleicht heimlich brütete. Natürlich wusste ich, wo es war, ich besuchte sie ja oft. Sie hockte unter einem Tragebalken des Wirtschaftsgebäudes, ganz weit hinten, wohin ich nur auf allen Vieren hineinkriechen konnte und wo es fast ganz dunkel war. Doch ich verriet sie nicht, und als sie eines Tages mit einer eidottergelben Kinderschar aufkreuzte, waren alle entzückt.

Auf dem Dachboden des Wirtschaftsgebäudes, der nur über eine lange und sehr steil angelegte Leiter zu erreichen war, hielt Onkel Leo Brieftauben. Er liebte sie, im Gegensatz zum Rest der Familie, dem das pausenlose Gurren auf die Nerven ging und der den überall verteilten Dreck mit

Abneigung verfolgte. Dorthin habe ich eines Tages meine Mitschüler in der ersten Schulklasse geführt. Ich erzählte, auf dem Boden sei ein Schatz verborgen, sie könnten dort Golddukaten finden. Alle, wenn auch einige mit großer Angst, kletterten die steile Leiter hoch. Doch statt den Schatz von Ali Baba zu finden, wateten sie knöcheltief im Taubendreck und wurden wütend. Erst wollten sie mich aus der Öffnung am anderen Ende des Dachbodens in die Toilettengrube hinunterwerfen, dann schubsten sie mich hin und her. Schließlich ließen sie mich als ersten die Leiter hinuntersteigen, wobei sie mich von oben mit Taubendreck bewarfen. Ich solle mir die Taschen damit vollstopfen, damit es Gold werde, riefen sie mir zu. Dabei hatte ich selbst an so ein Wunder geglaubt. Dann lief ich zur Großmutter, um ihr zu berichten. Doch sie ermahnte mich: „Sprich nicht so hastig und nicht so viel. Atme zwischen den Wörtern und nimm dir ein Beispiel am lieben Gott. Für die Zehn Gebote hat er nur sechzig Worte gebraucht, und seit Jahrtausenden reichen sie aus, um das Leben der anständigen Menschen zu regeln."

Im Herbst, wenn die Erntezeit kam, spätestens an meinem Geburtstag im Oktober, in der Zeit also, wenn das Obst schon reif war und die Blätter sich von den Bäumen lösten, stellte sie mich auf den Küchentisch und ließ mich so lange nicht hinunter, bis ich ein kleines Glas Lebertran getrunken und mit einem Schluck Himbeersaft nachgespült hatte. Von dort schaute ich in unseren Rosengarten, und wenn der Tag warm war, öffnete die Großmutter das Fenster und der schwere Rosenduft füllte den Raum.

III

Sobald ich die Augen schließe und an meine Kindheit denke, sehe ich mich als Fünf- oder Sechsjährigen in den staubigen Straßen meines Städtchens hinter einem dünnen Holzrad herlaufen, das ich mit einem Stöckchen antreibe und steuere. Ich trage eine grauweiße, um die Taschen mit einem Sonnenblumenmotiv bestickte Filzweste, ein für unsere Gegend typisches Kleidungsstück, das von dem hier lebenden ukrainischen Bergvolk der Huzulen hergestellt wird, einer ostslawischen Volksgruppe, deren Herkunft sich im Nebel der Geschichte verliert, die der unierten griechisch-katholischen Kirche angehört und die sich durch besonders edle Körperbildung und feine Gesichtszüge auszeichnet. Von meiner dunkelhaarigen ukrainischen Amme Olenka, die mich seit meiner Geburt begleitete, hatte ich die besagte Filzweste bekommen und, soweit ich mich erinnern kann, in den frühen Kindheitsjahren wie einen Fetisch getragen. Im Sommer zog man mir weiße Kniestrümpfe an – und eine von Onkel Leo aus München mitgebrachte moosgraue Seppelhose aus Wildleder, deren Latzknöpfe Edelweißblüten darstellten. Wenn es kälter wurde, musste ich dicke Strumpfhosen und einen marineblauen Mantel mit grauem Persianerkragen und golden glitzernden Ankerknöpfen anziehen.

An schönen Tagen spielte ich mit anderen Kindern auf der Holztreppe vor unserem Hauseingang mit abgewetzten Hufeisennägeln, die uns der Schmied Huber geschenkt hatte, ein Geschicklichkeitsspiel, in dem ich unschlagbar war. Ursprünglich war die Treppe als eine wenige Meter vom Haupteingang entfernte provisorische Nebenverbindung zur Straße gedacht gewesen und deswegen nur locker gegen die Hauswand gelehnt. Sie war hinzugefügt worden, als mein Großvater ein Fenster zu einer Tür hatte umbauen lassen, um in unserem Wohnzimmer einen Tabakladen einzurichten. Wenn allerdings ein kräftiger Mann die angelehnte Treppe betrat, wippte sie wie eine Schaukel hin und her, dann wurde eine Lücke zwischen der Wand und der oberen Stufe sichtbar, in die oft kleine Dinge hineinfielen, vor allem Münzen eiliger Kunden, die beim Verlassen des Tabakladens unachtsam das Wechselgeld wegsteckten. Kippte man die Treppe weg, was viel Kraft erforderte, lag sie auf dem Bürgersteig wie ein hilfloser Käfer auf dem Rücken und war als Treppe nicht wiederzuerkennen. Darunter aber, auf dem Boden, wo sie gestanden hatte, brodelte es wie in einem orientalischen Märchen. Frösche, Mäuse, Kellerasseln, Regenwürmer und die beim Spiel verlorengegangenen Hufeisennägel fanden sich dort, auch kleine Münzen und einmal ein ganzer Złoty, ein Vermögen, mit dem ich mir Angelhaken für den Rest meines Lebens hätte kaufen können.

Besonders glücklich waren die Stunden meiner Kindheit, wenn ich auf den Knien meines Großvaters saß und mein ständiger Begleiter, unser Hund Max, vor seinen Füßen lag. Ich hielt das Kinn in den Händen und die Ellenbogen auf den Tisch gestützt und schaute erwartungsvoll zur Eingangstür. Denn hinter uns stand die Tabakladentheke. Dort, hinter der verglasten Tür im unteren Regal, lag neben Zigaretten, einigen Tabakpackungen und Hülsen zum Selbststopfen des Tabaks auch eine Pappschachtel voller Wechselmünzen, die ich erreichen konnte, wenn ich auf dem Lieblingsstuhl des Großvaters hochkletterte. Großvater hatte mir erlaubt, die kleinen Münzen an Bettler zu verteilen und im benachbarten Kramladen Angelhaken oder winzige Schokoladen zu kaufen, die nicht größer waren als die Emser Pastillen meiner Mutter. Nie hatte ich jemanden Geld in die Schachtel hineinlegen sehen. Sie war einfach immer voll. Doch darüber habe ich mir damals keine Gedanken gemacht. Bis zu dem Tag, als sich zwei kleine sechseckige Metallkreisel in der Schachtel fanden, die ähnlich dem Bleigießen am Silvesterabend mit eingravierten Gebetszeichen zum Chanukkafest für Orakelsprüche benutzt wurden. Den ganzen Tag hatte ich mit den Kreiseln gespielt, baute Hindernisse und Tore, durch die sie durchmussten, und am Abend vor dem Schlafengehen legte ich sie in die Schachtel zurück. Als ich sie am folgenden Morgen wieder holen wollte, fand ich zu meiner Verblüffung einen Kreisel mehr in der Schachtel. Zehn Tage lang setzte sich diese geheimnisvolle Vermehrung fort, und als sie aufhörte, befürchtete ich, dass sich das wunderliche Geschehen nie wiederholen würde, wenn ich jemandem davon erzählte. Und obwohl ich den Großvater in Verdacht hatte, weil er mir bei all seiner Ernsthaftigkeit oft Streiche spielte und mich an der Nase herumführte, traute ich mich nicht, ihm davon zu berichten.

Ohnehin vermischten sich in unserer Gegend Magie, Aberglaube und Wirklichkeit unentwirrbar. Die im Herbst früh einsetzende Dämmerung und die langen Winterabende, an denen beim spärlichen Licht der Petroleumlampen Gruselgeschichten so erzählt wurden, als ob sie sich wirklich zugetragen hatten, trugen zu meinem Weltbild dauerhaft bei. Hinzu kam, dass wir im Winter durch Schneeverwehungen oft von der übrigen Welt abgeschnitten waren. Nur der Sägewerksbesitzer besaß ein Radio, bei dem man den runden Knopf unentwegt hin und her drehen musste, um für kurze Augenblicke einen Sender einzufangen. Der Apparat war auf klobige Akkumulatoren angewiesen, und wenn es dem Busfahrer gelang, sie durch Schneeverwehungen frisch geladen aus der Kreisstadt zu uns zu bringen, fing das Radio meistens sowjetische Sender auf, die keiner hier hören wollte. Bei normaler Witterung kam der Autobus zweimal in der Woche vorbei und mit ihm die Zeitung, die der Busfahrer beim Vorbeifahren als zusammengeschnürtes Päckchen mit Wucht in den Hauseingang warf. Dann saß der Großvater am Tisch vor der Tabakladentheke und blätterte ohne Eile in der Zeitung, obwohl er viel zu tun hatte. Neben seinem Amt als Gemeindevorstand war er die Vertrauensperson des Hauptverwalters, der den riesigen Besitz des Fürsten Lubomirski, dem das meiste Land und die Forstwirtschaft hier gehörten, beaufsichtigte. Außerdem war er für die Überwachung der Holzrodung und den Holzverkauf aus den fürstlichen Wäldern zuständig. Zweimal in der Woche steckte er den Hammer mit der fürstlichen Punze in seinen Stiefelschaft und machte sich auf einen langen Rundgang, um die gestapelten Hölzer mit einem Hammerschlag zu kennzeichnen. Manchmal, wenn es länger nicht geregnet hatte und auf den schmalen Waldwegen die Erde nicht aufgeweicht war, ließ er sich von einem Bauern fahren. An solchen Tagen nahm er mich mit. Dann schaute ich zu, wie riesige Baumstämme mit Muskelkraft und Stemmeisen auf lange, in der Mitte geteilte Fahruntersätze verladen und wegen der engen Kurven mit viel Geschrei und Aufregung oft auf abenteuerlichen Umwegen zum Sägewerk gefahren wurden. Waldschraten ähnlich, kämpften sich die starken, bärtigen Männer laut fluchend, schimpfend und die Pferde antreibend Schritt für Schritt voran. Manchmal waren sie gezwungen, gemeinsam in die Speichen eines Hinterrades zu greifen und es anzuheben, um die Last in eine günstigere Fahrrinne zu hieven, und ich genoss es jedes Mal zuzuschauen, wenn der Großvater mit anpackte und die Last wie ein Kinderspielzeug in die Höhe ging. Er war auch der stärkste Mann im Städtchen und der einzige, der es bei Kirmesfesten schaffte, einen kräftigen Bauern quer durch das Städtchen zu tragen, ohne ihn auch nur einmal abzusetzen.

Und einmal hatte er direkt vor unserem Haus Pferde zum Stehen gebracht, als sie mit einem Fuhrwerk, in dem eine Familie mit Kindern saß, durchgegangen waren. Ich sah, wie die Pferde, als er plötzlich vor ihnen stand, in die Höhe sprangen, und es war deutlich zu hören, wie die Deichsel brach. Sie blieb in ihrem Eisenlager senkrecht eingekeilt stecken und die Pferde hingen halb in der Luft. Trotzdem gelang es dem Großvater, die Pferde mit leisen Worten und zartem Streicheln zu beruhigen und auszuspannen. Er war es auch, der, als während eines heftigen Gewitters ein Blitz in unseren Birnbaum eingeschlagen und dabei einen mächtigen Ast gebrochen hatte, diesen hob, mit einem kräftigen Pfahl stützte und schließlich so erfolgreich einen Blechplattenverband anlegte, dass die Bruchstelle zusammenwuchs und der Ast, wenn auch dauerhaft gestützt, wieder Früchte trug. Als der Krieg ausbrach, vergrub er – für immer – unter diesem geretteten Ast, wie unter einem Hoffnungsträger und wegweisenden Kompass, den Schmuckkasten mit glitzerndem und funkelndem Zeug, meinem Spielzeug, wenn ich als kleiner Junge mal krank gewesen war.

Auch ich habe einmal Großvaters Kraft zu spüren bekommen. Fünf oder sechs Jahre war ich alt, als ich meinem Onkel Leo in einem Wutanfall einen Hammer hinterherschleuderte, woraufhin mir der Großvater auf der Stelle eine Ohrfeige gab. Doch vor Staunen, dass eine Ohrfeige dermaßen wehtun kann, weinte ich nicht. Onkel Leo aber lachte schadenfroh, worauf er ebenfalls eine verpasst bekam, und ich sah, wie er mit der Hand an der Wange und blass wie ein Geist in unser Holzlager schlich.

Der Großvater war ein versponnener, aber erfolgreicher Kaufmann, der, wenn er Geld übrig hatte, immer Golddollars als Mitgift für meine Mutter kaufte. Als junger Mann, erzählte meine Großmutter, soll er ein Abenteurer und großer Schürzenjäger gewesen sein, doch nach der Heirat war er dermaßen eifersüchtig, dass er, wenn er sich nachts auf die andere Seite drehte, auch meine Großmutter hochhob und ebenfalls auf die andere Seite legte, um sie nicht aus den Augen zu verlieren.

Ich liebte meinen Großvater und auch später alle Menschen, die eine ähnliche „schamanische" Autorität hatten, die ungebrochenes Selbstwertgefühl ausstrahlten und Unerwartetes zu zaubern in der Lage waren, auch wenn es nur Blicke oder kleine Bewegungen waren, die sie so anders machten. Oft denke ich auch an seine Worte, dass „der liebe Gott einen bunten Garten erschaffen hat, in dem die meisten Menschen voller Widersprüche sind, und deswegen muss jeder so genommen werden, wie er ist." Dieser aus dem Herzen kommenden Lebensweisheit verdanke ich die versöhnliche Haltung meinen Freunden gegenüber, die genauso wie ich mit zunehmendem Alter aus Ungeduld und Unruhe immer wunderlicher werden.

1935 waren bereits fünf Jahre seit meiner Geburt vergangen und drei seit dem Tod meines leiblichen Vaters, der sich bei einem Patienten mit einer damals noch nicht beherrschbaren Krankheit angesteckt hatte. Meine Mutter, von den Großeltern besonders geliebt und verwöhnt, war gerade achtundzwanzig Jahre alt. Sie konnte den Schicksalsschlag nur schwer verarbeiten und verbrachte sehr viel Zeit in den nahegelegenen Kurorten, wo sie ihre fast täglich wechselnden Leiden behandeln ließ. Daher sah ich sie in dieser Zeit nur selten. Doch wenn sie da war, versuchte sie, die an mir versäumte Erziehung mit einem Zuchtprogramm nachzuholen, wie es sonst nur für Infanterie-Rekruten vorgesehen war. Wir gerieten daher oft aneinander. Seit dieser Zeit trage ich eine Narbe am Handgelenk, die ich mir durch eine Verletzung bei einem heftigen Krach mit ihr zugezogen habe. Eine Erinnerung an meine Rebellion gegen ihre von schlechtem Gewissen und Ungeduld getragene Erziehung, die zwischen Härte und Sentimentalität schwankte. Worum es damals ging, weiß ich nicht mehr, aber ich erinnere mich ganz genau an ihre Wehklage, dass andere Mütter Kinder hätten, sie selbst aber vom lieben Gott mit einem Ungeheuer gestraft worden sei. Dabei zog sie die einzelnen Finger so in die Länge, dass ich die gedehnten Gelenke laut knacken hörte. Um solche Klagen nicht mehr zu hören, entschloss ich mich, das Haus für immer zu verlassen. Ich lief hinaus und suchte, noch auf der oberen Treppenstufe stehend, nach einer Möglichkeit, einen Schaden anzurichten, um für immer einen Denkzettel zu hinterlassen, und mein Blick fiel auf die verglaste Eingangstür. Den Daumen hatte ich in der Faust versteckt, damit er nicht verletzt werden konnte, und so schlug ich mit dem Handgelenk zu. Es klirrte gewaltig und im Nu war ich blutüberströmt. Es war mir gelungen, exakt die Pulsader zu treffen, in der dann auch noch ein Stück Glas stecken blieb. Einige Tage und Nächte lag ich unter ständiger ärztlicher Aufsicht im Bett, bis die Verblutungsgefahr vorüber war.

In Wirklichkeit wünschte sich meine Mutter, dass aus mir etwas ganz Tolles werden sollte. Sie meinte, dass mich, wenn ich weiter so versponnen bliebe, eine Zukunft als Straßenfeger erwarte, oder ich würde mit einer Mundharmonika an einer Straßenecke stehen und betteln. Bei diesen Prophezeiungen wurde sie vollkommen hysterisch, und auch ich war überzeugt, dass ich hoffnungslos verloren sei. Am liebsten wäre ihr nämlich gewesen, ich hätte es mit fünf Jahren geschafft, Arzt zu sein, und sie erzählte mir von Wunderkindern, die fast noch vor der Geburt zu Professoren ernannt worden waren. Vermutlich war sie davon überzeugt, dass es reichte, eine jüdische Mutter zu haben, um ein Genie zu sein.

Solche Traumfantasien sind vielleicht daher gekommen, weil jüdische Kinder in den Synagogen-Schulen ungewöhnlich früh Lesen und Schreiben gelernt haben und in multikulturell gemischten Gegenden lebten, wo sie mehrere Sprachen mit der Muttermilch einsogen und sich, wie ganz selbstverständlich, auch die Kultur dieser unterschiedlichen ethnischen Gruppen aneignen mussten. Vor allem jedoch suchten, weil die Armut unbeschreiblich groß war, viele das Glück in der Ferne. Darum hatten die wenigen Erfolgsnachrichten eine besondere Bedeutung, verbreiteten sich wie Lauffeuer, wurden mit großen Emotionen kommentiert und dienten auch der ersehnten Bestätigung, dass den Begabten in der Ferne das große Glück winkte. Deswegen waren die Kinder eine besondere Zukunftshoffnung für die Eltern und im Erfolgsfall ein ganz besonderer Stolz.

Aus dieser Zeit wird berichtet, wie sich zwei Nachbarinnen im Städtchen treffen. „Wie alt sind ihre Söhne?", fragt die eine. „Der Arzt ist dreißig und der Anwalt ist fünfunddreißig", antwortet die andere. Aus dieser Mischung von Hoffnung und lokaler Skurrilität hat sich eine Erwartungshaltung und eine bizarre Welt des geträumten Anspruchs entwickelt.

Denn die Wirklichkeit sah anders aus. Das Leben war karg und das Geld knapp. Ein Lehrer verdiente 95 Złoty im Monat. Ein Postbeamter in mittlerer Position 105, was etwa 20 Dollar entsprach. Das war nicht viel, obwohl die Lebensmittelpreise moderat waren. Für einen Złoty bekam man 100 Hühnereier auf dem Markt, was zur Folge hatte, dass die Bauern unter dem Existenzminimum lebten und im Frühjahr, bevor das erste Gemüse kam, hungerten. Den Beamten ging es am besten. Sie hatten einen gesicherten Arbeitsplatz und zusätzliche Privilegien, wie es bereits zu Zeiten der Donaumonarchie üblich war: Krankenversicherung, Ausbildungshilfen für die Kinder, maßgeschneiderte Arbeitsuniformen mit Rangabzeichen, um die sie besonders beneidet wurden. Unsere Hausgehilfin, Marynia, ein reizendes ukrainisches Mädchen, das bei meinen Großeltern im Hause lebte, bekam 10 Złoty im Monat. Sie war aber keine Angestellte im heutigen Sinne. Sie gehörte ganz selbstverständlich zur Familie, und es war klar, dass sie, wenn sie eines Tages heiratete, eine ansehnliche Mitgift bekommen würde, eine Art Grundausstattung für ihr neues Leben. Ich mochte sie ganz besonders und schaute gern zu, wenn sie am Freitagvormittag den Küchenboden mit heißer Lauge scheuerte. Sie lachte und entblößte ihre kräftigen Schenkel, weil sie ganz genau wusste, weshalb ich da war. Auch wusste ich, dass Marynia und Onkel Leo ein Liebespaar waren. Doch dass sie eines Tages heiraten und für immer zusammenbleiben würden, war wegen der Strenge der Sitten unvorstellbar. Wenn so etwas vorkam, wurde es von allen Seiten argwöhnisch beobachtet und als Sensation ersten Ranges hinter vorgehaltener Hand besprochen. Denn die vorgehaltene Hand war die Regenbogenpresse von damals – und ein Ventil, um den Frust angesichts der Enge im Städtchen herauszulassen.

Ich war gerade sieben Jahre alt geworden, als meine Mutter den Bruder des Zahnarztes heiratete, zu dem sie immer zur Behandlung nach Kolomea fuhr, einen großgewachsenen, sehr gut aussehenden Mann, mit dem Charme, Umgangsformen, Anstand, Haltung und Höflichkeit einer Romanfigur aus der nicht mehr existierenden Donaumonarchie ins Haus kamen, dass es ganz gewiss war, dass er sich im Kugelhagel schützend vor den Kaiser Franz Joseph stellen würde! Miecio, so lautete sein Vorname, war vierzehn Jahre älter als meine Mutter, ein Altersunterschied, der damals, als die Erinnerung an die k. u. k. Monarchie noch ganz lebendig war, eher die Regel als die Ausnahme war. Insbesondere, da am Hofe und in den Adelskreisen solch ein Altersunterschied fast zur Norm gehörte und so für die bürgerliche Gesellschaft, die die Lebensformen des Adels gern kopierte, sogar vorbildlich war. Miecio leitete als Postrat die Telefon- und Telegrafenabteilung der Post in Kolomea, er war also Beamter in einer technischen Position, von der Anlage her aber fantasievoll und versponnen. Ihm habe ich zu verdanken, seit 1945 ein Jahr jünger zu sein, weil er sich auf dem Standesamt bei der Neubeschaffung der im Krieg verlorenen Urkunden nicht genau an mein Geburtsjahr erinnern konnte. Wir haben uns jedenfalls auf Anhieb gut verstanden, schnell Sympathie füreinander empfunden, eine kumpelhafte Allianz gegen die Dominanz der Mutter geschlossen, über alles geredet und gewissermaßen uns gegenseitig adoptiert. Viel Zeit haben wir mit Kartenspiel verbracht, vor allem mit Bridge. Miecio war ein außergewöhnliches Kartentalent und einer der besten Bridgespieler im Lande. Nicht selten kamen bekannte Persönlichkeiten aus Wirtschaft und Politik angereist, um einen Abend mit ihm am Kartentisch zu verbringen. Von seiner Fähigkeit, mit Karten umzugehen, war ich fasziniert. Sobald er die Regeln eines ihm völlig unbekannten Kartenspiels begriff, hatte man gegen ihn keine Chance mehr. Auch meine Mutter spielte leidenschaftlich Bridge. Doch Miecio hatte den Ehrgeiz, aus mir einen Meister zu machen. Wenn es vorkam, dass ich das Spiel verpatzte, fragte er die Mutter, wie sie in dieser Situation spielen würde. Gab sie eine falsche Antwort, machte er eine abwertende Handbewegung. War die Antwort richtig, dann sagte er: „Sogar die Mutter weiß es." Mit Onkel Filip dagegen spielte ich Schach. Wir waren von Miecios Hegemonie im Bridge frustriert, daher lernten wir, um uns zu rächen, heimlich berühmte Schachpartien großer Meister auswendig, spielten sie in seiner Gegenwart so, als ob sie unsere eigenen wären, und genossen seine Bewunderung.

In dieser Zeit ist vieles in Bewegung gekommen. Bereits ab der Mitte des neunzehnten Jahrhunderts boten moderne Berufe Chancen, um der Enge des Städtchens zu entkommen, und es gehörte zum Ehrgeiz der jüngeren Generation, so etwas zu schaffen. Es war nämlich eine Zeit, in der es nicht mehr reichte, nur Geld zu verdienen, man wollte auch noch jemand sein. So haben die beiden älteren Söhne meiner Großeltern in Prag und Paris studiert und sind Ärzte geworden. Nur Onkel Leo wurde Kaufmann. Er war der Fantasievollste, aber auch der Lernresistenteste. Für Mädchen hingegen gab es keinen beruflichen Ehrgeiz. Schon der Gedanke, ihre Tochter müsste einen Beruf ausüben, hätte meinen Großeltern die Schamesröte in die Wangen getrieben. Vermutlich deswegen hatte meine Mutter ihre nie ausgelebte Energie auf mich gerichtet. Ich muss aber auch ehrlicherweise zugeben, dass viele ihrer Sorgen nicht unberechtigt waren. Schon als Kind reagierte ich auf Ereignisse emotional, und wenn ich an einige Entscheidungen denke, erfasst mich eine Hitzewelle vor Schreck, mit welch Leichtsinn ich durchs Leben ging. Ich erinnere mich, wie ich als Fünfjähriger im Morgengrauen das Haus durch ein Verandafenster verließ, um mit den Kindern der ärmsten Familie des Städtchens in dem von meinem Großvater bewachten und verwalteten Wald Brennholz zu stehlen. Kilometerweit trug ich ein enorm schweres Stück Holz, ähnlich denen, die meterhoch unser Holzlager füllten. Als ich am späten Nachmittag völlig erschöpft meine Mutter in Hausschuhen und zerzausten Haaren auf dem Marktplatz stehen sah, ahnte ich nichts Gutes. Wie ich später erfuhr, hatte sie mich seit Stunden verzweifelt gesucht. Als ich kleinlaut, aber nicht ohne Stolz „Mama, ich habe Brennholz mitgebracht" stammelte, hörte ich nur: „Wirf es sofort weg", und mit Tränen in den Augen ließ ich den mir bereits ans Herz gewachsenen Klotz in den Rinnstein fallen. Einige Leute sahen belustigt zu, wie meine Mutter mich am Ohr packte und so nach Hause führte.

Es waren die Legenden unserer sagenumwobenen Gegend und der verbreitete Aberglaube – am Fuße der Karpatenberge, im offiziellen Sprachgebrauch „kresy" genannt, was so viel wie „Grenzland" aber auch Schlussstrich bedeutete –, der die Menschen, die dort lebten, so versponnen machte. Da aber das Wort „beskresy" in der polnischen Sprache das Gegenteil, also „unendliche Weite", ausdrückt, konnte man das Grenzland auch als den Bereich verstehen, wo das zivilisierte Europa endete, weil dahinter, den Ozeanen gleich, sich die unendliche Steppe ausbreitete. In dieser geschlossenen Lebenswelt waren auch die Erzählungen um das nicht allzu fern von uns gelegene Schloss des Grafen Dracula mit blutsaugenden Vampiren und Hexensabbaten in Vollmondnächten eine ganz selbstverständliche Alltäglichkeit für uns Kinder. Auch meinen Ammen habe ich all die Geschichten zu verdanken, die bis heute in mir ein lustvolles Grauen wecken und die mich fürs Leben neugierig machten. Wie benommen schaute ich mir damals die Bilder von Samson und Delilah in der Synagoge an, und in der Kirche ein Bild, auf dem Christus drei Gesichter hatte, die gleichzeitig in alle Richtungen blickten. Dieses Bild brachte meine Sinne durcheinander, weil ich mich immer von dem, was ich sah, verführen und bezaubern ließ und auch daran glaubte.

Meiner Mutter war es nicht bewusst, dass sie mich in der rückständigsten Ecke Europas zur Welt gebracht hatte, in einem undurchschaubaren Völkergemisch, in dem ein ethnisch-religiöses Durcheinander herrschte. Auch sie war in diese Atmosphäre eingewoben und trug dazu bei, dass ich oft die Wirklichkeit mit der Fantasie verwechselte. Immer wieder trug sie mir romantische Gedichte vor, die von längst verstorbenen Geliebten erzählten, die sich in Vollmondnächten wiedersehen, und von im Nebel aus den Fluten aufsteigenden Gestalten. Und obwohl ich nur wenig Deutsch verstand, konnte ich bald den *Erlkönig* auswendig. Beim Licht der Petroleumlampe las sie mir immer wieder Andersens Märchen vor, die mein Mitgefühl mehr als alles andere formten. „Deine Welt", sagte sie, „musst du dir immer wieder in deinem Kopf selbst neu erschaffen."

V

Links von der Schmiede fiel der Blick auf eine Landschaft, wie ich sie später in dem Bild, das heute neben meinem Schreibtisch hängt, wiedergefunden habe. An schönen Herbsttagen, wenn die Wiesen warm und trocken waren, setzte ich mich in den schmalen Schatten eines Telegrafenmastes, legte ein Ohr an ihn, hörte sein Summen und träumte. Das leise Rauschen versetzte mich in eine Stimmung, wie sie mich ergriff, wenn der Großvater von Buschtrommeln und Menschenfressern in Afrika erzählte. Meine Großmutter wusste von meinen einsamen Wanderungen und lachte oft darüber. „Du träumst von blauen Mandeln", sagte sie. „Diese singenden Telegrafendrähte übermitteln Nachrichten, und wenn es besonders laut summt, sendet Onkel Josef aus Milano eine wichtige Mitteilung an seinen Sohn in Odessa." Dann brachte sie eine Fotografie, einen dicken bräunlichen Karton, auf dem der Onkel zu sehen war und auf dem die verschnörkelte Unterschrift des Ateliers fast eine ganze untere Ecke einnahm.

Auch unser Städtchen hatte ein kleines Fotoatelier, doch vor dessen schrulligem Besitzer, Herrn Eibler, fürchtete ich mich, seit er mich mal auf dem Rücken eines Pferdes vergessen hatte. Ich weinte und war völlig verkrampft, als er mich in meinem Matrosenanzug „ganz natürlich" an eine Säule zu stellen versuchte. Auch Onkel Josef steht auf dem Bild in einem dunklen Zweireiher so theatralisch und steif da, als ob er einen Knochen verschluckt hätte. Seine Haltung hat etwas Feierliches. Man sieht ihm an, dass er sich für das Foto fein gemacht hatte und ihm daran gelegen war, sich als Herr darzustellen. Am meisten gefiel mir der Anzug mit den breiten Schultern und den in zwei Reihen wie Verdienstorden glitzernden Knöpfen. Obwohl Jahrzehnte vergangen sind, kommt mir seit dieser Zeit immer Onkel Josef in den Sinn, wenn ich einen Anzug anziehe; dann habe ich eine feierliche Erlebniserwartung und benehme mich unnatürlich.

Von Mailand hatte ich keine Vorstellung, aber auch von keiner anderen Stadt, weil ich bislang keine gesehen hatte. Doch die Achtung, mit der die Großmutter die Worte „Onkel Josef aus Milano" aussprach, verwirrten mich, und der Abstand zwischen meinem Städtchen und der großen Welt dort draußen steigerte meine Neugier ins Märchenhafte. Doch vieles, was die Großmutter mir damals versprach, zum Beispiel, eines Tages, wenn ich groß sei, mit mir nach Milano zu reisen, konnte sie nicht mehr erfüllen. Denn im Frühjahr 1942 löschten die SS-Truppen das Leben in meinem Städtchen aus. Auch das Leben meiner Großeltern. Nur wenige Tage bevor sie mit vielen anderen zum jüdischen Friedhof getrieben wurden, von dem sie nicht wieder zurückkehren sollten, hatte ich sie besucht. Diese Stunden, in denen meine Großeltern das sich ankündigende Unheil mit gespielter alltäglicher Normalität vor mir zu verschleiern suchten, haben sich mir so gegenwärtig eingeprägt, dass ich aus Furcht, dass diese letzten Erinnerungen durch grausige und entwürdigende Bilder überlagert werden könnten, nie wieder gewagt hatte, noch einmal ins Städtchen zu reisen. Nur wenige Monate später, in der Nacht vom 10. zum 11. Oktober 1942 befand ich mich mit vielen anderen in einem von der SS bewachten Eisenbahnwaggon, unterwegs in ein Vernichtungslager. In derselben Nacht, in der es mir geglückt war, aus dem Waggon zu entkommen, hatte mich ein ukrainischer Polizist gefasst, aber laufen lassen, obwohl er mich hätte erschießen müssen.

Mein Leben in dieser unsäglichen Zeit, als wunderliche Zufälle und unglaubliches Glück mir immer wieder das Leben gerettet und fremde Menschen – Polen, Ukrainer und Deutsche – unter größtem Risiko für ihr Leben und das Leben ihrer Familien halfen, das habe ich in dem Buch *Der Himmel in den Pfützen* geschildert und meinem Sohn Beniamin gewidmet, für den diese ferne Zeit eine fast biblische Vergangenheit ist. Und gerade in dieser Zeit, in der mein Leben an einem dünnen Faden hing, habe ich die Erfahrung gemacht, dass es viele Menschen gab, die keineswegs wie Automaten funktionierten, sondern so hilfsbereit waren, dass ich manchmal das Gefühl hatte, sie würden sich um mich mehr Sorgen machen als um sich selbst. Besonders dann, wenn es mir wie dem russischen Gastarbeiter in dem Film *Urga* ging, der in der endlosen mongolischen Steppe im Morast mit seinem Lastauto stecken bleibt und in die einsame Ferne „Gute Menschen, helft mir" ruft. Daher kommt meine Überzeugung, dass Menschen viel besser sind, als man es vielleicht erwarten würde.

„Wir würden nie einen Sonnenuntergang in seiner ganzen Pracht sehen, wäre er nicht ein paarmal gemalt worden", schrieb der Maler Markus Lüpertz vor einigen Jahren. Auch ich empfinde die Geschichte meines Lebens wie eine Abfolge von Bildern. Deshalb berichte ich hier in vielleicht ungewöhnlicher Ausführlichkeit über meine Nähe zur Kunst und auch besonders genau von einigen meiner Freunde, weil sie in ihrer Kunst entweder die Kriegsgeschehnisse thematisieren oder die Magie der individuellen Lebenszeit beschwören. Aber auch über die Atmosphäre meiner Kindheit, die ich glücklich im Schoß meiner Großeltern verbrachte, musste ich hier erzählen. Sie ist die Vorgeschichte meines Lebens in der versunkenen Welt von damals, die nie wiederkehren wird. Sie stützte mich in den schweren Jahren und gab mir die Kraft zu neuem Leben.

Als im Januar 1945 für mich die Verfolgung endete, war ich vierzehn Jahre alt und glücklich, dass meine Eltern und ein Teil meiner Familie überlebten und dass ich sie wiederfand. Die Zeit, sagt man, heilt alle Wunden, doch die Narben bleiben, und manchmal – auch an heiteren Tagen – flackern ferne Erinnerungsblitze auf.

Die Tischtuchprophezeiung

I

Beim Ballfangen reagiere ich schnell. Sollte in meinem Haus Feuer ausbrechen, wüsste ich jedoch einige Augenblicke nicht, was ich zuerst retten soll. Meine Frau, die beim Ballfangen viel schlechter ist, würde, ohne Zeit zu verlieren, das Kind, den Hund und auch sonst alles, was sich bewegt, in Sicherheit bringen. Sie ist ein Instinktmensch. Ich muss erst nachdenken und gerate oft in Situationen wie der Gehilfe von Sherlock Holmes, Dr. Watson. Als die beiden unweit eines Beduinenlagers in einem Zelt übernachteten, wurden sie plötzlich wach. Sie sahen die Sterne am Himmel und Holmes fragte Watson, was er gerade sehe. „Die vielen Sterne, die über uns glitzern." „Und was schließen sie daraus?", fragte Holmes. „Dass das Universum unendlich weit ist", antwortete Watson. „Falsch, mein lieber Watson, sie sehen die Sterne, weil die Beduinen uns das Zelt gestohlen haben", erwiderte Holmes.

Ich mag es, Glenn Gould zu hören, er seziert die Komposition, er teilt sie in einzelne Töne und lässt mir Zeit, ihnen zu folgen. Aber ich bin auch ein ganz guter Blitzschachspieler, der schnell reagiert, wenn für die ganze Partie nur fünf Minuten zur Verfügung stehen. Denken oder Ziehen ist die Devise! Kunst und Schach waren und sind meine Leidenschaften. Als Kind und Jugendlicher wollte ich Arzt und Torwart werden, doch schließlich bin ich Zahnarzt geworden. Ich glaube, dass ich meinen Beruf ganz ordentlich ausgeführt habe. Um letzte Gewissheit darüber zu haben, müsste ich meine Frau fragen. Sie ist ehrlich, doch in Sachen, die sie für selbstverständlich hält, lobt sie mich nie. Also lasse ich es lieber.

Im Oktober 1951, als die Neuanfänger für das Studium der Zahnmedizin im Breslauer Collegium Anatomicum feierlich immatrikuliert wurden, war dieser in milde frühherbstliche Sonne eingetauchte, vielleicht schönste Vorlesungssaal des neunzehnten Jahrhunderts vollständig überfüllt und die Atmosphäre unter den Anwesenden war vor Erwartung extrem angespannt. Denn eine Zeit war gekommen, in der nichts anderes als „das sozialistische Gerechtigkeitsempfinden des Arbeiter- und Bauernstaates" über die Zulassung zum Studium entschied. Der Dekan hielt eine verheißungsvolle Rede, und wie eine letzte Ermahnung für die Ängstlichen, sich vielleicht doch noch für ein anderes Fach zu entscheiden, stand dicht neben dem Katheder ein zartes weibliches Skelett, vor dem man sich fürchten, in das man aber auch jede Schönheit hineindenken konnte.

In dieser schicksalhaften Situation habe ich Danka, die einige Jahre später meine Frau werden sollte, kennengelernt. Seit drei Jahren lebte ich in Breslau und inzwischen liebte ich diese noch in Trümmern liegende Stadt. Hier hatte ich eine Fachschule für Zahntechnik besucht und mein Abitur gemacht. Danka hingegen war gerade erst in der Stadt angekommen. Von einem früheren Schulfreund aus Kattowitz wusste ich, dass seine Freundin sich für Zahnmedizin in Breslau beworben hatte. Ich kannte sie nicht, und als ich erfuhr, dass es sich um dasselbe Mädchen handelte, war es für ein schlechtes Gewissen bereits zu spät. Sie war drei Jahre jünger als ich, hatte Formgefühl und Schönheitssinn, was in der Eintönigkeit des sozialistischen Alltags wie ein Gruß aus einer fernen Welt auf mich wirkte. Auf andere aber auch. Von Anfang an musste ich mich gewaltig anstrengen, um die Wettbewerber auf Distanz zu halten, vor allem Oberärzte, Dozenten und Professoren, die ihre Autorität als Sexappeal einsetzten. Die meisten von ihnen kamen von der Universität Lemberg und hatten sich nach 1945, als die polnische Grenze nach Westen verschoben und der polnische Osten der

Sowjetunion übertragen wurde, in Breslau wieder zusammengefunden. Da ich auch aus dieser Gegend stammte und über den weichen Akzent der Region verfügte, wurde ich zum Studentensprecher gewählt, war also ohne Vorbehalte als Vertrauensperson angenommen worden. Es war die Zeit, als das stalinistische System das Leben in Polen beherrschte und man höllisch aufpassen musste, was man sagte. Die Strafen für eine unachtsame Bemerkung oder für einen politischen Witz waren drakonisch. Als die Zeitungen berichteten, dass dank der sowjetischen Wissenschaft Menschen bald hundertfünfzig Jahre alt werden würden, machten sich die Leute Gedanken, wie hoch die Gefängnisstrafen wohl künftig bemessen würden.

Bald teilte auch Danka meine Zuneigung zu Breslau, und auch heute, nach so vielen Jahrzehnten, tritt uns die Atmosphäre der Zeit damals, als wir jung und die Tage schön waren, ganz lebendig vor Augen. Auch die vom Krieg schwer gezeichnete Stadt war jung. Studenten und der Wiederaufbau der Stadt beherrschten ihr Bild. Wir schauten begeistert zu, wie die Kathedrale und die vielen Kirchen auf der Oder-Insel in altem Prunk wieder auferstanden. Auch wenn wir heute in dem kleinen, aber ganz besonders anmutigen Botanischen Garten umhergehen, ist diese Insel immer noch ein Refugium voller Erinnerungen an damals.

Nach allem, was sich in der Nazi-Zeit ereignet hatte, war es verständlich, dass Dankas katholische Eltern Angst hatten, ihr einziges Kind mit einem jüdischen Jungen zu verheiraten. Zur selben Zeit wollte ihre Cousine einen gutaussehenden Maschinenbauingenieur, der eine leitende Position hatte, heiraten, und ich war sicher, sie würden ihn mit offenen Armen aufnehmen. Ich sah aber, dass sich der Verwandtenkreis mit der Zustimmung noch schwerer tat als bei mir. Da der Mann schlank und blass war, habe ich vermutet, dass sie befürchteten, er habe vielleicht, wie damals viele nach dem Krieg, etwas an der Lunge. Auch ich war dünn wie ein Strich und blässlich wie ein Stück Kreide, wurde aber deutlich freundlicher behandelt. Dann staunte ich eines Tages, als ich den wahren Grund ihrer Zurückhaltung erfuhr. Sie waren eher bereit, einen Juden als einen Protestanten in ihre Familie aufzunehmen. Dennoch habe ich im Herbst 1956, als wir ihnen von unserer Heiratsabsicht erzählten, nicht erwartet, in die Arme geschlossen zu werden. Sie sagten weder Ja noch Nein und umarmten mich auch nicht, obwohl sie mich mochten. Ob ich gläubig sei, fragte mich ein Verwandter, der Kirchenmann war, und als ich es bejahte, war das Eis einigermaßen gebrochen.

Meiner Mutter hingegen wäre es lieber gewesen, ich hätte eine reiche Frau geheiratet. Ein Leben lang trug sie den stummen Vorwurf mit sich herum, die Sorge um meine Zukunft habe beinahe ihre Gesundheit ruiniert. Ganz sicher war sie sich in dieser Hinsicht aber nicht. Mal sagte sie „Geld ist nicht die Welt", dann wiederum „Geld regiert die Welt". Da sie aber mit ihren Emotionen sehr kontrolliert umging und auch öfter erklärte „lieber reich und unglücklich, als arm und unglücklich", hätte man sie auch so verstehen können, dass Geld im Überfluss weniger Schlaflosigkeit verursacht, als wenn man knapp bei Kasse ist. Doch genau genommen war sie nur unsicher, was für eine Schwiegertochter sie am liebsten gehabt hätte. Einerseits war sie stolz, dass Danka bald Ärztin wurde, eine Frau, die sich immerhin selbst ernähren konnte. Das war schon mal was. Andererseits hätte sie doch auch noch vermögend sein können, das wäre noch besser gewesen. In Wirklichkeit konnte sie sich nie ganz damit abfinden, dass eine andere Frau mich „übernahm", obwohl sie Danka mochte. Mein Stiefvater dagegen, der leidenschaftlicher Kartenspieler war und daher über das Glück des Zufalls bestens Bescheid wusste, freute sich, dass ich eine hübsche Frau heiratete. Doch als der Standesbeamte uns bei der Trauung fragte, ob wir miteinander verwandt seien, fuhr mir der Schreck in die Glieder, und ich schaute mich verwirrt um. Denn plötzlich wurde mir klar, dass ich eine ganz fremde Frau heiratete. Obwohl wir seit sechzig Jahren zusammenleben, sind wir auch heute noch nicht miteinander verwandt. Nur unser Sohn Beniamin ist mit uns beiden verwandt, und vielleicht sind wir es deshalb auch ein wenig. Doch so richtig durchschaue ich die Sache immer noch nicht. Bei der kurzen Trauungszeremonie am 8. Dezember 1956 im Kattowitzer Standesamt saßen die vollzählig anwesenden Familien steif in den Bänken wie bei einer Gerichtsverhandlung, aber immerhin dicht beieinander. Ich überflog die Gesichter auf der Suche nach einem Freudenstrahl oder einer kleinen Aufmunterung, sah aber nur ernste Mienen. Letztlich müssen doch wohl einige unmerklich die Daumen gedrückt haben, denn wir haben viele glückliche Jahre zusammen verbracht. Vielleicht auch deshalb, weil der winterliche Tag so strahlend war, dass ich ohne Mantel zum Standesamt gehen konnte. Oder es war ein gutes Omen, dass ich an den Spruch dachte, der bei den Großeltern ins Tischtuch wie eine Prophezeiung eingewebt war: „Wenn Glück dir lacht, ich habe es gebracht." Wer weiß?

Auf jeden Fall sind Danka und ich ganz unterschiedlich. Fast nie waren wir in einer Sache derselben Meinung, und vielleicht haben wir uns deswegen nie miteinander gelangweilt, viel zusammen gelacht und das Wort Winston Churchills „Wenn zwei Personen immer derselben Meinung sind, ist eine davon überflüssig" außerhalb der Politik bestätigt gefunden. Danka ist der Kapitän und der Motor zugleich, ich dagegen achte darauf, dass der Motor nicht durchdreht und das Schiff nicht zu viel Fahrt bekommt. Denn ich bin ein Stratege wie Lenin und denke an das, was uns morgen und übermorgen, in drei Monaten oder in fünf Jahren erwarten könnte. Diese nutzlose Neigung, sich selbst mit Gedanken zu martern, habe ich von meiner Mutter geerbt. Dafür kann ich neue Sachen ausdenken oder erfinden, die mir Danka dann allerdings erklären muss, damit ich sie auch verstehe. Denn sie ist ein pragmatischer Taktiker wie Trotzki, denkt aber auch mit dem Bauch und handelt. Ihren Ordnungssinn hat sie von ihrer russischen Großmutter Nina übernommen und Überlebenstechniken von ihr gelernt. Deswegen würden wir im Falle eines Erdbebens keine Zeit verlieren. Wir würden entweder auf einen Baum flüchten, unter den Tisch kriechen oder uns in den Türrahmen stellen. Aus der Zeit des Mauerbaus in Berlin, als die amerikanischen Panzer kampfbereit den sowjetischen gegenüberstanden, haben wir noch ein volles Regal mit Streichhölzern, Kerzen, Seife, Salz und Graupen im Keller. Ohne diese Vorsorgetalente ihrer Großmutter hätte Dankas Großvater Michail Gregorjew, ein Bankdirektor aus Odessa, die Oktoberrevolution und die Flucht nach Polen nicht überlebt, insbesondere, da er einen schweren Sack voller Goldmünzen den weiten Weg tragen musste. Bei Kriegsausbruch im September 1939 richtete er eigenhändig einen Luftschutzbunker im Garten ein, der allerdings etwas klein geriet. Bei Fliegeralarm krochen zuerst der Hund, dann der Großvater hinein, für die Großmutter blieb gerade noch so viel Platz übrig, dass sie den Kopf und den Arm mit dem Geldsack hineinstecken konnte. Von ihr hat Danka gelernt, dass es keine Probleme gibt, die man nicht anpacken und lösen kann. Schwierigkeiten schrecken sie nicht ab, und ein Gefühl der Überforderung ist ihr im Grunde unbekannt. Die polnische romantische Literatur und Heimatromane waren es, die den Frauen diese beherzte Rolle der Verteidigung vor Ort zudachten, als die Männer unterwegs waren, um „für unsere und eure Freiheit" zu kämpfen. Diese Tugenden und die ihres Vaters, eines polnischen Kavallerie-Offiziers der Festung Brest, wo sie geboren wurde, haben auch sie geprägt. Sie kann sich aber auch völlig entspannt auf der Gartenbank ausstrecken, mit zugekniffenen Augen durch die Wimpern in die Sonne schauen, sich dort bunte Welten ausdenken und träumen. Außerdem ist sie auch einer der wenigen Menschen, die ich kenne, die alle unlesbaren Bücher der Weltliteratur – von Musil, Joyce oder Proust – wie eine filigrane Stickerei Buchstabe für Buchstabe durchgearbeitet und den Inhalt behalten hat.

Doch Danka ist nicht nur die Frau, die ich liebe. Sie ist auch die Erinnerung an meine alte Heimat, eine Erinnerung, die mich immer bewegt. Manchmal beginnt sie, auf Reisen alte, von mir längst vergessene polnische Lieder zu singen, und obwohl wir schon so lange miteinander leben, sind immer noch welche dabei, die ich nie gehört habe. Eigentlich kann sie gar nicht singen, doch darauf kommt es nicht an. Danach lache ich und habe Tränen der Sehnsucht in den Augen. Daher wundert es mich nicht, dass Menschen, die von den Nazis aus Deutschland vertrieben wurden oder geflüchtet sind, die verfolgt und verachtet wurden, dennoch nach Deutschland zurückkommen, um nicht selten ihr im Ausland erarbeitetes Lebenswerk der alten Heimat zu übereignen. Spät im Alter suchen sie noch einmal die Atmosphäre ihrer Kindheit, die Erinnerung an das Glück jener Tage, das Licht und die Farbigkeit der Natur, die sie woanders nicht fanden, und den Klang der Sprache, die sie geprägt hat und ihrem Leben Sinn gab.

Auch Danka findet immer einen höheren Sinn im Leben, und das ist das Katholische in ihr. Ich dagegen neige eher dazu, den Unsinn des Lebens zu wittern, und das ist das Jüdische in mir. Und während ich pünktlich bin, ist es für Danka immer noch zu früh, solange es nicht zu spät ist, eine Eigenschaft, die mich zur Verzweiflung bringt. Besonders, wenn wir am anderen Ende der Stadt eingeladen sind und Danka entspannt im Garten Blumen pflückt. „Wir müssen los, um sieben sollten wir da sein", ermahne ich sie. Sie schaut auf die Uhr, es ist zehn Minuten vor sieben. „Es ist doch noch nicht sieben", sagt sie dann und wundert sich über meine Ungeduld. Dennoch ergänzen wir uns vorzüglich. Auch heute würde ich sie, ohne mit der Wimper zu zucken, wieder heiraten. Obwohl mich ihre Gartenleidenschaft für unsere zu unterschiedlichen Zeiten blühenden Gärten in Berlin und

Italien manchmal durcheinanderbringt. Oft bin ich zwischen den beiden Orten hin- und hergerissen und weiß nicht mehr so richtig, wo mein Zuhause ist. „Wo ist eigentlich dein Nest, in dem du glücklich bist?", fragte ich sie einmal. „Immer dort, wo du auch bist", hat sie lachend geantwortet.

II

Am Morgen des 24. Mai 1958, anderthalb Jahre nach unserer Hochzeit, kamen wir in Westberlin an, nicht ahnend, dass wir die längste Zeit unseres Lebens in dieser Stadt verbringen würden. Die Wolken am Himmel und die strahlende Sonne über dem Bahnhof Berlin-Lichtenberg standen fast noch an der gleichen Stelle wie Stunden zuvor über dem Hauptbahnhof in Kattowitz. Nur die Luft war anders. Hier konnte man sie tief einatmen, ohne das Gefühl zu haben, oberschlesische Kohlebriketts mit einzuziehen. Wir waren glücklich, hier zu sein und hatten nach der gewagten Fahrt auch das Bedürfnis, tief durchzuatmen. Denn wir hatten die Gunst der Stunde, die wegen der wirtschaftlichen Schwäche des Systems in Polen in den letzten beiden Jahren zum vorübergehenden „Tauwetter" geführt hatte, genutzt, um aus dem Land rauszukommen. Nur die mahnenden Worte „Ihr werdet euch durchschlagen müssen", die der Bruder meines Vaters, Onkel Filip, zum Abschied am Bahnhof sprach, klangen in meinen Ohren immer noch deutlich nach. Und „Sicherheit ist ein Wort, das auf Wasser geschrieben steht", hatte meine Mutter zum Abschied gesagt. Doch diesmal war ich nur neugierig und hatte keine Angst, unterwegs zu sein. Aber die Neigung, Gehörtes in Bilder umzuwandeln, bereitete mir Unbehagen. Zumal ich mich auch an die Worte des polnischen Staatschefs der Zwischenkriegszeit Józef Piłsudski erinnerte, die ich als kleiner Junge gehört hatte: „Glaubt nicht, eine Mauer könne man mit dem Kopf nicht durchschlagen", sagte er damals –

und ich hatte das wörtlich genommen. Wegen der Worte des Onkels war ich jetzt selbst soweit. Ich sah einen Felsen als echtes Hindernis vor mir und machte mir Gedanken, ob mein Schädel für die Aufgabe, ein neues Leben in der Fremde zu meistern, auch hart genug sei.

Wir träumten davon, den engen Alltag hinter dem Eisernen Vorhang hinter uns zu lassen und waren unendlich neugierig auf die Welt, die uns aus Erzählungen und Magazinen voller leuchtender Farben entgegenglitzerte. Obwohl uns die überbordende Reklame und die Flut der Modemagazine aus dem Westen schon manchmal misstrauisch gemacht hatte. Auch sie spiegelte eine genauso entwertete Welt wie die Transparente im sozialistischen Polen. Doch so lange, bis der Kommunismus und die ideale Gesellschaft soweit wären, dass jeder nach seinen Bedürfnissen leben konnte, wollten wir nicht warten. Dabei muss diese Zeit schon zum Greifen nahe gewesen sein. Zumindest hatte ein Parteifunktionär in einer Rede prophezeit, dass der Wohlstand im Jahr 2000 so groß sein werde, dass man nur mittwochs würde arbeiten müssen. „Jeden Mittwoch?", fragte ein besorgter Zuhörer. Und bei Radio Eriwan wurde ein verdienter Arbeiter des Volkes über sein Leben befragt. Er ist glücklich und alles ist außerordentlich positiv. Doch als der Interviewer sich bedankt und das Interview beenden will, meint der Arbeiter, sie seien mit dem Gespräch noch nicht fertig. „Wieso?", wundert sich der Fragende. „Weil ich noch eine Antwort auf meinem Zettel habe", erklärt der Arbeiter. Diese geheuchelte Welt wollten wir verlassen. Insbesondere, da Onkel Leo bereits in Berlin lebte und Hilfe versprach.

Leo selbst war kurz nach dem 22. Juni 1941, nach Beginn des deutsch-sowjetischen Krieges, in die Sowjetunion geflüchtet. Gegen den Willen der Großeltern, die sich das, was kommen sollte, nicht einmal in Albträumen vorstellen konnten. Fünf Jahre später war er als Unteroffizier der hinter dem Ural gegründeten polnischen Armee zurückgekehrt, hatte im selben Jahr die Tochter eines ehemaligen Schreibwarenfabrikanten geheiratet und sofort nach der Trauung das Land in Richtung Westen verlassen. So weit wie möglich wollte er das Paradies der Planwirtschaft, das sich gerade in Polen breitmachte, hinter sich wissen. „Kolophonium" sagte er immer, wenn er darüber sprach. Er erzählte, wie Insassen eines Gefangenenlagers in Sibirien den russischen Kommandanten um die Erlaubnis baten, ein Orchester zu gründen. Er stimmte zu, es wurde ein Erfolg, doch für die Geigenbögen fehlte das Kolophonium. So wandte sich der Lagerkommandant an die Wirtschaftsabteilung des Verteidigungsministeriums der Roten Armee mit der Bitte, ein paar Gramm davon zu beschaffen. Da aber Monate vergingen und nichts geschah, hatte man sich mit dem Defizit abgefunden und die Sache langsam vergessen. Doch in einer Nacht wurde das gesamte Lager auf den Kopf gestellt. Zwei Waggons Kolophonium waren angekommen und mussten entladen werden.

Auch wir waren bereit, das Bisherige über Bord zu werfen und das Land zu verlassen. Wobei ich mich der Meinung des berühmten Generals Jan Dąbrowski anschließe, der in der napoleonischen Zeit eine Militäreinheit, die polnischen Legionen, kommandierte und im Refrain der polnischen Nationalhymne als Muster eines Patrioten erwähnt wird. „Ich bin jederzeit bereit, für mein Land zu sterben, aber nicht, dort zu leben", sagte er. Dennoch hat jeder Pole, sobald er das Land verlässt, Sehnsucht nach der „Schatzkammer allen Unglücks", wie der polnische Dichter Zbigniew Herbert es nannte. Vielleicht, weil alle polnischen Feiertage einen traurigen Anlass haben. Sie werden aber in Ausgelassenheit gefeiert, und die polnischen Friedhöfe versinken in einem Blumenmeer. Auch ich liebe diese Stimmung und sie hat einen festen Platz in meiner Seele. Doch damals wollten wir andere Menschen kennenlernen und ganz andere Welten erleben. Schon beim Sprachkurs „Deutsch für Ausländer" an der Freien Universität Berlin hatten wir gleich mit vielen anderen freundschaftlichen Umgang, und es war befreiend, mit ihnen Feste zu feiern, ohne das Gefühl haben zu müssen, dass der Staat für die Stunden der Lebensfreude Dankbarkeit erwartete.

Nun war ich mit Danka dem Kolophonium-Imperium entkommen, und wir standen in der Bernadottestraße nahe dem Tennisplatz Blau-Weiß vor Onkel Leos Gartentür. Etwas mühsam erhob sich Leo von der Gartenliege, und wir umarmten uns. Schlank und sportlich hatte ich ihn in Erinnerung. Jetzt aber, zwölf Jahre nach seiner Rückkehr aus der Sowjetunion, war er nicht wiederzuerkennen. Rund und dick stand er vor mir, und als er sah, dass ich überrascht war, meinte er: „Jetzt ist die Brieftasche mein Sexappeal." Auch seine Frau Barbara begrüßte uns herzlich. Aber ich spürte, dass mit den beiden etwas nicht stimmte, und bald hatte ich begriffen, dass sich ihre Ehe in einer schweren Krise befand und sie sich Hoffnungen gemacht hatten, wir würden wie ein heilsamer Katalysator auf ihre Beziehung wirken. Doch dafür war es schon zu spät. Auch sie hatten mich in Erinnerung, wie ich als Fünfzehnjähriger gewesen war, und mir wurde klar, dass sie jüngere Leute erwarteten als die, die gekommen waren. Sie hatten sich auseinandergelebt, und obwohl wir ihnen gern geholfen hätten, gab es nichts mehr zu reparieren. Leo hatte bereits eine junge Geliebte, ein unerlässliches Erfolgsattribut im Kreise der Geschäftsleute damals, die sich mit attraktiven großgewachsenen, vollbusigen, wasserstoffblonden Begleiterinnen wie in einem Primatenreservat gegenseitig auszustechen versuchten. Dabei hatte er so etwas gar nicht nötig. Dank seiner Ausstrahlung war ihm der Erfolg in die Wiege gelegt. Durch ihn hatte ich begriffen, dass gewinnbringender Umgang mit Geld angeboren ist und weder mit Nachdenken noch mit Tüchtigkeit etwas zu tun hat. Und dass hier, noch mehr als in der Kunst, Picassos Satz gilt: „Ich suche nicht, ich finde."

Einem Paukenschlag gleich wirkte in jeder Bank Leos Erscheinen. Wie witternde Jagdhunde kamen die Angestellten ihm entgegengerannt, und obwohl sie ihn nicht kannten, hätten sie ihm gern Geld vor die Füße geworfen. Mich hätten sie nach Besitz und Sicherheiten gefragt, und selbst wenn ich welche gehabt hätte, hätten sie die Nase gerümpft. „Grüß Gott, Herr Konsul", sagten die livrierten Portiers vor den Nachtklubs zu Onkel Leo und erstarrten in erwartungsvoller Haltung. Doch das wunderte mich nicht, das kannte ich schon. Hatte ich ihn in ein Restaurant eingeladen, den Tisch und die Speisen bestellt, wandten sich die Kellner mit der Rechnung trotzdem nur an ihn und ließen mich links liegen. Hätte er völlig uneigennützig eine karitative Einrichtung ins Leben gerufen, hätte er auch daran noch verdient, weil alles, was er anfasste, sich in Geld verwandelte. Und dafür konnte er nichts. Vielleicht ist sein Erfolg damit zu erklären, dass er die Fantasie hatte, den Zeitgeist zu begreifen und mit ihm ganz identisch zu sein. Es war eine Zeit, in der sich das Geld von der Arbeit und den Waren emanzipierte und ein eigenes Leben zu führen begann. „Wo lassen sie Ihr Geld arbeiten?", fragten die Bankiers.

„Ihr seid gerade zur richtigen Zeit gekommen", sagte Barbara nach der Begrüßung. „Morgen ist unser Hochzeitstag. Mit euch zusammen wollen wir das Jubiläum unseres zwölfjährigen Ehekrieges feiern." Sie war stolz, daher auch verletzbar. Ich mochte sie, weil sie die Ausstrahlung einer urpolnischen Burgherrin hatte und mit der Villa und deren Einrichtung so übereinstimmte, dass sie mit dem Haus ganz identisch war. Ein Ambiente, in dem der bürgerliche Wohlstand aus jedem Gegenstand strahlte. Für die Ehe mit Leo hatte sie ein neues Zuhause und einen Freundeskreis geschaffen, und man hätte es genießen können, vorausgesetzt, man hatte die innere Ruhe dazu. Aber Leo hatte sie nicht. Denn die neue Generation junger Leute, die gleich nach dem Krieg studiert hatte, stand schon in den Startlöchern. Sie wussten, wie die Wirtschaft auch über längere Zeiträume funktioniert, und sie waren dabei, die kurzfristig denkenden Pioniere zu verdrängen. Doch Leo war ein Abenteurer und eine Spielernatur, die das Risiko der Rückzugsgefechte genoss. Verständlich, dass Barbara, die das Ende ihrer Ehe kommen sah, an Sicherheit und Selbstständigkeit für die Jahre danach dachte.

Und gerade brach eine Zeit an, in der Parfümerien und Schönheitssalons wie Pilze aus dem Boden schossen und Leute sich für Schönheit zu begeistern begannen. Auch Leo folgte dem Zeitgeist und ließ Barbara nach der Trennung eine Parfümerie am Kurfürstendamm einrichten. Dort, zwischen Babor- und Helena-Rubinstein-Kosmetik eingezwängt, verwandelte sie ihre Parfümerie in einen Zauberkessel. Das kleine, hinter einem blauen Vorhang wie hinter dem Gewand eines Magiers verborgene, über drei Stufen erreichbare Hinterzimmer entwickelte sich bald zum Treffpunkt der Berliner Gesellschaft, die sich immer neue Horoskope von Barbara erstellen ließ. Astrologie war schon immer ihre Leidenschaft gewesen, der sie auch früher fast obsessiv nachgegangen war. Jetzt konnte sie diese Leidenschaft voll ausleben und den Erfolg, der ihr die Anerkennung gab, auch sichtlich genießen. Wir besuchten sie oft, und es machte uns Spaß zu sehen, wie die Kunden vor allem am Freitag unter dem Vorwand kamen, sich nach dem Stand ihrer Sterne erkundigen zu wollen. In Wirklichkeit kauften sie Präservative für die Wochenenderotik, und wir freuten uns, dass die alten Römer auch dies schon vorweggenommen hatten, indem sie den Freitag Venus, der Göttin der Liebe, widmeten.

Die Leute liebten Barbara und saßen gern in der schummrig-okkult-orakelhaften Atmosphäre hinter dem blauen Vorhang. Und obwohl sie sich zu einer unentbehrlichen gesellschaftlichen Institution in der Stadt entwickelt hatte, war sie nicht glücklich. Das Leben ohne Leo war ihr fremd geworden, und sie fühlte sich einsam. Auch als sie noch einmal einen deutschen Grafen heiratete, ging es ihr nicht besser. Ihr neuer Gatte war korrekt, anständig, gut aussehend und wohlerzogen, und wie viele preußische Junker wusste er ziemlich alles über Rinderzucht, aber sehr wenig über Frauen. Für ihn hatte sie eine wunderbare Wohnung in Berlin-Grunewald neu gestaltet, und fast sah es so aus, als ob sie ihre Ruhe gefunden hätte. Doch eines Tages nahm sie sich mit einer Überdosis Schlaftabletten das Leben. In dem Abschiedsbrief, den sie uns mit ihren Jugendfotos sandte, erwähnte sie mit keinem Wort die Ursache.

III

Bereits einige Wochen nach unserer Ankunft im Sommer 1958 hatten wir angefangen, bei Zahnärzten in dicht bevölkerten Bezirken mitzuarbeiten und vor allem Urlaubsvertretungen zu machen. Heimlich, weil wir weder deutsche Bestallungen noch Arbeitserlaubnisse hatten. Trotzdem gingen die Zahnärzte das Risiko gern ein, weil sie uns nur wenig zahlen mussten. Noch war die Bevölkerung zahnmedizinisch unterversorgt, die Zahl der Zahnärzte durch den Krieg dezimiert, die Praxiseinrichtungen alles andere als auf dem neuesten Stand, aber der Patientenandrang war groß und die Atmosphäre in den Praxen besonders in dicht besiedelten Gegenden teils chaotisch. Besonders an eine Neuköllner Praxis erinnere ich mich auch heute noch ganz deutlich: an den endlos langen Wartezimmerschlauch, an dessen Ende an einer dicken Wäscheleine ein Fernsehapparat über der Eingangstür hing und gleich daneben ein Lautsprecher, der mit grollendem Geräusch neu Eintretende avisierte. An den Wänden hinter den Sesselreihen waren Holzbretter – sogenannte Schrammborde – angebracht, damit die unruhigen Patienten beim Hin- und Herrücken mit den Stuhllehnen nicht den Putz beschädigten. Im Behandlungszimmer lagen kleine Perserteppiche. Sie konnten nach einer Weile, wenn sie von der Steuer abgeschrieben waren, nach Hause mitgenommen werden. Ich arbeitete mit drei Helferinnen an drei Behandlungsstühlen, sozusagen in fließbandmäßiger Gleichzeitigkeit, und wenn ich gut drauf war, schaffte ich es, bis zu einhundert Patienten am Arbeitstag in einem *Modern Times*-Rhythmus, zu versorgen. Dort bekam ich zusätzlich zu meinem Stundenlohn auch noch ein Mittagessen. „Meine Frau kocht gut", hatte der Zahnarzt seine Gattin bei meiner Einstellung gelobt.

Zunächst ging es uns wie einem im Netz des ewigen Schachgebotes gefangenen Schachkönig. Unentrinnbar zappelten wir auf einer Zwickmühlenschaukel, die zwischen Aufenthalts- und Arbeitserlaubnis hin und her pendelte. Beides hatte eine gesetzliche Vorrangstellung, sodass die Genehmigung des Aufenthalts erst die Arbeitserlaubnis möglich machte. Und umgekehrt. Ohne zu ahnen, dass sich daraus eine lebenslange Freundschaft entwickeln würde, hatten wir es letztendlich Norbert Rennert, einem jungen Anwalt, der die kostenlose Rechtsberatung für Studenten der Freien Universität leitete, zu verdanken, dass wir aus dieser Schaukel befreit wurden. In meiner Verzweiflung hatte ich ihn um Hilfe gebeten, und obwohl er uns nicht kannte, bürgte er bei der Behörde ganz persönlich für uns. Diese Befreiung kann ich nur als einen Meilenschritt in unserem Leben bezeichnen, und daher habe ich später Menschen, die uns beim Fußfassen und Sich-Einleben im neuen Land uneigennützig geholfen haben, „Meilensteine" genannt. In dieser Hinsicht war ich durch die Kriegserlebnisse besonders sensibilisiert und wusste es zu beurteilen, was das in Bezug auf ihre menschliche Qualität bedeutete.

Mit Norbert Rennert, unserem ersten Freund in Deutschland, fuhren wir, als er heiratete, in die gemeinsamen Ferien nach Spanien. Über Pyrenäen-Pässe, an Abgründen und Schluchten vorbeischwebend bis an die Costa Brava, wo am Ende des beschwerlichen Weges uns ein weißgetünchtes, in einer verträumten Bucht ganz einsam gelegenes Hotel aus dem neunzehnten Jahrhundert erwartete. Jeden Morgen sah man vom Zimmerfenster aus einen alten Fischer in einem kleinen Boot, der frische Fische für das Mittagessen der Gäste fing. Der uralte Patron, dem ich mühsam zu erklären versuchte, dass Deutschland zweigeteilt war, starrte mich argwöhnisch an, stöhnte ungläubig, und ich gab auf. Wie in einem französischen Film, in dem der wortkarge mürrische Großvater der Einzige ist, der Kenntnis von einem versteckten Schatz hat, saß er fast immer in der ebenholzdunklen Eingangshalle in einem Schaukelstuhl gegenüber einer großen Standuhr und wippte leise. Im Film versuchen die Verwandten vergeblich, dem Großvater das Geheimnis des Schatzes zu entlocken. Sie haben die Wände abgeklopft, unter Dielen geschaut und den Garten umgegraben, doch alles, was sie unternahmen, jede List prallte an seiner Sturheit ab. Und es kommt ihnen nicht in den Sinn, dass die großen Gewichte der Standuhr, auf die der Großvater gebannt starrt, aus purem Gold sind. Im Film geht die Kamera ganz nah an sie heran, vergrößert sie so, dass sie die ganze Leinwand ausfüllen und den Zuschauer zum Mitwisser machen. Die Atmosphäre im Hotel glich besonders dann der Stimmung des Films, wenn das Wippen des Schaukelstuhls in den Takt der Pendel fiel. Und oft, wenn die Türen zum Innenhof weit geöffnet waren und die blühenden Rosen einen ähnlich intensiven Duft wie im Garten meiner Großmutter verströmten, war mir wie damals, als ich bei offenem Fenster Lebertran trinken musste. Stundenlang saßen wir in der Bucht und warfen wie Kinder Steinchen ins Meer. Unwirklich war die Atmosphäre der stillstehenden Zeit und die entrückte Wirklichkeit.

In diesem verzauberten Ort war mein Freund, der die Sprache gern ironisch handhabe und mich gelegentlich semantisch folterte, selbst in eine Sprachfalle geraten. Aus Sorge, weil sein Speisezettel sich nur auf klare, überschaubare Gerichte einer spartanisch ausgerichteten Küche beschränkte, machten wir uns Gedanken, womit wir ihn in Spanien ernähren würden, insbesondere, da wir wegen der einsamen Lage des Hotels

Vollpension gebucht hatten. Deswegen fragte ich gleich nach unserer Ankunft nach dem Kellner, der uns bedienen sollte, um ihm, da er keine fremde Sprache verstand, mühsam zu erklären, dass er immer „Das ist Huhn" sagen sollte, falls mein Freund sich nach dem Inhalt der servierten Speisen erkundigen würde. Doch gleich am ersten Abend stand eine Pfanne Paella, von einer riesigen Krabbe beherrscht, auf dem Tisch. Wir verstummten vor Schreck und senkten die Köpfe wie zu einem Tischgebet. Denn schlimmer konnte es für den Anfang nicht kommen. Norbert erhob sich vom Sessel und zeigte mit ausgestrecktem Arm auf das Tier: „Was ist das?"

„Hund", sagte der Kellner.

„Ein Hund?", staunte Norbert.

„Nein, Humpt", verbesserte sich der verwirrte Kellner.

An diesem Abend hat mein Freund nur trockenes Brot gegessen und ein Glas Wasser getrunken. Aber im Laufe der Tage erwärmte er sich langsam für einige landestypische Speisen, und als ich die Bemerkung machte, dass wir uns freuen, dass er anscheinend Gefallen an der spanischen Küche findet, erwiderte er, dass er sich ihr nur mit dem gehörigen Abstand und der gebotenen Vorsicht nähere.

Einige Jahre später machten wir einen zwei Tage währenden Umweg zu diesem Hotel, nach dem wir Sehnsucht hatten. Wir suchten lange vergebens, bis ein Einheimischer auf die Minigolfanlage zeigte, neben der unser Auto stand: Dies sei die Stelle, auf der vor Zeiten das Hotel gestanden hatte.

IV

„Stelle anheim", antwortete Norbert Rennert, als ich ihn fragte, ob ich eine Krawatte zur Vorladung bei der Fremdenpolizei anlegen solle. „Was bedeutet das?", fragte ich. „Genau das, was ich soeben erklärt habe", gab er zur Antwort, und damit wurde mir klar, dass noch eine Menge Wasser die Spree hinunterfließen musste, bis ich mich in der neuen Sprache frei bewegen würde. Genauso wie bei „ins Gras beißen", „Hunde sind anzuleinen" oder „nicht hinauslehnen" huschte mir ein Schreck durch die Glieder, denn noch ahnte ich nicht, dass zehn lange Orientierungsjahre ins Land gehen würden, bis ich mich in der Kultur und dem, was sich oft hinter dem Gesagten verbirgt, auskennen würde.

1969 wurde Oswald Wieners viel beachteter Roman *Die Verbesserung von Mitteleuropa* veröffentlicht. Zwei Exemplare schenkte er mir, und eines Tages wollte er wissen, ob ich das Buch gelesen habe. „Ja, ich habe es gelesen", antwortete ich kleinlaut. Oswald antwortete zufrieden: „Aber nicht verstanden." Stimmt! Ich hatte kaum etwas verstanden, wusste nicht einmal, wo das Vorwort aufhörte und der eigentliche Text begann und ob es überhaupt einen gab. Und genau das hatte er in seiner Forschungsarbeit ermittelt. Dass ohne begleitendes emotionales Agieren die Sprache nur unvollkommen zur Verständigung geeignet ist. Meine Erfahrung ist ähnlich. Oft geht es mir wie meinem Hund, der alles verstehen, aber nicht sprechen kann. Denn Sprechen ist das eine und Verstehen das andere. Nicht selten ist das Gesagte mit dem, was gedacht wird, nicht identisch und es wird meistens auch noch anders verstanden, weil jeder eine persönliche Geschichte hat, in der dieselben Begriffe gefühlsmäßig anders besetzt sind. Erst recht problematisch wird die Verständigung, wenn man das Land wechselt und in eine neue Kultur mit einer anderen Mimik und Gestik und vor allem mit einer anderen Tradition zieht. Aber auch das Zurück geht nach Jahren nicht mehr. Man denkt in Bildern und spricht in Worten, und wenn die Heimat eines Menschen die Muttersprache und die kindliche Erlebniswelt ist, lebt man sich mit der Zeit auseinander. Die Bilder bleiben, die Sprache aber entwickelt sich weiter, und man versteht sich nicht mehr so wie früher. Und dennoch ist es vor allem die Heimatsprache, die auch nach Jahrzehnten einen den Knautschzonen der modernen Autos ähnlichen

Sicherheitspuffer bietet, der filtert, was echt und was gespielt ist und der vor Missverständnissen und Entgleisungen schützt. Die Schrift dagegen ist ein kompliziertes lineares Medium, weil der Sinn einer Mitteilung sich erst am Ende des Satzes erschließt. Und richtig anstrengend wird es, wenn man sich durch mehrere Sätze durcharbeiten muss, um auch noch das, was sich als Botschaft zwischen den Zeilen versteckt, begreifen zu können. Eine Legende erzählt, dass der liebe Gott dem Urvater Adam einen Sack mit Buchstaben geschenkt haben soll, damit er sich eine Sprache und eine Schrift zurechtlege. Doch der liebe Gott ging selbst nicht sehr konsequent damit um: Schon beim Bau des Turmes von Babel hat er, vielleicht in der Erkenntnis, dass eine multikulturelle Ausdruckswelt viel spannender ist als Eintönigkeit, die Menschen mit Sprachverwirrung beschenkt.

Erst langsam fand ich einen emotionalen Zugang zur deutschen Literatur, und als Gert Westphal Thomas Manns *Joseph und seine Brüder* im Rundfunk las, habe ich meine Arbeitszeiten verlegt, um morgens gebannt zuhören zu können. Von den mit feinster Ironie ausgeschmückten Schilderungen des damaligen Lebens war ich hingerissen und von der Sprache des Romans dermaßen beherrscht, dass ich einige Zeit in seinen Sätzen und Redewendungen gesprochen habe. Besonders die Stelle, wo der alte Jakob dem Pharao vorgestellt wird, bewegte mich. Um in den riesigen Thronsaal in die Nähe des Herrschers zu gelangen, musste er eine große Entfernung überbrücken. Schon lange war es ihm nicht mehr möglich, gleichmäßig zu gehen, und jetzt, in der Aufregung, machte sich sein Gebrechen noch deutlicher bemerkbar. Sein Gang wurde langsamer, sein Hinken verstärkte sich, was ihm gleichwohl eine besondere Alterswürde verlieh. Mit dem kurzen Satz: „Ausdruck macht Eindruck" setzte Thomas Mann einen grandiosen Schlussakkord unter diese Szene und schuf gleichzeitig die kürzeste und vielleicht treffendste Definition des deutschen Expressionismus. Für mich eine Wahrnehmung, die ein wichtiger Schritt für mein Verständnis der emotionalen Ebene der deutschen Sprache war.

Ich selbst bin in einer anderen Atmosphäre aufgewachsen, weil die polnische Kunst, Musik und Literatur anders sind. Aber auch das Theater, diese am leichtesten vermittelbare Ausdrucksform, ist anders. Es ist das Theater eines Volkes, das immer gezwungen war, um sein Überleben zu kämpfen. Existenziell und selbstzerfleischend. Es waren faszinierende Tage, als die Berliner Festwochen einmal unter dominierendem Einfluss des polnischen Regisseurs und Konzeptkünstlers Tadeusz Kantor standen, einer rabenhaften und in seinen Bewegungen eindrucksvollen Mephisto-Figur. In der Theatermanufaktur wurden sein stark autobiografisches Stück *Wielopole, Wielopole* und seine berühmte *Tote Klasse* aufgeführt. Obsessive, aufwühlende Geschichten. Das vor Begeisterung tobende Publikum muss gespürt haben, dass es einen sehr polnischen Irrsinn gibt, der hier als emotionale Erfahrung fast unbekannt ist. Das Jahr 2015 war in Polen Kantor und seiner Kunst gewidmet, nicht allein wegen seines hundertsten Geburtstages, sondern auch, weil er der bedeutendste Theoretiker der „Realität des geringsten Ranges" ist, eines Denkecksteins, der die Verwobenheit der Geschichte mit der Kunst erklärt; die Tatsache vor allem, dass auch die im unbedeutendsten Raum lebenden Menschen beachtet und wahrgenommen werden wollen und wie sie sich dank Mythen, Kunst und allegorischen Situationen plötzlich als die „Schönste im Dorf" empfinden, was zur Entstehung der Magie der Zusammengehörigkeit und des Nationalen führt – der Kunst der Readymades von Marcel Duchamp ähnlich oder einiger Installationen von Joseph Beuys, in denen Alltägliches und Unbedeutendes durch schöpferisches Handauflegen eine Nobilität erfährt und das Objekt in eine andere Wirklichkeit gehoben wird.

Jedenfalls bringt beim Erlernen einer Sprache eine gute Vorlesung durch die Performance des Vortragenden sehr viel mehr als das bloße Lernen aus einem Buch. Deswegen habe ich so gut wie nie eine Vorlesung ausgelassen und daher bei den Prüfungen fast immer den Kern der Antworten, die erwartet wurden, gewusst. Diese Neigung hatte sich bei mir schon in der Grundschule entwickelt. Meinem Klassenlehrer von damals, der beim Diktat dermaßen prononciert sprach, dass die Schüler gar keine Fehler machen konnten, habe ich Wesentliches im Leben zu verdanken, auch die Erkenntnis, dass ein Wort ein mehrdimensionales Gebilde ist. Und deswegen schließe ich mich gern der Meinung an, dass ohne emotionales Agieren die Wirkung des Gesagten oder Geschriebenen begrenzt ist und erst die Vernetzung verschiedener Mitteilungsformen den Grad der Verständigung bis zur Vollkommenheit steigern kann. Vielleicht ist es auch ein Glücksumstand gewesen, dass wir nach dem Krieg, in einer an technischen Hilfsmitteln armen Zeit, in Breslau Dozenten hatten, die uns mit ihren Vorträgen fesseln konnten. Mit ihren Auftritten mussten sie all das leisten, was heute an Ausdrucksmitteln zur Verfügung steht: Video, Film, Besichtigungen vor Ort und was sonst noch immer an Demonstration, Animation und virtueller Darbietung auch im Internet möglich ist. Noch heute bekomme ich Gänsehaut, wenn ich mich an die Pharmakologie-Vorlesungen von Professor Józef Hano erinnere. Er war ein stets korrekt gekleideter Mann um die fünfzig, der einen nie direkt anschaute und seinen Kopf so weit nach hinten zurücklehnte, dass er bei seinen Vorlesungen für uns wie ein Phantom nur aus einer merkwürdig verkürzten Perspektive zu sehen war. Eine nahezu hypnotische Ausstrahlung von schamanischer Intensität ging von ihm aus, und keiner aus meinem Semester hätte je seine Vorlesung gegen den spannendsten Film eingetauscht. Ihn umgab ein Nimbus, dem man sich nicht entziehen konnte. Die Wände im alten Breslauer Vorlesungssaal waren mit Holz getäfelt und die Türen darin so präzise eingearbeitet, dass man sie fast nicht als solche erkennen konnte. Geräuschlos wie ein Geist erschien

Hano jedes Mal plötzlich durch eine dieser Türen auf dem Podest und legte sofort los. Ohne sich von den Zuhörern abzuwenden oder seinen Vortrag zu unterbrechen, schrieb er mit Kreide in rückwärts gehaltener Faust chemische Verbindungen an die Tafel. Wenn die Stunde vorbei war, hörte er mitten im Satz auf, um bei der nächsten Vorlesung genau an dieser Stelle fortzufahren. Er sprach frei und dermaßen fesselnd, dass ich bis heute die Atmosphäre seiner Vorlesungen spüre. Auch sein Buch über die Dynamik der Heilmittel, ihre chemischen Veränderungen im Körper, den Wirkungsmechanismus und ihre Andockstellen im Zellgewebe bewahre ich wie eine Reliquie auf. Die Prüfungen waren öffentlich, die Säle, in denen sie stattfanden, waren mit Studenten und ihren Familien wie auch mit interessierten Bürgern gefüllt, was dem Anlass immer etwas besonders Feierliches gab.

Die Pharmakologie-Prüfung war die schwerste im Studium. Weder Charme noch Schönheit konnten bei Professor Hano irgendetwas bewirken – ganz im Gegensatz zu vielen anderen Professoren. Besonders von einem Mädchen aus meinem Semester ließen sie sich nicht nur beeinflussen, sondern fielen derart um, dass man es fast hören konnte. Es war ein schönes, zartes, dunkelhaariges Mädchen, doch davon gab es viele. Das konnte also nicht die einzige Ursache gewesen sein, die den gestandenen Männern dermaßen die Schuhe auszog. Sie war nur mäßig begabt, doch als Ausgleich hatte ihr der liebe Gott einen Blick verliehen, bei dem man dahinschmolz und nur den Wunsch verspürte, sie zu umarmen und ans Herz zu drücken. Ihre Anmut und ihr Blick waren also die Mitteilungsebenen, die mit Erfolg Wissen ersetzten. Schon an dem Tag, an dem ich sie kennenlernte, dachte ich: Sie wird die Prüfungen mit ihren Augen machen. Und obwohl alle wussten, dass ihr in Gestalt von Hano ein Fels aus Granit gegenüberstand, wetteten viele, ob sie in der Lage sein würde, auch ihn zu packen. Deswegen war mein Semester am Tag ihrer Prüfung fast vollzählig anwesend. Hano prüfte fünf

Studenten gleichzeitig, die nacheinander jeweils vier Fragen beantworten mussten. Um alles zu sehen, seine Reaktion aber im Verborgenen halten zu können, saß er mit den gespreizten Fingern einer Hand vor dem Gesicht. Er machte sich keine Notizen, und erst, als der letzte Student mit seinem Vortrag fertig war, ging er mit unglaublicher Ausführlichkeit nacheinander auf alle Antworten ein und verkündete die Noten. Sie war die Dritte in der Reihe, und wir warteten gespannt. Die dunkelhaarige Schönheit hatte ziemlich einfache Fragen gezogen, fing auch gleich mit der Beantwortung der ersten an, und es war haarsträubend, was sie sagte. Als nach ihrer Antwort auf die dritte Frage klar wurde, dass ihre Lage hoffnungslos war, traute ich meinen Augen und Ohren nicht. Der Professor nahm seine Hand vom Gesicht und sagte mit gütiger Stimme: „Aber mein Kind, denk doch mal nach." Und schließlich war er es selbst, der die Fragen beantwortete. Ich stand auf und ging hinaus. Der Performance-Zauberer hatte seine Meisterin gefunden und war wie Butter in der Sonne geschmolzen.

All Over

I

„Das Gute kommt unverhofft", pflegte meinVater zu sagen. Meine Lebenserfahrung ist ähnlich. Den Zufall muss man jedenfalls suchen und man darf seine hilfreich ausgestreckte Hand nicht übersehen. Wer Zeichen zu lesen versteht, für den öffnen sich andere Welten, denn oft kommt alles anders, als man denkt, und wenn man auch noch daran glaubt, dann wäscht Persil tatsächlich von alleine, und Reisen bildet. So paradox es auch klingt, für uns war es eben eine glückliche Fügung, dass wir die Genehmigung, in Berlin arbeiten zu dürfen, zunächst nicht bekamen. Wir mussten uns umschauen und nach Alternativen suchen, und es war ein glücklicher Zufall, dass mir jemand empfahl, mich im Krankenhaus der U.S. Army um eine freigewordene Stelle zu bewerben, weil man dort keine Arbeitsgenehmigung brauchte.

Im Spätherbst 1958, fünf Monate nach unserer Ankunft, wurde ich in das amerikanische Hauptquartier in der Zehlendorfer Clayallee vorgeladen, um von einem Sicherheitsbeamten überprüft zu werden, und ich war enttäuscht, dass man mit mir den damals so geheimnisumwitterten „Lügendetektortest" nicht durchführte, obwohl ich aus einem sozialistischen Land kam und der Kalte Krieg voll im Gange war. Zwar glaubte ich nicht wirklich an einen diagnostischen Wert solcher Untersuchungen, konnte mir aber auch nicht vorstellen, dass eine so hochentwickelte Industrienation wie die amerikanische etwas anwendete, was sinnlos ist.

Kurz darauf trat ich meine Tätigkeit im theoretischen Rang eines Leutnants in der Dental Clinic des US-Hospitals an, und das bedeutete für uns einen Sprung von der existenziellen Unsicherheit zur Stabilität und von der Knappheit in den Überfluss. Auch beruflich. Damals galt, trotz der weitgehenden Übertragung ziviler Befugnisse an deutsche Verwaltungen, noch der Besatzungsstatus in Berlin, und die Stadt war in Sektoren der alliierten Mächte unterteilt. Für uns war es eine besonders glückliche Fügung, dass uns die an multinationale Mischungen gewöhnten Amerikaner vorbehaltlos wie Freunde aufnahmen. Von dieser Insel aus konnten wir das Leben in Deutschland in Ruhe erkunden und uns ohne Hektik und Ängste in dem neuen Land zurechtfinden.

Zu jener Zeit waren die USA mächtig und auch im übertragenen Sinne gigantisch. Die Heckflossen der Straßenkreuzer waren riesig, und für einen Dollar bekam man vier Deutsche Mark. Am Lenkrad hatten die Amerikaner drehbare „Lover Buttons", um sie lässig mit einer Hand steuern zu können, während sich im anderen Arm die deutsche Geliebte wie in einem Nest einkuschelte. Der Dollar war die unumstrittene Leitwährung der Welt. Im Vergleich mit den Ländern Europas war der Überfluss in Amerika horrend; Jackson Pollock malte wie schon im Jahrzehnt zuvor All-over-Bilder, die mehr als alles andere die Dominanz seines Landes symbolisierten.

Auch das Leben im Krankenhaus war von unvorstellbarer Großzügigkeit geprägt. Das Essen in der Kantine war hervorragend, und wenn ich meinen Assistenten Dominguez zwischendurch dorthin schickte, um mir eine Tasse Kaffee und ein Stück Kuchen zu holen, erschien er nach wenigen Minuten mit einem vollen Kuchenblech mit bunt mit Zuckerguss besprenkelten Tortenstücken. Der Umgang mit Arbeitsmaterial war für das Europa der Nachkriegszeit ebenfalls unvorstellbar großzügig, und jedem Patienten standen fünfundvierzig Minuten für eine Routinebehandlung zu. Wenn einer der Soldaten mit ungeputzten Zähnen erschien, konnte ich ihm befehlen, das nachzuholen und eine neue Zahnbürste vorzuzeigen – eine Macht, die ich mir später, als niedergelassener Zahnarzt, manchmal zurückwünschte.

In den Räumen rechts und links von meinem Behandlungszimmer arbeiteten zwei andere Zahnärzte: ein Amerikaner, Captain Olsen, und ein deutscher Kollege. Beide arbeiteten schneller als ich, und sobald sie mit der Behandlung fertig waren, kamen sie gern mal zu mir. Olsen, ein wortkarger und etwas dicklicher Mann aus dem Süden, war nicht viel älter als ich. Er gehörte einer mir unbekannten christlichen Sekte an, war verheiratet und hatte mit seinen neunundzwanzig Jahren bereits sechs Kinder. Wenn er kam, setzte er sich mit einem Buch in die Ecke und las. Sobald er es ausgelesen hatte, warf er das Buch in den bereits mit Kuchenresten gefüllten Abfalleimer. Über den Inhalt sprach er nie. Er war von kleiner Statur, und wenn er in seinen offenen Straßenkreuzer eintauchte, war er fast nicht mehr zu sehen und man konnte meinen, eine leere Gartenlaube setzte sich in Bewegung. Doch richtig seltsam war der deutsche Kollege. Er war schon älter, vielleicht Anfang vierzig, entstammte dem höheren Adel, bei dem, so vermutete ich, das blaue Blut sich nicht ganz homogen vermischt hatte. Er war eigenbrötlerisch und schrullig, hatte aber einen unwiderstehlichen Charme, und ich mochte ihn. Über jede Sache hatte er eine vorgefasste Meinung, die er mit Vehemenz vertrat – eine Charaktereigenschaft, die ihn im Krieg beinahe das Leben gekostet hätte. Als er eingezogen wurde und an die Ostfront kam, hatte ihn ein Kamerad denunziert, dass er sich abfällig über den Führer äußere. Vor ein Militärgericht gestellt, verteidigte er sich mit den Worten: „Über den Herrn Hitler habe ich nie gesprochen, denn der Mann interessiert mich nicht." Er kam in ein Strafbataillon, das bis auf neun Mann vollständig aufgerieben wurde. Auch unsere Arbeitgeber, die Amerikaner, konnte er wie alles Militär nicht ausstehen, und unseren Chef, Colonel McConnehy erst recht nicht. Wenn er über ihn sprach, dann nur mit der Bezeichnung „Desk Cowboy", womit er allerdings recht hatte. Der Colonel, ein großgewachsener, schlanker

Mann mit einer schwarzen Hornbrille, war ein bürokratischer Technokrat, kleinlich und geizig, und so gesehen trug er seinen schottischen Namen zu Recht. Wenn er jemandem eine Banknote überreichte, klemmte er sie vorsorglich zwischen dem Zeige- und dem Ringfinger so ein, dass der Mittelfinger darunter oder darüber blieb. Dann bewegte er die Finger so lange hin und her, bis er sicher war, dass sich nur ein einziger Schein zwischen ihnen befand. Wenn aus irgendeinem Anlass ein Fest mit Kaffee und Kuchen stattfand und noch etwas übrig blieb, bot er uns die Tortenstücke oder Pfannkuchen für zehn Cent das Stück zur Mitnahme nach Hause an. Andererseits war er ein glänzender Organisator, und ihm hatten wir es zu verdanken, dass fast jede Woche Fortbildungsveranstaltungen stattfanden, die von den besten Fachleuten der US-Zahnmedizin durchgeführt wurden. Das Wissen und die Geschicklichkeit einiger der Vortragenden waren oft so exzellent, dass ich sie unheimlich darum beneidete. Bei den Vorträgen ginge es sehr amerikanisch zu. Zur Einstimmung wurden erst Dias mit schönen Landschaften gezeigt, wie den Niagara-Fällen oder dem Grand Canyon, dann wurde ein harmloser Witz erzählt. Danach aber ging es richtig zur Sache. Denn die Militärmedizin unterscheidet sich von der zivilen. Sie ist ungleich effizienter, weil ihre Struktur und die Therapien so angelegt sind, dass der Soldat immer einsatzfähig bleibt und ein Ausfall möglichst rasch zu beheben ist.

Es gefiel mir dort, und ich war unendlich stolz, bei der U.S. Army zu arbeiten. Um die Zugehörigkeit zu ihrem Sicherheitsstandard zu demonstrieren, ließ ich an unserem auf Abzahlung gekauften VW Käfer höhere Stoßstangen anschweißen, wie sie die Amerikaner aus Sicherheitsgründen hatten. Das amerikanische Sicherheitsbedürfnis hatte ohnehin deutliche Züge eines Fimmels. Insbesondere die Angst vor Feuer. Alle zehn Tage musste man wegen einer Feueralarmübung Behandlungen Hals über Kopf unterbrechen und ins Freie auf den Platz rennen, wo sonst American Football- und Baseball-Spiele stattfanden. Vom Fenster meines Behandlungszimmers aus konnte ich die Spiele verfolgen, doch die Regeln habe ich nie verstanden.

Die Lebensart der Amerikaner faszinierte mich. Der unbeschreiblich großzügige Umgang mit Zeit und Material war im Nachkriegseuropa unvorstellbar, und das alltägliche Bild der Clayallee war von Soldaten mit großen Einkaufstüten aus braunem Papier beherrscht. Auch ich konnte meinen Helfer zum Einkaufen in das preiswerte Militärkaufhaus schicken.

Aber auch das Leben nach der Arbeit war für die damalige Zeit ungewöhnlich. Im „Harnack House", dem US-Offiziersklub in Dahlem, wurden fast jeden Abend die damals in Deutschland noch wenig bekannten Partys gefeiert, und ich musste mich ständig neuen Leuten vorstellen und meinen Namen buchstabieren. „Spell it", hieß es unentwegt, und ich muss wohl einen Hau bekommen haben, der sich genetisch übertragen hat. Denn als unser Sohn Beniamin eingeschult wurde, fragte ihn die Klassenlehrerin nach seinem Namen: „Beniamin", gab er zur Antwort. „Und wie noch?" „Gustav, Otto, Theodor, Friedrich, Richard, Ypsilon, Dora", ergänzte er.

II

Den US-Offizieren war es erlaubt, Familien und Mobiliar inklusive Autos, nicht selten fast eine ganze Schiffsladung, auf Staatskosten für zwei Jahre nach Deutschland zu bringen. Sie wohnten in eigens für sie gebauten Siedlungen, und ich war von der Zweckmäßigkeit der Architektur begeistert, die sich bereits deutlich im Eingang ankündigte, denn unmittelbar hinter der Schwelle lag übergangslos das Wohnzimmer. Genauso beeindruckt war ich von den exotischen, vor allem chinesischen Kochkünsten, die bei den Privatpartys zelebriert wurden.

Mit der Zeit wurden einige der Offiziere unsere Freunde, mit denen wir Fahrten nach Ostberlin unternahmen, weil ihre Autos nicht kontrolliert wurden. Mit ihnen gingen wir auch in das Restaurant in der oberen Etage des „Maison de France" am Kurfürstendamm oder in das für Alliierte reservierte „Café du Lac" am Tegeler See. Unter ihnen waren auch einige exzellente Bridgespieler. Wir spielten oft mit der Familie eines hünenhaften Colonels, der im Auftrag der US-Regierung dem Schah von Persien Judo beigebracht hatte. Als er mir eines Tages an einem Teaksessel einen Griff demonstrieren wollte, brach der Sessel wie ein Streichholz entzwei, was ein peinlicher Schaden war, weil Teakmöbel gerade die große Einrichtungsmode bei amerikanischen Familien waren. Meistens wurden sie von mehreren antiken Standuhren flankiert, die jede Stunde mit unterschiedlichem Geläut einen unerträglichen Lärm machten. Wir staunten über diese merkwürdige, fast epidemische Sammelleidenschaft, die der „Tulpomanie" des siebzehnten Jahrhunderts vergleichbar war. Ein späterer Patient, der mehrere Trödelläden in Berlin besaß, hatte eigens dafür eine komplizierte Beschaffungsstrategie entwickelt, Standuhren aus Osteuropa zu organisieren. Er war einer der Ersten, die eine sündhaft teure Digitaluhr am Handgelenk trugen, mit der man Währungsumrechnungen vornehmen konnte und um die er damals beneidet wurde. Als Jahre später die Amerikaner die Standuhren plötzlich nicht mehr haben wollten, eröffnete er in New Orleans ein Spezialgeschäft und kaufte sie wieder auf. Nun gingen ganze Schiffsladungen in die umgekehrte Richtung, weil sie in der alten Heimat wieder gesuchte Antiquitäten waren.

Beim Mittagstisch in der Kantine saßen alle Offiziere friedlich beisammen. Doch es war damals noch nicht vorstellbar, dass man bei den aus dem Süden stammenden Offiziersfamilien auch Schwarze in den Privatwohnungen hätte antreffen können.

III

Wir waren unbeschwert und glücklich und die Arbeit war fast
etwas Nebensächliches. Wir verdienten nicht viel, brauchten
aber auch wenig, und da der Wohnraum noch äußerst knapp
und teuer war, mieteten wir in der Weinheimer Straße im
Wilmersdorfer Ortsteil Schmargendorf ein sechzehn Quadratmeter großes Zimmer mit Balkon. Ursprünglich war das
Haus eine hochherrschaftliche Villa gewesen, doch da es im
Krieg in eine Thermometer-Fabrik umfunktioniert worden
war, ähnelte es nun eher einem Plattenbau aus der Blütezeit
der DDR. Nur das der Straße abgewandte Parterre ließ den
alten Prunk rudimentär erahnen und war von Rosenbüschen
umrandet. Die erste Etage dagegen, die wir mit anderen bewohnten, hatte die trostlose Ausstrahlung der Hauptfassade
und glich einem über die schönen Veranden hängenden Bau-
container. In vier weiteren Zimmern wohnten alleinstehende
junge Frauen, und in gewisser Weise waren wir bereits so etwas
wie Vorläufer der später verbreiteten Wohngemeinschaft. Einige Räume waren etwas größer als unserer, aber nur wir hatten einen West-Balkon und konnten bei Sonnenuntergang
jemanden zum Tee einladen. Häufig kam unsere unmittelbare Nachbarin, eine junge, sympathische und heitere Person,
deren mächtige Statur das Zimmer zu sprengen schien. Sobald
sie auf dem Balkon Platz nehmen wollte, versuchte ich, sie in
die Nähe der Türschwelle zu setzen, um nicht ständig an die
Statik denken zu müssen. Dennoch fiel es mir leichter, diese
Gefährdung als das Aroma ihrer Fichtennadelbäder zu ertragen, die sie meistens an Wochenenden vor ihren Rendezvous
nahm und deren Duft die ganze Etage beherrschte. Für alle
Bewohner standen nur ein Bad und eine winzige Küche zur
Verfügung. Beides wurde auch manchmal extravagant genutzt,
und ich erinnere mich, wie Danka mit etwas zu weiten Jeans
in der vollen Badewanne lag und wartete, bis sie einlief – die
Mode verlangte damals enge Hosen.

In einem Trödelladen gleich neben dem S-Bahnhof Schmargendorf kauften wir für fünfzehn Mark zwei Bettrahmen mit Matratzen und stellten sie so über Eck, dass das Zimmer und die Balkontür sich gerade noch öffnen ließen. Ich habe dort gern gewohnt, vielleicht weil Schmargendorf meinem ostpolnischen Städtchen irgendwie ähnelte und der Wochenmarkt am Kolberger Platz ein Erlebnis war. Jedenfalls habe ich diese Gegend für immer in mein Herz geschlossen. Ein Schmargendorfer Kater war uns zugelaufen, und nachdem wir feststellten, dass er das Fleisch nur von einer der beiden dort ansässigen Fleischereien fressen wollte, kauften auch wir nur bei diesem Metzger ein. Jahre später habe ich den anderen Fleischermeister kennengelernt, und ich bekam ein schlechtes Gewissen, ihn ungerecht behandelt zu haben.

An sonnigen Tagen konnte man zuschauen, wie junge Paare gleich daneben im Schmargendorfer Rathaus heirateten und ihre Gäste aufgeregt hin und her liefen. Ein schrulliger Fotograf, der gegenüber sein Atelier hatte, schickte seinen Gesellen zu den Leuten, die eine Festlichkeit im Rathaus planten, um die Ereignisse zu dokumentieren. Wenn man Passfotos bei ihm anfertigen ließ, postierte er einen dermaßen unnatürlich an einer Säule, dass man sich bis zur Unkenntlichkeit verkrampfte. Infolgedessen waren die Fotos eher zur Tarnung als zur Identifikation zu gebrauchen. Als Danka einmal monierte, dass sie auf dem Passfoto wie geistig behindert ausschaue, meinte er, sie solle sich doch selbst im Spiegel ansehen. Leidenschaftlich gern gingen wir zu Versteigerungen, die in der Clayallee von der amerikanischen Armee veranstaltet wurden. Dort kauften wir Essgeschirr und Bettzeug, vor allem aber blaue und weiße Wolldecken, die immer noch zu den besten Sachen zählen, die wir besitzen. Oft ging es bei den Versteigerungen dermaßen hoch her, dass die Militärpolizei eingreifen musste. Noch heute sehe ich den heulenden türkischen Kaufmann und seine aufgewühlte Familie vor mir, die in der Annahme, einen Wäschehaufen zu ersteigern, den

Zuschlag für einen tonnenschweren Panzerschrank bekamen und ihn unverzüglich abtransportieren mussten.

Dann zogen wir in die Lassenstraße um, weil Danka Sehnsucht nach einer Wohnung mit Garten hatte. Kurz danach kam der sympathische Nachbar, dessen Garten an unseren grenzte, zu einem kurzen Besuch, um mir ans Herz zu legen, auf unseren Kater Felix besonders aufzupassen. Er besitze nämlich als Haustier eine „freilaufende" Pythonschlange, „ein niedliches Geschöpf", wie er sagte. Er könne jedoch für unsere Katze keine Garantie übernehmen; daher sei es besser, wenn sie sich von seinem Grundstück fernhalte. Zum Glück hatte Felix schnell begriffen, dass es ratsam war, den Nachbargarten zu meiden, und ich sah dem netten Herrn öfter beim Rasenmähen mit der mehrmals um seinen Körper gewickelten Schlange zu. Einmal hatte er mir angeboten, das Tier anzufassen, und ich musste gestehen, dass es sich ganz seidig und weich anfühlte. Ich streichelte es gern und brachte seither ein gewisses Verständnis für seine Zuneigung auf.

Nur ein Jahr war ich im US-Hospital tätig. Dann übernahm Danka meine Stelle und blieb volle vier Jahre dort. Zum Glück hatte ich noch den neuen Chef der Dental Clinic, Colonel Thompson, kennengelernt und kurze Zeit mit ihm zusammengearbeitet. Er war ein wahres Schwergewicht des Wissens und ihm habe ich beruflich Wesentliches zu verdanken, die Erkenntnis vor allem, dass es neben der praktischen Zahnheilkunde auch eine intuitive Zahnheilkunst gibt, die für den Erfolg einer Therapie genauso wichtig ist wie die Schulmedizin. Ich habe die Amerikaner ins Herz geschlossen und sowohl ihre menschlichen Qualitäten als auch ihre berufliche Professionalität bewundert und dabei festgestellt, dass die Lieblingsanekdote meines späteren Freundes George Tabori mit den Erfahrungen übereinstimmt, die ich im US-Hospital gemacht habe, auch weil sie genau diese liebenswerten Züge, die ich an den Amerikanern so mochte, vermittelt.

In der Zeit des Kalten Krieges, erzählte Tabori, hatte der amerikanische Geheimdienst einen hervorragend ausgebildeten Spion nach Moskau eingeschleust. Er sprach ein vollkommen akzentfreies Russisch, war über Sitten und Bräuche des Landes bestens informiert, und seine Art, sich zu kleiden und zu sprechen, war typisch russisch. Doch als er eines Abends in eine Bar ging, fragte ihn eine Russin, was für ein Landsmann er sei. „Russe", sagte er. „Nein, Sie sind kein Russe", erwiderte sie. Er nahm eine Balalaika, spielte und sang russische Volkslieder. Alle in der Bar waren begeistert, doch sie blieb bei ihrer Meinung, dass er kein Russe sei. Dann tanzte er hinreißend Kasatschok, und die Leute jubelten. „Na, glauben Sie jetzt, dass ich ein Russe bin?" „Nein", lachte sie, „Sie sind kein Russe." „Warum glauben Sie mir nicht, dass ich ein Russe bin?", fragte er. „Weil die Russen nicht schwarz sind."

Das kleine Universum

Als Professor Ewald Harndt, Direktor der Zahn- und Kiefer-klinik der Freien Universität, von dem ich ein Thema für die Promotionsarbeit bekam, mir eine Assistentenstelle in seiner Abteilung anbot, nahm ich sie sofort an. Ich war neugierig und vor allem gespannt auf das, was mich dort erwartete.

Mein neuer Chef war der Verfasser des Buches *Französisch im Berliner Jargon*, einer liebenswerten Verneigung vor den 20 000 calvinistischen Hugenotten, die um das Jahr 1685 vor der Verfolgung in Frankreich nach Preußen flüchteten und dort großen Einfluss auch auf die Entwicklung vieler Rede-wendungen ausübten, die später in die alltägliche Sprache und in den Gassenjargon Berlins Eingang fanden. So wurde aus den „Commissionaires", die Brot für Soldaten kauften, das Kommissbrot. Aus Erbsenbrei oder Stampfkartoffeln wurde „Püree" und aus Mohrrüben „Karotten", und manchmal stelle ich mir vor, dass damals in der Potsdamer Chaussee, in der ich jetzt wohne, Bataillon-Kommandanten in Equipagen zwischen Berlin und Potsdam mit ihren Mätressen im Ne-gligé unterwegs waren. Ein Exemplar des Buches schenkte Harndt mir mit der Widmung:

„Gerne überreich ich's dir,

Nimm es hin als Souvenir."

Jahre später, nach der Wende und schon fast neunzigjäh-rig, hatte er vor, sich in seine „Datscha" zurückzuziehen, um einen Band über das „Russische im Berliner Jargon" zu schrei-ben. Doch seine Augen waren da schon zu schwach.

Harndt war ein gutherziger, fast zierlich wirkender dunkel-haariger Mann von mittelgroßer Statur, mit runden schwarzen Augen, die wachsam in die Welt schauten, aber auch ein strenger Chef, der sich für die Mitarbeiter wie eine französische Gouvernante verantwortlich fühlte. Für mich war er ein „Meilenstein", den ich nie vergessen werde. In der Klinik achtete er auf die Einhaltung einer strengen Etikette, und er war der Einzige, der immer arbeitete, sich fast asketisch ernährte und über eine derart energiegeladene Ausstrahlung verfügte, dass man in seiner Gegenwart immer das Gefühl hatte, viel zu wenig zu tun.

Ursprünglich wollte dieser bedeutende Zahnmediziner gar nicht Zahnarzt werden. Er erzählte, wie er 1920 als Neunzehnjähriger mit seinem Vater in der Berliner Universität ein Transparent sah, auf dem die Warnung stand: „Das Studium der Zahnmedizin hat nicht die geringsten Zukunftsaussichten." „Trotzdem", sagte sein Vater, „da gehst du hin, weil das das kürzeste Studium ist. Ein längeres können wir uns nicht leisten."

Ich dagegen wollte nach dem Abitur im sozialistischen Polen Journalist werden. „Dann wirst du der Partei beitreten müssen, und das kommt nicht in Frage", sagte meine Mutter. „Das ist doch gar nicht so schlimm, die Partei hat soziale Utopien und strebt nach Gleichheit für alle", sagte ich. „Gleichheit im Elend", erwiderte sie wütend und ich gab nach.

Als ich im Herbst 1960 in der Klinik zu arbeiten anfing, war das Gebäude gerade mit Mitteln der Ford Foundation im modernen Bungalowstil erbaut worden. Zwar hätte seine Architektur eher nach Kalifornien als zwischen die Reihenhäuser und Schrebergärten einer unscheinbaren Straße in Schmargendorf gepasst, doch gerade wegen dieser hypermodernen, lichtdurchfluteten Architektur gefiel mir das Gebäude sehr. Im gewissen Sinne war es ein kleiner Höhepunkt der Ästhetik der späten Fünfzigerjahre. Die neogotischen Kliniken des neunzehnten Jahrhunderts, in denen ich in Breslau studiert hatte, waren dagegen gewaltige Monumente der Vergangenheit, in deren Mauern und Gewölben noch der Geist der großen Autoritäten lebte und deren Wertschätzung uns prägte. Jetzt aber wollte ich die Vergangenheit abschütteln und nach vorne schauen. Das grazile, in Glas und Travertin glänzende Haus, vor dem ich an meinem ersten Arbeitstag mit Herzklopfen stand, hatte nichts Bedrückendes. Und obwohl ich es bereits kannte, war ich tief bewegt. Denn hier, hinter dem großzügig verglasten Eingang, verbarg sich nicht nur Neuland im beruflichen Sinn. Dieser Eingang schuf auch ein Gefühl, das mir aus ähnlichen Situationen bekannt war. Als Achtjähriger war ich wegen meiner jüdischen Abstammung bei den Pfadfindern, denen ich mit Begeisterung beitreten wollte, abgelehnt worden. Einige Tage zuvor hatte ich eine bewegende Erzählung Elisabeth Langgässers gelesen. Sie erzählt von einer Menschengruppe, die an ihrem Dorfeingang in idyllischer Landschaft ein Hinweisschild für die zu erwartenden Touristen anbringt. Die Leute sind heiter, das Wetter ist wunderbar, sie gehen fröhlich an die Arbeit. Es muss nur noch der geeignete Platz für die Hinweistafel gefunden werden, einer, der gut zu sehen ist und die Darstellung mit dem Gekreuzigten nicht behindert. Eine geeignete Stelle wird gefunden, sodass die Inschrift für die Vorbeifahrenden nicht zu übersehen ist. Schulkinder, die gerade nach Hause gehen, helfen bei der Befestigung. Gern reichen sie Hammer und Nägel. Bei den Vorbeifahrenden ist die Wirkung unterschiedlich, einige lachen, andere schütteln den Kopf, ohne etwas zu sagen, die Mehrzahl reagiert aber gleichgültig. Die Männer sind fertig, packen ihr Werkzeug zusammen, vor dem Weggehen blicken sie noch einmal auf die Hinweistafel, deren Inschrift lautet: „In diesem Kurort sind Juden unerwünscht."

Zwar kann ich mich hier auf den Klinikchef verlassen, aber wie werden mich die anderen Kollegen aufnehmen?, dachte ich voller Unruhe, zumal selbst Harndt mir gegenüber zugab, dass er im Umgang mit Juden befangen war. Doch im Laufe der Zeit entwickelte sich zwischen uns eine

Vertrautheit, die jahrzehntelang hielt, auch in den Zeiten, als Harndt Dekan und später Rektor der Freien Universität wurde und ich als niedergelassener Zahnarzt viel zu tun hatte. Jedes Jahr zu seinem Geburtstag am 22. Januar besuchte ich ihn in seiner Wohnung. Als Geschenk hatte ich immer das Buch dabei, das mich in den letzten Monaten am meisten beeindruckt hatte, und jedes Mal war ich gerührt, das Foto von unserem wenige Tage alten Sohn auf einer Kommode stehen zu sehen. Wir telefonierten oft, und es war für mich ein Vergnügen, sein Berlinerisch zu hören, eine Mundart, derer er sich gern unter Freunden bediente. Einige Monate nach seiner Wahl zum Rektor rief er mich an, um mir von seinen Schwierigkeiten in diesem Amt zu berichten. Es war die Zeit der studentischen Unruhen, und Harndt, der nicht gerade ein brillanter Taktiker war, geriet in seiner neuen Position zwischen verfeindete politische Fraktionen, mit denen er sich nicht auskannte. „Seit ich Magnifizenz bin, fressen mich die Hunde", klagte er. „Warum haben Sie dieses Amt angenommen?", fragte ich. „Ich wollte es nicht, Frieda hat mich dazu gedrängt." Frieda war seine ehrgeizige Frau, die ein aufmerksames Auge auf alles hatte. Auch in der Klinik. Vielleicht auch zu Recht. Denn eine Klinik ist ein kompliziertes, hierarchisches Gebilde, von eigener Dynamik und von großen Eitelkeiten beherrscht. Sie ist einer Insel im Ozean ähnlich, auf der Gestrandete mit ihren Leidenschaften umherirren. Nicht zufällig erfreuen sich Arztromane großer Beliebtheit, weil sie das Leben einer fast real existierenden Familie simulieren und in den persönlichen Spannungen ein verworrenes, explosives Tennessee-Williams-Beziehungsgeflecht entstehen lassen. Aus meiner Zeit dort erinnere ich mich an eine temperamentvolle Helferin, die das erotische Geschehen in der Klinik so lange dominierte, bis ein Oberarzt sich ihrer erbarmte, sie aus dem Betrieb wegheiratete und zu Hause unter Verschluss hielt.

Zum ersten Mal befand ich mich inmitten einer mittelständisch-konservativen Gruppe. Das fand ich ganz normal, weil Mediziner auf Bewährtes fixiert sind und Erprobtes anwenden. Doch wenn ich heute über diese Zeit nachdenke, kommt sie mir seltsam fremd vor. Ich sehe mich in eine Schachfigur verwandelt, die auf andersfarbigen Feldern als die anderen agiert. Wir gingen freundlich miteinander um, hatten jedoch kaum Berührung, ausgenommen die Chefsekretärin, ohne deren Hilfe ich die Kräftevektoren des Hauses nie hätte begreifen können; und einem Dozenten habe ich zu verdanken, dass er mich aus Freundschaft in die im Hause vorherrschende Lehrmeinung einwies, womit er mir gleich am Anfang ein Sicherheitspolster gab.

Mir war klar, dass die Tage des Krieges, an dem viele noch aktiv teilgenommen hatten, nicht allzu lang zurücklagen und dass erst eine neue, unbelastete Generation von Dozenten nachwachsen musste, um die Atmosphäre zu verändern. Auch habe ich begriffen, wie nahe Schuld und Unschuld beieinanderliegen, und dass das Land, der Klinik ähnlich, im Umbruch stand: dass die Alten sich nicht mehr wirklich ändern konnten und die Jüngeren sich auf der Suche nach einer neuen Identität befanden. Damals kamen nur selten junge Leute aus Osteuropa, und es war deutlich zu spüren, dass die älteren Kollegen mich neugierig, aber auch mit gemischten Gefühlen beobachteten, wie ein Freiwild von gestern, dass nun nicht mehr gejagt werden durfte. Seltsamerweise erzählten sie gerade mir einiges, das nach zaghaften Beichten klang, und hinter vorgehaltener Hand auch von früheren Funktionen anderer. Enthüllungen, die ich gar nicht hören wollte und die mich veranlassten, mich unter irgendeinem Vorwand aus dem Staube zu machen, denn mir war die Rolle des Opfers zuwider. Doch das gelang mir nicht immer. So erzählte mir einer der Professoren, dass er in einer SS-Panzerdivision gedient hatte. „Wir hatten mit der Zivilbevölkerung nichts zu tun, aber wenn wir zugeschlagen haben, dann blieb kein Stein auf dem anderen", sagte er in einem Ton, aus dem ich den kernigen Ruf „Kameraden!" herauszuhören glaubte. „Das glaube ich Ihnen aufs Wort", sagte ich. „Ich war im Warschauer Aufstand und habe selbst erlebt, mit welcher Gründlichkeit eine SS-Panzerdivision eine Stadt in einen Schutthaufen verwandelte." Die Zeit wer noch voller Misstrauen. Als ein junger Russe nach einem Unfall mit gebrochenem Kiefer in die Klinik gebracht wurde, hatte er so lange Angst, von deutschen Ärzten behandelt zu werden, bis ich ihn in seiner Sprache beruhigen konnte.

Manchmal haben uns Dozenten privat zu sich eingeladen. Doch nach den üppigen amerikanischen Abenden, in denen es heiter und ausgelassen zuging, staunten wir, wie förmlich und karg diese Treffen gestaltet waren. Es gab Salzstangen und ein Glas Wein, und auf den niedrigen, in eine Ecke des Wohnzimmers geklemmten Couchtischen standen Kerzen. In Ausnahmefällen wurde auch Nudelsalat mit Wurststreifen serviert.

Jeden Dienstag um elf Uhr traf sich das Lehrpersonal zu einer Besprechung. Harndt führte den Vorsitz, und wenn man „etwas auf dem Herzen hatte", musste man sich melden. Zu seiner Linken saß im überlangen weißen Kittel der Oberarzt, ein großgewachsener schwerhöriger Mann um die fünfzig mit einem blassen Gesicht. Mit eifrigem Kopfnicken stimmte er jedem Wort des Chefs zu und schrieb es akribisch in ein Heft. Einmal, als Harndt kurz vor Weihnachten sagte: „Meine Herren, ich bitte Sie, mir keine Weihnachtskarten zu senden", hatte er ihn nicht verstanden. Er stieß mich mit dem Ellenbogen an und fragte erregt: „Was hat der Chef gesagt?" „Er will keine Weihnachtskarten", gab ich zur Antwort und sah, wie er, flach wie ein Frosch auf dem Tisch liegend, „keine Weihnachtskarten" in sein Heft schrieb.

Alles in allem habe ich mich ziemlich schnell in der Klinikwelt zurechtgefunden und schon am ersten Tag mit einem jüngeren Kollegen angefreundet. Er war von zarter Statur, leichtfüßig, dunkelhaarig und hilfsbereit; ihm habe ich wesentliche Hinweise zur Orientierung in dieser hermetischen Welt zu verdanken. Seine Eltern waren Mitglieder der Bekennenden Kirche gewesen, einer Bewegung mutiger evangelischer Christen, die gegen die Gleichschaltung opponiert und auch aktiven Widerstand gegen die Judenverfolgung geleistet hatten. Mit ihm und seiner Familie entwickelte sich eine herzliche Freundschaft, die jahrzehntelang Bestand hatte. Auch später, als er eine leitende Position in der Klinik hatte, haben wir uns nicht aus den Augen verloren. Doch als er mich eines Tages zu seinem Geburtstag einlud, holte mich meine Vergangenheit ein. Sein Haus war mit auffallend kräftigen, in hohen Stiefeln militant auftretenden Gestalten gefüllt. Ich kannte niemanden; diese Gesellschaft, die mich an die Kriegszeit erinnerte, war mir unbehaglich. Ich war eingeschüchtert und wartete, in einem Sessel hinter der Eingangstür sitzend, ab, bis der Anstand es gestattete, mich zu verabschieden. Erst später erfuhr ich, dass es sich um einen Reiterverein gehandelt hatte, der in feierlicher Aufmachung vollzählig erschienen war, um meinem Freund, der dort eine leitende Funktion innehatte, seine Aufwartung zu machen.

II

Meine Hauptaufgabe in der Abteilung für Zahnerhaltung war es, Studenten vom ersten klinischen Semester bis zum Staatsexamen zu begleiten, ihre Arbeit am Patienten zu überwachen und sie im Umgang mit Instrumenten zu trainieren. Im US-Hospital hatte man diesen manuellen Perfektionismus fast bis zur Manie betrieben, regelrechte Wettbewerbe für die am besten gestaltete Kaufläche einer Füllung arrangiert und jede Woche eine neue Rangliste an die Informationstafel gehängt. Ich selbst hatte bei der Aufnahmeprüfung eine Büroklammer aus Draht biegen müssen.

Inzwischen war ich in der Klinik heimisch geworden und hatte zunehmend das Gefühl, dass auch die älteren Mitarbeiter einen ganz natürlichen Umgang mit mir hatten. „Das stimmt", bestätigte mir ein jüngerer Kollege, „aber das liegt nur an Ihnen." Doch darüber, wie meine persönliche Wirkung war, kann ich kaum etwas sagen, zumal ich mir darüber nie Gedanken gemacht habe.

Als Kind war ich pausbackig und rosig. Meine Lieblingsspeise war Brot mit Butter, und wie alle Kinder war ich besonders glücklich, wenn es Kartoffelpuffer gab. Seit dieser Zeit hat sich weder mein Gesichtsausdruck noch die Zuneigung zu dem Kleidungsstück verändert, das mir meine Amme Olenka vor Zeiten geschenkt hatte, einer ärmellosen Weste, und Brot mit Butter ist bis heute mein Leibgericht. Mit exotischen Speisen und raffinierten kulinarischen Kreationen kann ich nur wenig anfangen, und wenn ich eingeladen bin und rechtzeitig erfahre, dass die Gastgeberin malaiisch oder sibirisch kocht, gehe ich erst gar nicht hin. Ich bin nicht auffällig unproportioniert, weder eitel noch selbstverliebt, möchte aber nach dem Rasenmähen gelobt werden. Bei der Arbeit brauche ich oft Überwindung, wenn ich dann aber dabei bin, arbeite ich genau und ausdauernd.

Sobald ich etwas Geld habe, ist es mir gleichgültig, wenn ich aber knapp bei Kasse bin, werde ich unruhig. Ansonsten bin ich ängstlich, aber nicht feige, und wenn es darauf ankommt, stelle ich mich. Ich bin nicht nachtragend und die mir anvertrauten Geheimnisse vergesse ich sofort. Manchmal will ich sie dennoch Danka erzählen, kann mich aber meistens nicht mehr erinnern, worum es ging. Schließlich erfahre ich jedes Mal, dass sie über die Sache schon längst alles wusste. Ich besitze einen kostbaren Anzug, und den hat mir der ausgezeichnete italienische Meister Nello Caponetto geschneidert. Bei der Anprobe stand ich mit meinem Schachpartner Otto Schily, damals Bundesinnenminister, in Caponettos Hotelzimmer in Unterhosen, während die Bodyguards in der Hotelhalle Karten spielten.

Müsste ich einen Roman schreiben, wäre ich vollkommen ratlos, weil ich mir nie eine Fiktion ausdenken könnte. Zumal die großen Romane bereits geschrieben sind und nach der Bemerkung Flauberts „Madame Bovary – das bin ich", auch die feministische Literatur von ihm bereits vorweggenommen worden ist. Und Günter Grass erzählte einmal, dass er im *Butt* einer bürgerlichen Frau ein uneheliches Kind andichten wollte, die Betroffene aber sich so vehement dagegen zur Wehr setzte, dass er das Vorhaben aufgeben musste, weil die Person unglaubwürdig geworden wäre. Auch da wäre ich vollkommen ratlos.

Positionen und Ämter haben mich nie interessiert, ich war gern in der zweiten Reihe, im Schatten der Telegrafenmasten sozusagen, weil ich von diesem Platz aus das leise Summen besser hören und über die Sache, für die ich mich verantwortlich fühlte, ruhig und ohne Hektik nachdenken konnte. Im Nachhinein ist mir bewusst, dass ich nicht ohne Einfluss gewesen bin, es war mir aber jedes Mal unangenehm, wenn man darüber sprach.

Dann kam der Tag, an dem ich in Berlin noch heimischer wurde, ein Tag an dem ich gelernt habe, die deutschen Behörden nicht mehr zu fürchten. Man hatte mich aufgefordert, den theoretischen Teil meines Führerscheins, den ich noch in Polen gemacht hatte, wegen einiger abweichender Verkehrszeichen zu wiederholen. So saß ich in der Moabiter Franklinstraße und wartete gespannt auf die Fragen, während der Prüfer in meinen Unterlagen blätterte. „Sie sind Zahnarzt", sagte er schließlich, „und arbeiten in der Zahnklinik. Schauen Sie hier." Dabei machte er den Mund weit auf und tippte auf einen Zahn. „Kann man da was machen?" „Natürlich, wenn Sie übermorgen in die Klinik kommen, bring ich das in Ordnung", sagte ich. Der Mann stand auf und reichte mir die Hand. „Das ist eine gute Nachricht, herzlichen Glückwunsch, Herr Doktor", sagte er. Die Prüfung war bestanden, und ich war beruhigt, dass auch in Deutschland nicht alles so formell abläuft, wie ich es befürchtet hatte, weil ich doch aus einem Land komme, das eine alte Bestechungstradition hat. Ohne diese hätte ich es nicht verlassen können. Schon mein Großvater machte mich darauf aufmerksam, dass der Steuerbeamte, wenn er ins Haus zur Prüfung kommt, eine geöffnete Aktentasche auf den Tisch legt, damit der Geprüfte nicht in Verlegenheit kommt, wo er mit der Zuwendung hin soll. Eine Hand wäscht die andere, vorausgesetzt, dass alles in natürlichen Grenzen bleibt und die Menschen mit bescheidenen Gaben glücklich sind. In diesem Sinne ging ich gern in die Klinikmensa zum Essen, wo ich an den einfachsten Speisen Vergnügen fand. Ich genoss zur Verwunderung anderer den Reis mit Äpfeln und die „verzauberten Schrippen", wie Bouletten wegen ihres geringen Fleischgehaltes genannt wurden. Auch das Lehrpersonal und die Studenten speisten zur selben Zeit dort. In dem großen hellen Raum, der in der obersten Etage des Gebäudes lag, von dem man einen weiten Blick über die Gegend hatte, ging es heiter und laut zu. Hier hatte sich der schwergewichtige Hausmeister Lachmann während einer Weihnachtsfeier mit einem Sektkorken fast das Leben genommen. Nachdem der Korken ihm gegen die Schläfe geknallt war, mussten wir ein ganzes Arsenal von Notmaßnahmen mobilisieren, um ihn aus der tiefen Ohnmacht herauszuholen.

Damals behandelte ich den bekannten Filmregisseur Wolfgang Staudte. Eines Tages meinte er, ich sei für eine Filmepisode, die im Krankenhaus spielt, genau der Richtige. Einen halben Tag lang musste ich mich immer wieder an Elke Sommer, die mit entblößten Oberschenkeln in einem weiten, kurzen Rock den Fußboden auf dem Korridor scheuerte, vorbeidrängen und „Mahlzeit" sagen. Für die Premiere im „Gloriapalast" am Kurfürstendamm schenkte der Regisseur mir zwanzig Karten. Ich ging mit allen meinen Freunden hin. Wir warteten gespannt auf meinen Auftritt, dann war der Film zu Ende, und ich kam nicht vor. Man hatte mich herausgeschnitten. Doch nicht ganz. In einer Szene, die eine Chefarzt-Visite schildert, bin ich für den Bruchteil einer Sekunde in der zweiten Reihe unter Vielen zu sehen. Nur der Chefarzt, der eine Glastür mit ausladender Geste öffnet, ist deutlich zu erkennen: Es ist der dicke Hausmeister Lachmann, der wie eine hochvertrauenswürdige Autorität aussieht, der ergebene Mitarbeiter folgen.

Die Klinik lag verkehrsgünstig zwischen den U-Bahnhöfen Heidelberger und Rüdesheimer Platz, ganz nah am S-Bahnhof Schmargendorf. Noch waren mit nur dreißig Pfennigen die Fahrscheinpreise moderat. Fast alle Mitarbeiter und Patienten kamen mit öffentlichen Verkehrsmitteln, weil damals kaum jemand ein Auto besaß. Ich erinnere mich, wie Harndt mit einer Patientin einen Termin für eine kleine Operation vereinbarte. Da es fast selbstverständlich war, dass sie mit der S- oder U-Bahn kommen würde, fragte er, wo sie wohne, um ihr nützliche Hinweise zu geben. „In Spandau", sagte sie. „Dann", sagte Harndt, „wäre es am besten, die S-Bahn zu nehmen", doch sie unterbrach ihn und erklärte, sie würde mit ihrem „Daf" kommen. Harndt wusste nicht, dass DAF eine Automarke ist und meinte, dass sie nach der Operation etwas Ruhe brauche und deswegen solle sie den Hund lieber zu Hause lassen.

Das Leben war damals einfach, um nicht zu sagen bescheiden. Rudi Hacke, der die Ausbildung der vorklinischen Semester leitete, versteckte sein Auto in Seitenstraßen, um nicht in Verdacht zu geraten, ein Krösus zu sein. In seiner Abteilung übten die Studenten einige Semester lang an Phantomköpfen, bevor man sie auf die Menschheit losließ. Die Phantomköpfe waren Metallgestelle mit übergestülpten Gummigesichtern, Mundöffnungen mit eingebauten Gebissen und beweglichen Unterkiefern, die echte Verhältnisse simulierten. Trotzdem bohrten die Ungeschickten auch mal durch die Gummibacken oder zogen, wenn keiner zuschaute, den Gummi ab und machten es sich leichter. Eines Tages kam eine Gruppe japanischer Professoren mit dem Rektor der Tokioter Universität an der Spitze, um die Klinik zu besichtigen. Sie waren von vielem begeistert, besonders die Phantomköpfe hatten es ihnen angetan, und wir schenkten ihnen einen. Harndt war von diesem Besuch sehr bewegt. Er fühlte sich verpflichtet, ihnen etwas Besonderes in Berlin zu zeigen, und bat mich, die Gruppe auszuführen. „Geh heute Abend mit den ‚Eumels' aus", sagte er in seinem Berlinerisch, und am nächsten Tag wollte er wissen, wie es war. „Wir waren im ‚St. Pauli'", sagte ich. „Was? Bist du verrückt geworden? In diesen Puff hast du sie geführt?", schrie er mich an. „Aber Herr Professor, die Japaner waren so begeistert, dass sie, um besser sehen zu können, auf die Stühle gestiegen sind", versuchte ich mich zu wehren. „Hoffentlich wird es kein peinliches Nachspiel geben", sagte Harndt. Er hatte recht, es gab eins, aber ein anderes, als er befürchtete. Zwei Jahre später wurden uns exakt nachempfundene Phantomköpfe für den halben Preis aus Japan angeboten.

Vor den Herbstferien, es war mein viertes Jahr in der Klinik, fuhr ich mit einigen Mitarbeitern nach Köln, um auf einem internationalen Kongress Vorträge zu halten. „Berlin", sagte Harndt, „muss mit der stärksten Mannschaft auftreten." Zum Abschluss des Kongresses gab die dortige Zahnärztekammer an einem wunderbar warmen Abend auf dem Kongressgelände ein Abschiedsfest. Ein Orchester spielte, und in der Mitte des Geländes tanzte bunt beleuchtetes Wasser eines Springbrunnens zum Takt. Es war wie im Berliner Nachtschuppen „Resi" in der Hasenheide wo um Mitternacht Dutzende Fontänen eines bunten Wasserballetts die Gäste an ihren zum Anbändeln nummerierten, mit Telefonen und Rohrpoststellen ausgestatteten Tischen unterhielten. Nur viel bescheidener. Mit verklärtem Blick kam der Vorsitzende der Kölner Zahnärztekammer auf uns zu und sagte: „Ist das nicht wunderschön, Herr Professor?" Harndt sah ihn belustigt an und meinte: „Was? Das da? So etwas haben wir in Berlin im Saal!"

Doch die Zeit verklärt vieles. Als ich vor einigen Jahren mit meiner Frau in Ostpolen zu ihrem Geburtsstädtchen unterwegs war, das sie Jahrzehnte nicht mehr gesehen hatte, erzählte sie mir von dem Berg, auf dem die Kirche stand, von dem sie als Kind auf einem Schlitten wie in einer Todesspirale hinuntergebraust sei. Doch die Kirche und den Berg mussten wir lange suchen. Wir fanden nur einen kleinen Hügel, den die kindliche Erinnerung zu einem Berg veredelt hatte, und Danka stand ratlos davor, wie ein kleines Mädchen, das seinen Schlitten verloren hatte.

Heute geht es mir ähnlich, wenn ich die Klinik besuche. Nach fünfzig Jahren wirkt das großzügige Gebäude kleiner als damals, aber auch wie ein alt gewordener, sehr gepflegter Mensch, der würdevoll mit seiner Lebenszeit umging. Zum Glück altert eine gute Architektur nicht wirklich, nur der Zeitgeist ist es und die Empfindungen für Dimensionen, die eine Veränderung suggerieren. Damals jedenfalls war die Klinik ein kleines Universum, und ich war glücklich, dort zu sein.

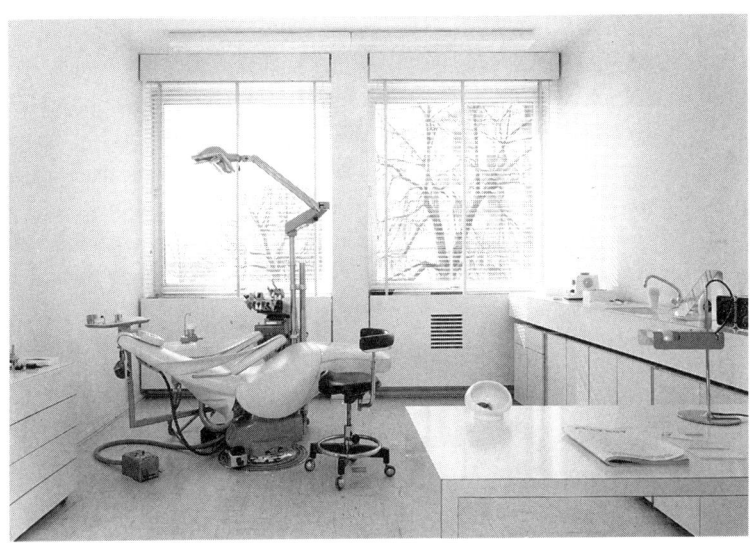

Praxisraum Mitte der 1960er-Jahre

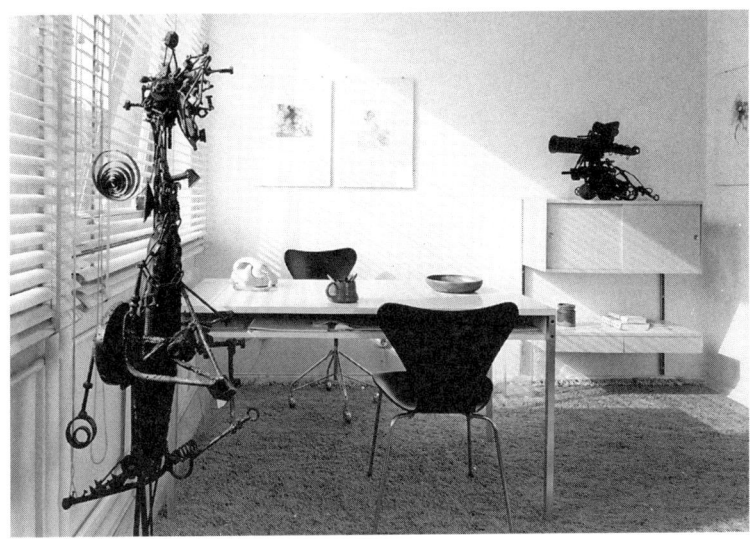

Skulpturen und Zeichnungen von Heinz Otterson im Besprechungsraum der Praxis

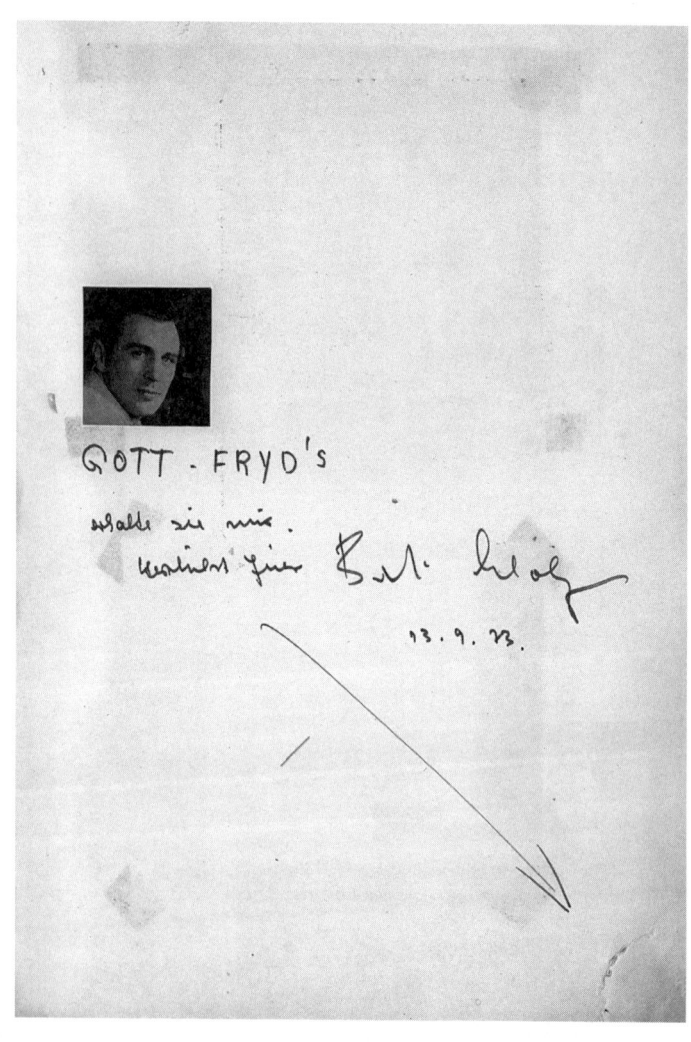

GOTT - FRYD'S

erhalte sie mir.
meinen zieu Bubi Scholz

13. 9. 73.

Boxlegende Bubi Scholz hat sich 1973 im Praxisgästebuch verewigt

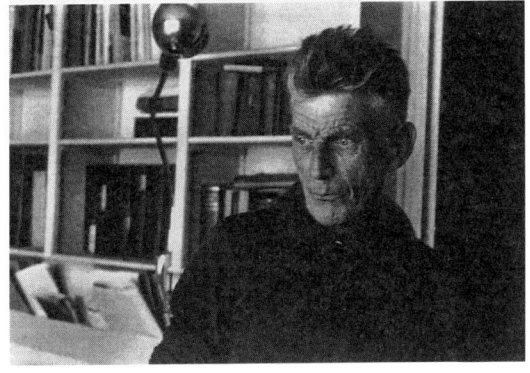

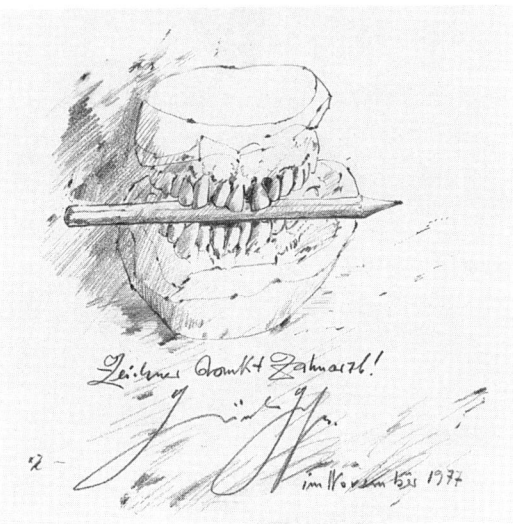

Einträge der Literaturnobelpreisträger Samuel Beckett,
1978 (oben), und Günter Grass, 1977 (unten)

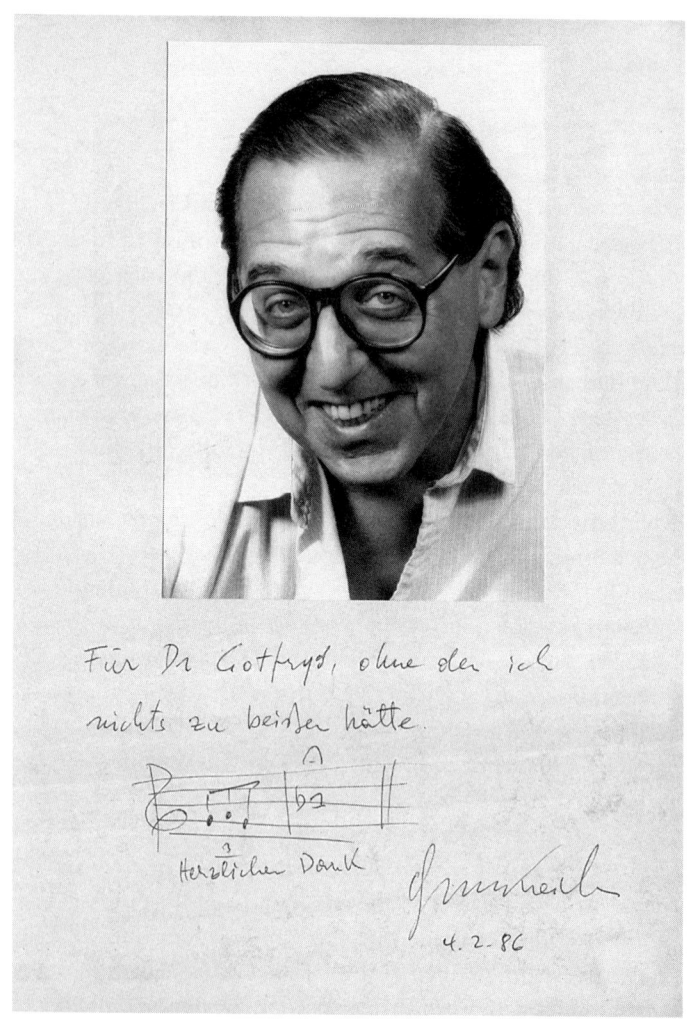

Auch der österreichische Dichter, Komponist und Sänger Georg Kreisler
war Patient

Am Kurfürstendamm

I

Noch herrschte der Pioniergeist der Nachkriegszeit. Mit dem Neuanfang die Vergangenheit zu verdrängen, das war die Parole der Zeit. Die Hausbesitzer erhielten von der Stadt Subventionen, damit sie den dekorativen Stuck der Fassaden entfernten. Die Einrichtungswelle war gerade vorbei. Die Barbarei des Vergessens tobte. Feiern und Reisen waren angesagt. Der Kurfürstendamm, die Prachtstraße des gutbürgerlichen Publikums, war unsere Anlaufstelle. Hier, zwischen Halensee und der Gedächtniskirche, verbrachten wir viele Stunden, um in die übervollen Schaufenster zu schauen. Noch immer waren es Blicke der „Newcomer", von den glitzernden Wirtschaftswunderauslagen und den strahlend geputzten Scheiben geblendet. Dieses Bild habe ich so verinnerlicht, dass ich im Laufe der Jahre eine Obsession entwickelt habe, immer wieder zu kontrollieren, welche Geschäfte noch vorhanden und welche der Zeit zum Opfer gefallen sind. Das Verschwinden einiger dieser Läden habe ich wie eine persönliche Niederlage empfunden.

Vor allem aber zogen mich die vielen Kinos dort an. Wunderbare Lichttheater, von denen heute kaum noch eines da ist. Damals, auf halber Höhe des Ku'damms, lag die „Bonbonniere", in der man „gut beisammen" sein und sicherheitshalber am Rand einen Platz haben musste, um in dem aufs Unheimliche spezialisierten Kino die Nerven nicht zu verlieren. Aber auch diese Prophylaxe half nicht immer. Ich erinnere mich besonders an einen Tag, als ich in der letzten Reihe unmittelbar neben der Eingangstür saß und mit stockendem Atem den Horrorkrimi *Die Treppe* verfolgte.

Denn gerade als die zarte blonde Hauptdarstellerin mit brennender Kerze im bodenlangen Nachtgewand die ominöse, dunkle Kellertreppe hinuntersteigt, wo sie doch Unheilvolles erwartet, klingelte neben meinem Ohr schrill das Wandtelefon der Platzanweiserin, und vor Schreck wäre ich fast selbst das Opfer des Unheils geworden.

Gegenüber der „Bonbonniere", nahe dem Olivaer Platz, neben dem traditionellen, von britischer Qualität und Zurückhaltung strotzenden Konfektionsgeschäft „Sabo & Sabo", lag hinter einem tunnelartigen Eingang das auf Revolverhelden spezialisierte „Berlin", in dem mit der Vorführstunde auch die Härte der Darbietungen zunahm. Gegen Mitternacht, nach einem Abstecher in die „Rififi"-Bar, einem Abendessen bei „Heinz Holl" in der Damaschkestraße oder zwischen den Kinos „Studio" und „Capitol" in Mendelsohns „Universum" bei „Ricci", trafen die erfolgreichen Wirtschaftskapitäne mit ihrer jungen Begleitung dort ein, um sich mit dem schnellen Spiel der Fäuste von Eddie Constantine wie mit einem Aphrodisiakum für den Rest der Nacht aufzubauen. Danach folgten in Richtung Gedächtniskirche die großen Vorführkinos und das snobistische „Maison de France" mit französischer Buchhandlung nebst einem Bistro im Parterre und einem noblen Restaurant in der oberen Etage, zu dem anfangs nur Franzosen und ihre alliierten Freunde Zutritt hatten.

Etwas versteckt hinter der Joachimsthaler Straße, schräg gegenüber dem Bahnhof Zoo, trafen sich die Gruselfans im „Olympia", dessen Saal nur über eine unendlich lange, einer Leiter ähnliche Treppe zu erreichen war. Schon auf dieser steilen, düsteren Stiege konnte man sich auf das zu Erwartende einstimmen und die erste Gänsehaut bekommen. Noch heute erinnere ich mich an den morbiden Gruselfilm *Die Mühle der versteinerten Frauen*, in dem junge Frauen ermordet, mit Wachs überzogen und als tanzende Figuren einer lebensgroßen Uhr auf dem Mühlendach in seltsamen Posen installiert werden. Dann brennt die Mühle ab. Langsam, in langen Fäden, schmilzt und tropft das Wachs herab und offenbart Grässliches. Vor allem jedoch begeisterte mich die Qualität der riesigen, auf Holzplatten gemalten Reklametafeln, die dramatisch den Höhepunkt des Films vorwegnahmen. Wenn ein neuer Film angekündigt wurde, stand ich manchmal schon ganz früh vor dem Kino – meistens war es die „Filmbühne Wien" – und schaute den Malern zu. Es faszinierte mich zu sehen, wie sie vom Gerüst aus mit nur einem Eintauchen des Pinsels in den Farbeimer und einem gewaltigen Strich eine verführerische, zwei Meter breite Oberlippe Gina Lollobrigidas hinzauberten. Diese Genies des Alltags und Michelangelos der angewandten Kunst habe ich uneingeschränkt bewundert.

Der Blick vom Kurfürstendamm in die Budapester Straße und zum Zoo-Eingang war damals noch nicht verbaut. Hier ragte nur einsam die Ruine der Kaiser-Wilhelm-Gedächtniskirche als Kriegsmemento in den Himmel, und daneben stand ein zirkusähnliches Zelt, in dem „Catcher" vor brüllendem Publikum auftraten. Dahinter lag das Bikinihaus, eines der ersten modernen Gebäude der Nachkriegszeit in der westlichen City, aus dem die Leichtigkeit des Neuanfangs strahlte. Man ging hin, um zu schauen und stolz zu sein.

Auch eine Straße muss Glück haben. Doch der Budapester Straße erging es, wie es der Liebe in einem Schlager ergeht. Sie ist der Senatsmanie der Siebzigerjahre, überall in Berlin Verkehrstunnel anzulegen, zum Opfer gefallen. Seitdem ähnelte sie jahrelang eher einer Andenken-Passage mit dem Billigangebot eines orientalischen Basars als der Citystraße einer Metropole. In den Neunzigern, als der Tunnel wieder zugeschüttet wurde, war sie bereits derart verkommen, dass man nur mit Höchstgeschwindigkeit an ihr vorbeiraste, um nicht hinschauen zu müssen. So gesehen, hätte man sich das Geld für die Beseitigung des Tunnels auch sparen können. Doch heute ist die Budapester Straße wieder eine Schönheit geworden.

Damals, in den Sechzigerjahren, kleideten sich die Leute immer besser, und zunehmend wurde auch die deutsche Mode international beachtet. Damen, die auf sich hielten, kauften bei „Horn" und „Nina Nolte", die Jüngeren bei „Modelinchen" ein. Das klassische britische Angebot für Herren gab es bei „Dietel", Uhren und Schmuck bei „Hülse" und „Heinz Wipperfeld", alle am Kurfürstendamm. Und das Einrichtungshaus „Döhler" mit der gesellschaftlich angesagten Frau Katia kreierte für die gutbürgerlichen Kreise den „Döhler-Wohnstil": große Sofas, von kostbar geschmückten Beistelltischen flankiert, auf denen Lampen wie Geierhälse in die Höhe ragten; davor Couchtische aus Rauch-Panzerglas, verchromt oder mit Blattgold überzogen, breite Sessel mit Kordeln und Posamenten dazu, die auf dekorativen Teppichen standen. Bald eröffnete auch die Firma „Modus" ihr Geschäft mit einem hypermodernen Angebot. Sie präsentierte die Klassiker der Zwanziger- und Dreißigerjahre, italienisches Design, Miller-Kollektion, Hervorragendes vom Chefdesigner der Firma Braun, Dieter Rams, und Entwürfe der Hochschule für Gestaltung in Ulm.

In dieser schillernden Nachkriegszeit lebten auch wir über unsere Verhältnisse. Als Danka einmal ins Krankenhaus musste, beeilte sich der Professor mit dem Operieren, weil er jede freie Minute neben ihr sitzen wollte. Und mir war klar, dass es nicht nur das Wesen und die Anmut meiner Frau waren, die ihn anzogen. Es war auch die sündhaft teure französische Nachtwäsche, die ihm den Verstand raubte. Wir kauften Möbel und Gegenstände, die wir uns gar nicht leisten konnten – in Luxusläden, die wir später nicht mehr betraten.

Oft waren wir in „Swinging London", der aufregendsten Stadt dieser Zeit. Sie war der Magnet, der die jungen Leute lockte. Vor allem „Biba" war die Kultboutique der Sechzigerjahre. Mit einer Atmosphäre und einem Angebot, in dem zwischen schrankhohen, im Neonlicht changierenden Schallplattenwechslern die jungen Frauen wie auf einem Trip die

Besinnung verloren. Auch ich war gern dort, um zu schauen. Eines Tages, als wir mit dem Auto durch die DDR unterwegs waren, wurden wir bei der Grenzkontrolle auf einen Seitenplatz gewiesen. Wir hätten einen Wertgegenstand nicht angegeben, warfen uns die Vopos vor. Sie zeigten auf den angeblich sündhaft teuren Ozelot-Pelzmantel von Danka. Er hatte einen Schnitt wie die Pelze der Don-Kosaken-Atamanen. Er war aber von „Biba" und aus Plüsch. „Wir müssen immer auf der Hut sein", erklärte der Polizist. „Hier wimmelt es von Westspionen." Die Deutschen sind doch ein Volk, sie könnten sich versöhnen", sagte ich. „Wir sind doch nicht schuld, wir sind für den Frieden", erwiderte er, und wir durften weiter.

Als wir uns nach einigen Jahren von einigen hypermodernen Gegenständen trennten, weil wir uns in einer Mischung aus Trödel, Kunst und Klassik eingerichtet hatten, wurden sie bereitwillig von meiner Mutter übernommen, weil sie das Neue liebte und die Nachbarn gern staunen ließ. „Sie leben modern", sagte ein junger Architekt, der sie besuchte. „Und Sie haben moderne Bilder", fügte er hinzu. So etwas genoss sie.

Seltsamerweise waren es Max Factor und Helena Rubinstein, die zur selben Zeit den Geschmack der wohlhabenden Mittelstandskreise beherrschten. Eine adrette, wie aus dem Ei gepellte und vom Reinlichkeitszauber verklärte makellose Schönheit war das Frauenidol der Zeit. Sie musste ein wunderbar gestaltetes Bildwerk, eine Statue und Skulptur sein, aber auch Ehefrau und Mutter, und schließlich für erfolgreiche Männer ein Statussymbol und ein beneidenswertes Accessoire, nie in Eile und ohne eine Spur von Mühe. Auch die Schauspielerinnen dieser Zeit waren noch solche in ihren braven Kleidern statuarisch abgepackte und überschminkte, kleinbürgerliche Modelle. In einigen anderen Ländern war es schon anders. Im französischen Film bewegten sich Françoise Arnoul oder Brigitte Bardot schon ganz natürlich und aufreizend, und noch südlicher waren sie fast mit Dynamit geladen. Daher kein Wunder, dass Romy Schneider ihre große internationale Karriere von Frankreich aus starten musste.

Aber auch Berlin war wie mit Dynamit geladen. Mit akustischem Terror kreisten DDR-Flugzeuge über der Stadt, und es gab Tage, an denen sie fast unaufhörlich die Schallmauer durchbrachen. Viele waren besorgt, einige verließen die Stadt für immer. Doch wir haben hier Fuß gefasst, neue Freunde gewonnen, Westberlin Meter für Meter zu Fuß erwandert und waren von vielem begeistert. Wir waren entschlossen, komme was wolle, hier zu bleiben. Mit der Hoffnung, dass es nicht so schlimm werden würde wie befürchtet. Insbesondere das für die Internationale Bauausstellung „Interbau" 1957 errichtete neue Hansaviertel, ein großartiges urbanes Experiment, an dem bedeutende Architekten aus aller Welt teilgenommen hatten, hatte es uns angetan, und wir träumten, vielleicht eines Tages in einem dieser mitten in einer Parklandschaft verstreuten Häuser wohnen zu dürfen.

Noch kamen die Leute mit der U- und S-Bahn ungehindert aus Ostberlin in den Westen. Ich erlebte es an den Tagen, an denen ich Onkel Leo in seinen übervollen Grenzgeschäften in der Badstraße besuchte. Doch am 13. August 1961 standen wir ganz vorn am Brandenburger Tor, immer noch in der Hoffnung, dass die unbeholfene Geschäftigkeit der Volkspolizei wieder einmal nur ein Propagandaspektakel sei. Denn von Verständigungs- und echten Brücken, um die beiden Stadtteile in Freiheit zu verbinden, war fast immer die Rede, von einem kaum vorstellbaren Mauerrequisit aus einer vorzeitlichen Vergangenheit dagegen nie. Doch diesmal war es ernst gewesen, und für Onkel Leo wurde es zu einem existenziellen Desaster. Denn alle seine Geschäfte lagen an den S- und U-Bahnhöfen. Ihr Angebot war auf ostdeutsche Kundschaft ausgerichtet, und er musste nach dem Mauerbau wieder einmal von vorn anfangen. Das meisterte er wie immer bravourös, und ich bedaure es sehr, dass er die Wende nicht mehr erlebte. Achtundzwanzig Mauerjahre hatte er geduldig gewartet und wie wir alle auf ein Wunder gehofft. Aber den Fall der Mauer verpasste er um wenige Monate.

Damals, als die Halbstadt wie eine belagerte mittelalterliche Burg, aber auch wie ein kostbar gerahmtes Bild wirkte, lebten auch wir in dieser Enge in ganz besonderen Verhältnissen. Wir wanderten von einem Viertel zum anderen, in jedem hatten wir unsere Stützpunkte und kannten alle und jeden. Denn Westberlin war in fast intimer Weise überschaubar und die einzelnen Stadtbezirke hatten deutlichere Profile als heutzutage.

In dieser Zeit begannen wir, Kunstgalerien zu besuchen. Wir waren dabei, als Joseph Beuys in René Blocks Galeriegärtchen Kartoffeln pflanzte und den Bürgersteig fegte. In der „Galerie Bassenge" lernte ich Heinz Otterson kennen, der mir zum wichtigsten Freund wurde. Er war Maler, Bildhauer, Dichter, Filmemacher, Sprachgenie und in der Stadt als „Schrottpoet" bekannt, der aus Weggeworfenem neue poetische Welten schmiedete. Er ahnte schon damals, dass unsere saubere und perfektionierte Welt wieder Sehnsucht nach all dem Entsorgten haben würde und brachte es, wie erfüllte Träume, in veränderter Form in unser Leben zurück. Mindestens zwei halbe Tage in der Woche vagabundierten wir zwischen Ausstellungsräumen, Kohlenhandlungen und Schrottplätzen umher und streiften ziellos durch die Stadt. Manche dachten, wir seien schwul, doch im Grunde genommen haben wir bis zur Erschöpfung über Gott und die Welt, vor allem aber über die Kunst geredet.

Damals haben wir eine Art Rettungsschirm – sozusagen einen „Hilfskrückenkatalog" – entworfen. Er bestand aus Ausdrücken, die man in Verlegenheitssituationen etwa mit dem Aufschrei „Darauf wäre ich nie gekommen" oder „wunderbar" einsetzen konnte, um den Hals aus der Schlinge zu ziehen. Es handelte sich um überschwängliche, nicht mehr überbietbare Superlative, die einen Schlussstrich unter eine

Unterhaltung zogen. Unser „Hilfskrückenkatalog" war auch hilfreich, um die Folter des Zuhörens bei der ersten Behandlungssitzung zu überstehen. Es sind die Minuten, in denen der Patient in aller Ausführlichkeit über das, was der Zahnarzt beim ersten Reinschauen längst gesehen hat, zu berichten beginnt – oft garniert mit Nebensächlichem, einschließlich Adressen und Namen der vorher konsultierten Zahnärzte und Meinungen der Familienmitglieder zu dem, wie die Behandlung eigentlich hätte aussehen müssen. In der Monotonie dieses Ablaufs, in dem man müde Schläfen bekommt, droht die Gefahr, dass man den Faden vollkommen verliert. Doch dann half der „Katalog". Wenn sich der Patient, plötzlich von Emotionen ergriffen, an mich wandte und erregt fragte „Und was sagen Sie dazu?", erwiderte ich mit teilnahmsvoller Betonung: „Nein!" oder „Ist das wahr?", und die Sache war wieder im Lot.

Der Charlottenburger Kiez war die Welt von Heinz Otterson. Die Haubachstraße, in der er wohnte, wurde mit der Zeit auch für mich ein kleines Stück Großstadtheimat. Ähnlich wie in meinem Städtchen waren auch hier die Grenzen verwischt und Heinz konnte sich wie ein Schwamm ausbreiten. Im Laufe der Jahre hatte er in drei nebeneinanderliegenden Mietshäusern elf Räume gemietet, einen Laden dazu und in der Mitte des Hofes ein freistehendes, eingeschossiges Haus, in dem sich seine Schmiede befand. Bis heute bin ich mir nicht ganz sicher, ob er selbst genau wusste, wo was in den Räumen lag. Doch seine Frau Renate wusste es ganz bestimmt. Sie dominierte das Anwesen und auch uns. Manchmal haben wir die Zeit vertrödelt; dann musste ich Heinz wegen des zu erwartenden Donnerwetters nach Hause begleiten, und es war nicht immer einfach, Renate zu beschwichtigen. Sie war streng mit uns, und wenn sie schlechte Laune hatte, konnte sie auch sehr abweisend sein. Als wir uns einmal in der Zeit hoffnungslos verschätzt hatten und ich ihr, um sie milder zu stimmen, eine teure Bonbonniere mit den Worten „Renat-

chen, heute habe ich dir etwas ganz Besonderes mitgebracht"
überreichte, nahm sie den Kasten mit der Bemerkung „Hoffentlich kein Nougat" entgegen.

Von Heinz Otterson habe ich gelernt, dass Gutes nur von
der Anerkennung des Geleisteten kommt, weil Menschen, die
Neues gestalten, darauf angewiesen sind. Ich erinnere mich,
wie begeistert ich von einer seiner neuen Skulpturen war,
und äußerte es überschwänglich. Worauf Heinz die Arme
hob und wie ein Lied die Worte „loben, loben" anstimmte.

Wie Sancho Pansa im Dienste des Ritters zog ich hinter
Heinz Otterson durch die Stadt. Ich glaube, es war der unvergessliche Museumsdirektor Eberhard Roters, der sagte:
„Heinz Otterson war ein Künstler wie Eulenspiegel ein Phi-
losoph war." „Fürwahr!", würde Heinz bestätigen, denn er
war ein Schelm. Als wir auf der Freien Berliner Kunstaus-
stellung, die jedes Jahr in den Messehallen am Funkturm
stattfand, vor einer abstrakten Stahlskulptur Volkmar Haases
standen, fragte uns eine Ausstellungsbesucherin: „Was soll
das sein?" Worauf Heinz erwiderte: „Ein Haase." Die Frau
schaute noch einmal hin und meinte: „Wenn sie es so sagen,
dann sehe ich es jetzt auch."

II

Nach vier Jahren Klinik war es soweit, dass ich mich entscheiden musste, wie es mit mir weitergehen sollte. Wir waren
mit den Promotionen fertig und Harndt gab mir zu verstehen, dass er mein weiteres Verbleiben an der Universität gut
finden und meine Habilitation unterstützen würde. Ich war
stolz, dass ich einiges publiziert hatte, von Otto Warburg, dem
legendären Nobelpreisträger, damals Leiter des Max-Planck-
Instituts für Zellphysiologie, im Zusammenhang mit meiner
Dissertation empfangen worden war, und dass der Leiter des
Instituts für Pharmakologie Interesse an einer Zusammenar-

beit signalisierte. Da ich auch gern Studenten unterrichtete und mich für ein bestimmtes biochemisches Gebiet in der Zahnmedizin interessierte, dachte ich in der Tat an einen Verbleib an der Universität und an eine wissenschaftliche Karriere. Doch nachdem Danka, die noch im US-Hospital tätig war, vom Chef des Hospitals, Colonel Thompson, darauf hingewiesen wurde, dass Familienangehörige der Streitkräfte und sonstige US-Bürger, die bislang unentgeltlich behandelt worden waren, bald nicht mehr in der Dental-Klinik aufgenommen werden, überschlugen sich die Ereignisse. Thompson empfahl Danka, dass wir uns sofort selbstständig machen sollten. „Euch kennen sie, und sie werden auch zu euch als Patienten kommen", sagte er.

So kam es auch. Zunächst behandelten wir US-Militärangehörige und US-Bürger, dann erweiterte sich der Patientenkreis um Deutsche und um die Angehörigen der Fluglinie Pan American, und im Laufe der Zeit kamen mehr und mehr Künstler hinzu. Warum sich das so entwickelte, kann ich nur vermuten. Jedenfalls fiel mir die Bemerkung meiner Mutter ein, dass jeder Arzt die Patienten bekomme, die er verdiene. Ich bin mir allerdings nicht sicher, ob dies ein Kompliment war. Auf jeden Fall, so denke ich, war ich für diesen Beruf prädisponiert. Zumal das Schicksal mich entsprechend geprägt hatte.

Ein unterer Schneidezahn fehlte mir, was immerfort für Gesprächsstoff mit den Patienten sorgte. Dieses Erkennungszeichen hatte ich mir im bereits befreiten Polen im Südosten des Landes zugezogen, in der allerkatholischsten Stadt Lublin, wohin mich im Januar 1945 die Suche nach meinen Eltern verschlagen hatte. Einige Monate lang verkaufte ich dort auf dem Marktplatz Zigaretten und Feuerzeug-Zündsteine, um meinen Lebensunterhalt zu verdienen. Mir gegenüber, von Weidenkörben mit verschiedenen Brotsorten umgeben, stand ein Zigeunermädchen. Sie hatte glühende schwarze Augen, ich schaute gern zu ihr hin. Sie lächelte mich öfter an und eines Tages habe ich sie ins Kino eingeladen. Damals liefen die alten Vorkriegsfilme, die ich so spannend fand, dass ich fast jeden Abend ins Kino ging. Die meisten Filme waren in so schlechtem Zustand, dass es in der Regel drei längere Pausen gab, um die Rolle zu wechseln oder gerissene Streifen zu flicken. Dennoch habe ich mir einige so oft angeschaut, dass ich die Dialoge auswendig wusste. Ich liebte die Verwechslungskomödien und war glücklich, wenn der Chauffeur der bildschönen Millionärstochter, die natürlich in ihn schon heimlich verliebt war, sich zwar als verarmter, aber aus einer bedeutenden Familie stammender Graf entpuppte. Auch Horrorfilme waren große Mode. Danach habe ich nachts die Decke weit über den Kopf gezogen und achtete darauf, dass auch die Füße unter der Decke blieben. Ich fürchtete, dass mich der unheimliche Professor, der sich bereits in seinem zweiten Leben befand, aus dem Bett in sein Grab ziehen würde.

Der Film, den wir gemeinsam sahen, hieß *Mayerling*. Es war eine romantische Liebesgeschichte um den österreichischen Thronfolger Rudolf. Gebannt verfolgten wir die Schicksale der Liebenden. Plötzlich ging das Licht an, und der Kinobesitzer trat vor die Leinwand. Leider sei der Schluss des Films verloren gegangen, und deswegen würde er uns jetzt erzählen, was sich noch ereignet habe. Dann spielte er uns vor, wie das Liebespaar Rudolf und Mary im Jagdschlösschen tot aufgefunden wurde, ließ uns aber im Ungewissen, ob es Mord oder Selbstmord gewesen war. Doch wir einigten uns gleich, dass es nur der böse Kutscher gewesen sein konnte, und verließen das Kino in bester Laune. Die hielt leider nicht lange an. An der Stelle, wo die Gasse, in der sich das Kino befand, in die Hauptstraße mündete, wurde ich von mehreren Zigeunerjungen überfallen und zusammengeschlagen. Die Polizei, die auf meine Hilferufe kam, brachte mich ins Krankenhaus, wo der fast ausgeschlagene Zahn entfernt und die stark blutende Unterlippe genäht werden musste. Erst einige Tage später, als die schlimmsten Schwellungen zurückgegangen waren, traute ich mich, meinen Marktstand wieder aufzuschlagen. Leider hatte das Zigeunermädchen den Platz gewechselt und stand jetzt weit weg von mir.

Das Haus am Lehniner Platz, einer Ausweitung des oberen Kurfürstendamms, in dem ich im Spätsommer 1962 die Räume für die Praxis mietete, war noch nicht ganz fertig. Vor dem Bau, genau in der Mitte des Platzes, stand wie ein Westernsaloon eine Holzbaracke mit pendelnden Eingangstüren. Darin befand sich eine Apotheke, deren schwerhöriger Inhaber, Herr Eichelbaum, so laut sprach, dass man jedes Mal das Gefühl hatte, von ihm angebrüllt zu werden. Im Sommer heizte die Sonne das Holzhaus dermaßen auf, dass die verdunstenden Medikamente einen Duft wie in einem orientalischen Gewürzladen verbreiteten. Der Sauerstoff wurde knapp und man hatte Mühe, zu atmen. Dort traf ich öfter die ältere Schwester des Apothekers. Sie war Biologielehrerin und hielt zu Hause einen giftigen Fisch im Aquarium. Die Berührung seiner Rückenflosse war lebensgefährlich. In so einem Fall hätte ein lebensrettendes Serum innerhalb einer Stunde verabreicht werden müssen. In den Jahren, in denen ich sie kannte, ist sie zwei Mal mit nur knapper Not davongekommen. Sie sprach von diesem Fisch wie von einem Geliebten, und das gefährliche Spiel mit der Flosse muss ihr eine besondere Leidenschaft gewesen sein. Öfter versuchte sie, mich einzuladen, um mich mit dem Fisch bekannt zu machen. Da ich aber aus der Erfahrung mit der Pythonschlange Angst hatte, sie würde mir zeigen wollen, wie man ihn streichelt, bin ich nie hingegangen.

An der Ecke des Praxishauses gab es bereits einen kleinen türkischen Obstladen, in dem eine junge Türkin bediente. Sie war hübsch, hatte ein breites, lachendes Gesicht, große schwarze Augen und einen schönen Mund. Ich ging gern dorthin, wenn ich die Baustelle aufsuchte.

„Sie sind aber kein Deutscher", sagte sie eines Tages.

Ich hatte keine Lust, mich in ein Gespräch über meine Herkunft verwickeln zu lassen, und sagte zur Ablenkung „Und Sie sind Japanerin."

„Um Gottes willen, ich bin Türkin", erwiderte sie.

„Was hätten Sie dagegen, Japanerin zu sein?", fragte ich, von der Heftigkeit ihrer Antwort überrascht.

„Die Japanerinnen haben einen ganz kleinen Mund", entgegnete sie.

Ich war verdutzt. Sie hatte den Spieß umgedreht. Die Psychonarkose, die ich im amerikanischen Krankenhaus gelernt hatte, wurde doch nur wenige Minuten zuvor mit der Frage, ob sie Japanerin sei, von mir selbst angewandt. Bei der Behandlung diente sie dazu, schwierige Patienten mit schockierenden oder sehr persönlichen Fragen von der Angst abzulenken. Besonders, wenn sie mit endlosen Einwänden die Behandlung hinauszuzögern oder gar zu verhindern suchten. Einmal musste ich einem sensiblen Philosophieprofessor einen Zahn entfernen, war aber nicht in der Lage, ihm seine Angst zu nehmen. So erzählte ich ihm, dass Thomas Bernhard in *Alte Meister* Heidegger als einen Marktschreier und Schwachdenker beschrieben habe, der gerade recht gut in einen Philosophieeintopf passte. Mein Patient war geschockt und ich konnte die Behandlung ungestört fortsetzen.

Mit der Zeit wurde der türkische Laden größer und die Inhaberfamilie unüberschaubar. Ganz früh am Morgen sah man einige Familienmitglieder Blätter von Kohlköpfen entfernen und den noch einigermaßen frischen Rest mit Wasser besprühen. Auch der Lehniner Platz veränderte sich. Die Schaubühne zog gegenüber ein, und als das Geschäftsumfeld sich deutlich belebte, sagte ich meinem türkischen Freund, dass die Konkurrenz wachse und dass sein Obst immer frisch sein müsse. „Frisch am Dienstag", antwortete er.

Als wir im Oktober 1962 in die Praxis einzogen, war es für mich eine besondere Freude, aus meinem Behandlungszimmer auf die andere Seite des Kurfürstendamms auf eine der schönsten Architekturen Berlins zu blicken, auf den in den Zwanzigerjahren nach Erich Mendelsohns Entwürfen im Stil der Neuen Sachlichkeit erbauten Kinopalast, das „Universum". Im Krieg hatte das Gebäude schwer gelitten, doch 1962 beherbergte es immerhin noch zwei Kinos – das „Capitol" und das „Studio" –, das Nachtlokal „Ricci" und das Lampengeschäft von Hella Fuhrmann, einer selbstbewussten Dame, die damals bestimmte, welche Leuchtkörper am besten zum Ausleuchten der gutbürgerlichen Räume geeignet waren. Das Gebäude hatte ein Berliner Geschäftsmann damals angeblich mit der Absicht erworben, dort einen Supermarkt zu etablieren. Da aber das Haus von der Innenaufteilung, Ausstrahlung, Geschichte und der Lage geradezu ideal für ein Theater war, hatte der Senat mit dem Eigentümer Gespräche aufgenommen, um es für die Schaubühne zu erwerben. Seit 1962 residierte das Theater in gemieteten Räumen am Halleschen Ufer, es wurde immer bedeutender, die Räume dagegen, gemessen am Erfolg des Theaters, dagegen zunehmend zu klein.

Die Verhandlungen gestalteten sich damals, 1981, schwierig, vor allem, weil die Preisvorstellung des Eigentümers hoch war. Genau genommen wurde um die Zukunft des Mendelsohn-Hauses nach allen Regeln der Kunst gepokert. Es traf sich so, dass alle wichtigen Beteiligten bei mir in Behandlung waren. Der Eigentümer des Hauses, der Kultursenator Dieter Sauberzweig, der Hauptgesellschafter und Direktor des Theaters, Jürgen Schitthelm (ein ganz besonders naher Freund), und auch der Architekt Jürgen Sawade, der den Umbau und die Anpassung des Gebäudes an die neue Aufgabe übernahm. So wurde ich für die Mitwirkenden zu einem Briefkasten, in den man Nachrichten für die anderen hineintat. Ich war über den Stand der Sache bestens informiert und konnte daher einen bescheidenen Beitrag zur Preisfindung leisten.

Ich war glücklich, als das Geschäft zustande kam und mein Freund Jürgen Schitthelm nach dreijähriger Umbauzeit in das Haus gegenüber der Praxis einzog. Mit ihm und seiner Familie wohnten wir achtundzwanzig Jahre lang im selben Haus. Es waren wunderbare und erfolgreiche Jahre. Gemeinsam haben wir Rasen gemäht, Brennnesseln verbrannt, Gartenmöbel gestrichen, im Herbst Blätter gesammelt, Erbsensuppe gekocht, Wodka getrunken und Meilensteine der Theaterinszenierungen erlebt, die mir so gegenwärtig sind, als ob sie erst vor wenigen Tagen passiert wären. Inszenierungen wie die *Optimistische Tragödie, Sommergäste*, die *Drei Schwestern*, *Die Mutter* mit Therese Giehse, *Fegefeuer in Ingolstadt*, *Orestie*, *Sparschwein* oder die fast somnambul und mythisch umarmende *Winterreise*, die einen die Kälte im Berliner Olympiastadion, wo die Aufführung stattfand, vergessen ließ, die *Trilogie des Wiedersehens* von Peter Handke und viele, viele andere, die das Theater zu einer Ikone der Nachkriegszeit machten. Es waren Jürgen Schitthelms Obsession, seine persönliche Größe und sein Feingefühl für den kulturellen Zeitgeist, aber auch sein Geschick, mit Behörden umzugehen, die die Schaubühne zu einem bedeutenden Haus machten. Nachdem er den Mendelsohn-Bau übernommen hatte, lagen unsere Arbeitszimmer über dem Kurfürstendamm genau in einer Achse mit der Stelle, an der eine Skulptur von Bernhard Heiliger die Grenze von Charlottenburg und Wilmersdorf markiert. Seitdem fuhren wir meistens zur selben Zeit von der Rehwiese am Nikolassee zum Lehniner Platz los. Ich im Alfa Romeo „Giulia", dem Lieblingsauto der Künstler und Architekten der damaligen Zeit. Dunkelblau musste das Auto sein, einen Knick in der Kofferraumhaube haben, und es rostete einem unter dem Hintern weg. Auch das gehörte dazu. Eine Geschwindigkeitsbegrenzung für die Avus gab es damals noch nicht. Wenn ich gut drauf war, schaffte ich die zwölf Kilometer von Tür zu Tür in acht Minuten. Jürgen dagegen, der mir in jeder Art der Motorik weit überlegen war, war schon längst da.

Am 21. September 2012, als das fünfzigjährige Jubiläum der Gründung der Schaubühne wie auch ihres Gründers und legendären Direktors Jürgen Schitthelm begangen wurde, saß ich neben Jutta Lampe in einem Raum des Theaters, in dem sie viele ihrer großartigen Rollen verkörpert hatte. Die alten Freunde der Schaubühne waren tief bewegt, als Jürgen Schitthelm in einer sehr persönlichen Rede sein Amt an seinen Nachfolger Friedrich Barner übertrug. Unmittelbar danach gab ein leise und langsam hochgleitender Brandvorhang auch den angrenzenden Raum frei, in dem von der Decke bis zum Boden herabfallende Lichtgirlanden glitzerten. Dort feierten wir mit vielen Freunden ein Fest des Wiedersehens und der Erinnerung an eine unvergessliche Zeit eines großen Theaters. Denn für alle, die gekommen waren, war das Theater jahrzehntelang fast ein zweites Zuhause gewesen. Heute bin ich vermutlich einer der wenigen, der alle Programmhefte von Anfang an besitzt, auch Rudimente der berühmten *Sommergäste*-Schaukel können immer noch in unserem Garten besichtigt werden.

Viele Jahre saßen wir auf den Plätzen drei und vier, in der dritten Reihe neben der legendären „Stimme der Kritik" Friedrich Luft, auf dessen Kritiken am Sonntag im Rias um zwölf Uhr sich ganz Westberlin verlassen konnte. Er war Kulturinstitution und eine prägnante Stimme zugleich. Seine Ankündigung der nächsten Kritik: „Gleiche Zeit, gleiche Stelle, gleiche Welle. Herzlich, auf Wiederhören, Ihr Friedrich Luft", bleibt allen, die ihn gekannt und erlebt haben, unvergesslich.

III

Sigmund Freud war damals groß in Mode gekommen, und alles drehte sich um die Psyche. In den Zeitschriften rätselten die Gelehrten, ob die Mutterbrust der Mutter oder dem

Säugling gehört. Sogar Ärzte hatten mitbekommen, dass ihre Patienten eine Psyche hatten, und verordneten unabhängig davon, was für ein Leiden sie gerade behandelten, noch einen Tranquilizer oben drauf. Bereits in der ersten Hälfte der Sechzigerjahre hatte das alles begonnen, und es hielt in unverminderter Stärke bis in die Achtziger an. Auch in meinem Beruf. Über die orale Region wurde damals viel geschrieben, aber erstaunlich wenig über die Zähne. Vor allem wurde deren Funktion als Waffen und Schmuck herausgearbeitet, und es war beruhigend zu erfahren, dass Zahnärzte nur selten gebissen werden, da sie die stumpf gewordenen Waffen wieder scharf machen. Ohnehin war in unserem Patientenkreis deutlich zu spüren, dass die Zeit sie stark sensibilisierte. Fast alle wollten sich verwirklichen und Verdrängtes ausleben. Bei einigen, deren Verhalten wir vorher als leichte Abartigkeit übersehen hätten, handelte es sich nun um Leidenssymptome oder um Hilfe suchende Appelle, die vorrangig zu beachten seien, weil die Psyche wichtiger war als die Zähne.

Als in dieser Atmosphäre ein Nachtklubbesitzer in die Praxis kam, blieb mir nach der Schilderung seines Problems nichts anderes übrig, als eine Art Verhaltenstherapie mit ihm zu versuchen. Ich tat es gern, zumal er ein sympathischer, kräftiger Bär mit klarem, breitem Gesicht war, der den schlagfertigen Witz jener Leute hatte, die ein Bindeglied zwischen der bürgerlichen Gesellschaft und der Unterwelt sind, und das mochte ich an ihm ganz besonders; aber auch seine prächtige rothaarige Freundin, die ihn jedes Mal wie ein Schutzengel begleitete, fand ich hinreißend. Um die erste Begegnung aufzulockern, zeigte ich ihm die neuesten Zeichnungen von Heinz Otterson und fragte, ob er Lust habe, einige zu kaufen. Doch er meinte, wenn er um fünf Uhr früh von der Bar nach Hause komme, habe er bereits genug gesehen und daher er kein Bedürfnis, sich auch noch Kunst anzuschauen. Dann berichtete er, dass ihm einige Male ein herausnehmbarer Zahnersatz angefertigt worden war, mit dem er ganz gut zurechtkam. Doch wenn er prominente Gäste begrüßte, wurde ihm oft übel. Erst wenn er das Gebiss heimlich aus dem Mund nahm, ging es ihm wieder besser. „Wenn es dir gelingt" – er duzte mich –, „die Zähne so anzufertigen, dass sie mich nicht mehr behindern, würde ich dir zehntausend Mark geben und einen BMW schenken", sagte er. „Okay", stimmte ich zu, und in den Sitzungen, in denen ich an den neuen Zähnen arbeitete, sprachen wir über ihn. Ich erfuhr, dass er nach dem Krieg der Erste in Berlin gewesen war, der einen Nachtklub eröffnet hatte, in dem damalige Leinwandgrößen wie Curd Jürgens oder Sonja Ziemann verkehrten. Das imponierte ihm, und er bewirtete sie umsonst. Mit der Zeit war er reich geworden, und als die Leute immer noch dieses Privileg in Anspruch nehmen wollten, hätte er ihnen am liebsten wie ein Hund in den Hintern gebissen! Doch das traute er sich nicht und deswegen musste er die Zähne in die Hosentasche stecken. Ich machte ihm klar, dass die Zeiten sich geändert hatten, dass er es selbst zu etwas gebracht und es nicht mehr nötig habe, sich klein zu machen. Und dass er den Gästen ohne Hemmung sagen müsse, dass, wenn sie saufen wollten, sie auch zu bezahlen hätten. Die Behandlung war ein Erfolg. Die zehntausend Mark habe ich bekommen, auf das Auto warte ich noch immer. Wenn wir uns jedoch später mal begegneten, sagte er „Rabbi" zu mir.

Anfang der Siebzigerjahre, auf dem Gipfel meiner beruflichen Entwicklung, bekam ich Herzrasen und Panikattacken, wenn ältere Frauen die Praxis aufsuchten. Da sich mein Zustand nicht besserte, bat ich meinen Freund, den Psychotherapeuten Helmut Bach, um ein Gespräch. Bach war der Guru eines großen Freundeskreises, und fast jeder aus diesem Kreis hatte seinen klugen Rat irgendwann mal nötig gehabt. In seinem Behandlungszimmer schilderte ich ihm mein Problem, er hörte, ganz in sich versunken, zu. Als ich fertig war, wartete ich auf seine Reaktion. Doch er wirkte abwesend, schwieg und ließ so viel Zeit verstreichen, dass ich dachte, er sei eingeschlafen. Als ich dann unruhig, aber auch ungeduldig fragte: „Was soll ich denn nun machen, Helmut?", lautete seine überraschende Antwort: „Woher soll ich das wissen? Ich bin doch nicht deine Mutter." Nach dieser Entgegnung wurde ich zuerst wütend. Doch bald war mir klar, dass er ins Schwarze getroffen hatte. Natürlich stand im Hintergrund der Ehrgeiz meiner Mutter, die sich einen erfolgreichen Sohn mit sozialem und gesellschaftlichem Aufstieg gewünscht hatte. Und nun machten mir ältere Frauen stellvertretend für sie Ängste, sobald ich mich anschickte, die mir zugedachte Rolle möglicherweise zu verweigern. Dabei hatte ich ihren sehnsüchtigsten Wunsch bereits erfüllt und war Arzt geworden. So gesehen, war eine weitere Steigerung gar nicht mehr möglich.

Eine amerikanische Anekdote erzählt, wie eine jüdische Frau zum ersten Mal in der Geschichte zur Präsidentin der Vereinigten Staaten gewählt wird. Nach der Wahl ruft sie ihre in Los Angeles lebende Mutter an, erzählt ihr stolz von ihrem Sieg und bittet sie, zu ihrer Vereidigung nach Washington zu kommen.

„Aber mein Kind", sagt die Mutter, hier ist das Wetter so schön, ich bleibe lieber zu Hause."

„Mama", erwidert die Tochter, „das ist ein sehr wichtiger Tag in meinem Leben. Ich habe im besten Hotel ein Appartement für dich bestellt. Ein Wagen wird dich abholen, und er wird dir die ganze Zeit zur Verfügung stehen."

„Na gut, ich komme", gibt sich die Mutter geschlagen.

Am Tag, als ihre Tochter den Eid des Präsidenten der Vereinigten Staaten ablegt, stößt die Mutter den neben ihr sitzenden Abgeordneten an, zeigt auf ihre Tochter und sagt stolz: „Der Bruder dieser Frau ist Arzt in Kalifornien."

Ein angesehener, erfolgreicher Arzt war auch für meine Mutter die Krönung aller Sehnsüchte. Ich selbst aber hatte solche Ambitionen nicht. Meine Grenzen und meine Defizite waren mir immer bewusst. Die meisten Menschen können über Ereignisse sehr präzise berichten. Sie kennen ganz genau die Maße, die Zahl, die Stunde, den Preis, wann und wo. Ich dagegen hatte immer nur die Atmosphäre im Sinn. Was richtig ist, kann ich nicht entscheiden. Besonders in einer Zeit, in der, wie es heißt, „jeden Tag eine neue Sau durch das Dorf gejagt" wird und man gezwungen ist, sich ständig umzuorientieren.

Jedenfalls habe ich Helmut Bach wegen der Blitztherapie, mit der er mein Problem wie einen Nagel auf den Kopf traf, ehrlich bewundert. Auch seine Familie hatte eine Nähe zu Polen. Vor dem Krieg bewohnten seine Eltern eine ganze Etage in dem großbürgerlichen Haus am Kurfürstendamm, dessen prachtvolle Gründerzeitfassade an der Ecke Leibnizstraße immer noch den Blick der Leute auf sich zieht. Sein Vater war ein berühmter Chiropraktiker und Mitbegründer der Deutschen Chiropraktischen Gesellschaft. In Krakau hatte er eine Dependance, in der eine gut betuchte Klientel ihn alle vierzehn Tage wie einen Heiligen erwartete. Helmut erinnerte sich, wie nach 1933 ein SS-Mann in der Berliner Praxis anfragte, ob auch arische Patienten angenommen werden. Damals gab es einen bekannten jüdischen Teppichhändler namens Bach in Berlin, und wahrscheinlich war dies der Grund, weshalb der SS-Mann vermutete, dass auch Helmuts Familie jüdisch sei. Das Missverständnis klärte sich auf, doch vorsorglich nahm sein Vater das Liebermann-Gemälde, das er in seiner Praxis hängen hatte, ab und versteckte es im Schlafzimmer unter dem Bett.

Es kam auch einige Male vor, dass Leiden unserer Patienten sich kreuzten. Manchmal war es nicht leicht auszumachen, was lauter rebellierte, der Zahn oder die Psyche. Eines Tages, als die Frau eines bekannten Malers als Notfall in die Praxis kam und die sofortige Entfernung eines vollkommen gesunden Zahnes von mir verlangte, war ich genau in diese Zwickmühle geraten. „Dieser Zahn ist an meinem ganzen Unglück Schuld", sagte sie tränenüberströmt. Ich versuchte, sie zu beruhigen und ihr klarzumachen, dass ich ihren Wunsch unmöglich erfüllen könne. Ich wusste, dass sie psychisch äußerst labil war, und zum Glück wusste ich auch, dass sie bei Helmut Bach in Behandlung war. Ich hatte es einige Monate zuvor erfahren, als sie unser Wartezimmer betreten hatte, ihn dort sitzen sah, wie angewurzelt stehen blieb und überrascht ausrief: „Ich werde verrückt, mein Therapeut ist hier." So bat ich ihn um Rat und war froh, dass er für das, was geschehen sollte, die Verantwortung übernahm. Einige Monate später rief mich die Patientin an, um mir mitzuteilen, dass sie gerade mit der Axt vor einem Bild ihres inzwischen von ihr geschiedenen Mannes stehe. „Ich kann mich erinnern, dass Sie von diesem Bild begeistert waren. Wenn Sie es schaffen, in einer Viertelstunde hier zu sein, schenke ich es Ihnen", sagte sie. Einige Jahre später hat uns der Künstler besucht. Er war erstaunt, das Bild bei uns zu sehen. „Merkwürdig", sagte er „das Bild war nie im Handel."

Richtige Probleme hatte ich nur mit geizigen Patienten. Ich hasse Geiz und geizige Leute waren mir immer ein Gräuel. Der Krieg war die Stunde der Wahrheit. Als ich während des Warschauer Aufstandes hungrig auf der Flucht in einem Garten eine Aprikose gepflückt hatte, wurde ich von dem Besitzer verprügelt. Noch am selben Tag griffen die SS-Panzer dieses Stadtviertel an und kurz darauf war vom Aprikosenbaum und dem Garten nichts mehr übrig.

Die Abneigung gegen Geiz habe ich von meiner Mutter übernommen. Ich erinnere mich daran, als sie einmal eine billige Strickjacke von einer geizigen Freundin zum Geburtstag geschenkt bekam, den Stoff zwischen zwei Finger nahm und in ihrer unnachahmlichen Schlagfertigkeit kurz „Brennnessel" sagte. Geiz raubt den Betroffenen den Verstand und stiehlt ihnen die Lebensfreude, unabhängig davon, was sie besitzen. Nie sind sie zufrieden, weil sie für ihr Geld immer mehr erwarten, als sie bekommen. Sie fühlen sich fast immer betrogen und können so lange nicht kauen, bis sie die Rechnung beglichen haben. Erst dann, wenn das Erworbene ihr Eigentum geworden ist, geht es ihnen besser. Nicht zufällig unterscheidet man zwischen Besitz und Eigentum.

Als einmal ein reicher Juwelier in die Praxis kam, verlangte ich die Bezahlung im Voraus. Ich war vorgewarnt worden, dass man ihm das Geld aus dem Rachen ziehen müsse. Er war außer sich. Ob ich denn kein Vertrauen zu ihm habe, fragte er und meinte, jede Bank würde ihm ohne Weiteres sofort mehrere Millionen zur Verfügung stellen. „Aber ich bin keine Bank. Wenn sie an mich glauben, dann können sie auch im Voraus bezahlen", sagte ich, und er ging. Zwei Wochen später war der Juwelier wieder da. Er hatte das Geld in bar mitgebracht und fragte, wo wir uns für in Ruhe hinsetzen könnten. Dann öffnete er die mit Zehn-DM-Scheinen gefüllte Aktentasche und legte das vereinbarte Honorar Schein für Schein auf den Tisch. Ich gebe zu, dass ich die von ihm gewählte Rache und die feierliche Verabschiedung vom Geld mitgenossen habe. Wir hatten weder Probleme während der Behandlung noch er mit seinen neuen Zähnen danach.

Da aber jede Behandlung auch ein Test des Vertrauens ist, muss man, um helfen zu können, manchmal auch tiefer bohren als sonst. Patientenschilderungen, besonders dann, wenn Ungewöhnliches berichtet wird, müssen mit ausgefahrenen Horchantennen entgegengenommen werden, weil sich manchmal psychische Probleme oder peinliche Erlebnisse dahinter verbergen, über die nicht gern berichtet wird. Eine Frau, Anfang fünfzig, mit schönen, leicht exotischen Gesichtszügen und starker erotischer Ausstrahlung, hatte sich eines Tages mit einem seltsamen Symptom vorgestellt. Sobald sie den Mund zu schließen versuchte, zitterte ihr Unterkiefer heftig, und je näher sich die Zahnreihen kamen, nahm das Schlottern dermaßen zu, dass sie nicht in der Lage war, sie aufeinanderzusetzen. Es war klar, dass die beiden Muskelpaare, die das Unterkiefergelenk in der Schwebe halten, durcheinandergerieten. Aber warum? Natürlich hätte man unzählige Untersuchungen vornehmen können, mit dem Risiko allerdings, dass diese aparte Frau inzwischen verhungert wäre. Eine lokale Untersuchung war ohne Befund, auch im Gespräch kam nichts Auffälliges zu Tage. Doch als ich sagte, sie sähe deutlich jünger aus, als die Eintragung in der Patientenkartei es vermuten ließe, reagierte sie seltsam erregt, und ich blieb dran. Zunächst dachte ich an Drogen oder an eine mit Medikamenten flankierte Diätideologie, ein damals weit verbreiteter Exzess, der ganze Krankenhausabteilungen mit Kreislauf- und Nierenversagen füllte. Die Wahrheit aber, die nach langem Zögern, Abschweifungen und Umwegen ans Licht kam, war ungewöhnlich bizarr. Die Frau hatte große Angst vor dem Altwerden und noch größere vor dem Verlust ihrer Schönheit. Sie hatte bereits einiges unternommen, doch den Erfolg fand sie recht mäßig und die Anti-Aging-Produkte, die zeitlose Schönheit versprechen, waren noch lange nicht auf dem Markt. Sie war verzweifelt gewesen, und da hat ihr jemand empfohlen, ein Brett schräg an die Wand zu stellen und sich dort einige Male am Tag mit dem Kopf nach unten anzulehnen, um eine bessere Durchblutung der Gesichtshaut zu bewirken, mit der prognostizierten Folge, dass sich die Falten glätten und der Teint wieder jugendlich strahlt. Und sie tat es hingebungsvoll, auch ihr Gehirn war besser durchblutet und sie hatte Zeit zum Nachdenken. Und da sie wusste, dass auch Mohrrüben einen günstigen Einfluss auf die Farbenpracht des Teints haben, kaute sie in der Kopf-unten-Lage unentwegt an ihnen. Damit decodierte sie die komplizierten Bewegungsabläufe der Muskelpaare im Gehirn dermaßen, dass sie wie betrunkene Tänzer nur noch taumelten, und es erforderte einige Zeit, bis sie sich wieder „einrenkten".

Doch Vorsicht ist immer geboten. Auch ein Therapieerfolg kann zweischneidig sein. Ein Spitzenmanager eines Großunternehmens, den ich wegen einer schweren Parodontose erfolgreich behandelt hatte, verlor genau in diesem Augenblick, als wir durch Knochenanbau mit seinen wieder fest verankerten Zähnen über den Berg waren, schlagartig seine Kopfhaare. Es kam zur Symptomverschiebung in ein anderes Organ, und das Unbewusste hatte sichtbar wieder gesiegt.

Im Gegensatz zu den Hautärzten, die gar keine Praxiseinrichtung brauchen, um ihren Beruf auszuüben, ist der Zahnarzt nur mit einer aufwendigen Apparatur funktionsfähig. Daher war ich ganz besonders gefordert, als mein Freund Daniel Gogel eines Tages in der Praxis anrief. Er war Hans Scharouns Schüler und selbst ein großer Architekt. Zusammen mit seinem Partner Hermann Fehling baute er fast ausschließlich wissenschaftliche Institute für die Max-Planck-Gesellschaft. Er war eine barocke, große, massige und laute Persönlichkeit, mit einer verborgenen, zarten und verletzbaren Seele. Jeder, der mit ihm zu tun hatte, ging ihm entweder aus dem Weg oder liebte ihn heiß und innig. Ich liebte und bewunderte ihn. Seine „kleinen Arbeitsessen", wie er seine Einladungen bezeichnete, hätten von Arcimboldo arrangiert sein können, doch wenn man einen Rat von ihm haben wollte, brauchte man, um nicht schroff abgewiesen zu werden, Geduld und den richtigen Augenblick. Dann allerdings konnte man sich vor Begeisterung kaum halten, denn seine Ratschläge waren so selbstverständlich, dass jeder staunte, wieso er nicht selbst darauf gekommen war. Daniel war umfassend gebildet, benutzte aber die auf Baustellen übliche, auf kernige Ausdrücke reduzierte Sprache und duzte alle. Eine dicke Haut ist ohnehin eine Lebensnotwendigkeit in diesem Gewerbe, und nicht zufällig gehört „Haben Sie gebaut?" zu den diagnostischen Fragen beim Herzinfarkt.

An die Intensität, mit der ein Architekt zuweilen in seinem Beruf auftritt, erinnere ich mich, als meine Eltern 1965 nach Berlin umsiedelten und in eine noch nicht bezugsfertige Wohnung in einem Neubau einziehen wollten. Ich bat Daniel, sich wegen eventuell notwendiger oder sinnvoller Veränderungen die Wohnung anzuschauen. Dort angekommen, suchten wir für die Baustellenbegehung den leitenden Polier. Wir standen im Hof und ich versuchte, ihn, so laut ich konnte, zu rufen. Es rührte sich nichts. Mein Rufen musste in Daniels Ohren wie ein dünnes Piepsen geklungen haben, denn er meinte: „Doch nicht so!", und brüllte los: „Polier!" Der Polier und alle Arbeiter waren sofort zur Stelle, und aus sämtlichen Fenstern der Nachbarhäuser lehnten die Mieter heraus, weil einen Augenblick lang zu befürchten war, die noch nicht ganz fertigen Mauern würden wie die biblischen von Jericho einstürzen.

Als Daniel Gogel das Max-Planck-Institut für Bildungsforschung in der Berliner Lentzeallee bauen sollte, stellte er sich dem Leiter Helmut Becker vor, einem sehr kultivierten Wissenschaftler, und fragte ihn, was die wesentliche Aufgabe des Instituts sei. Becker informierte ihn, dass seine Mitarbeiter vor allem zu Bildungsmodellen und Schulprogrammen forschten. Als er noch ausführlicher werden wollte, unterbrach ihn Daniel: „Schon gut, Sportsfreund, du bekommst von mir eine Bude mit Arsch und Titten, in der man überall, auch auf der Treppe, miteinander reden kann." Becker war entsetzt und befürchtete das Schlimmste. Doch als das Institut, eine der aufregendsten Nachkriegsbauten Deutschlands, fertig war, ist aus dieser Beziehung eine Freundschaft geworden. Denn Daniel hatte sein Wort gehalten. Er hat das schönste Treppenhaus Deutschlands entworfen, offen und monumental zugleich, mit vielen Rückzugsmöglichkeiten für Gespräche in kleinen Gruppen. Eine Art vertikale Kommunikationskathedrale ist entstanden, in der sich alle gern treffen, um themenübergreifend über ihre Arbeit zu sprechen.

Und nun also erfuhr ich am Telefon, dass Daniel vor meiner Praxistür stand. „Wenn du Schmerzen hast, komm sofort nach oben", sagte ich damals. „Mein Täubchen", erwiderte er, „ich habe noch nie eine Arztpraxis betreten, und das wird auch diesmal nicht anders." „Dann treffen wir uns auf dem Parkplatz", schlug ich vor und ging hinunter. Dort sah ich, wie er, offenbar von starken Schmerzen geplagt, eine Hand gegen die linke Wange presste. „Vielleicht kommst du doch nach oben?", fragte ich. „Nein", sagte er entschieden, öffnete den Mund und tippte mit einem Finger auf den ersten großen Backenzahn im Oberkiefer links. „Der ist es", sagte er. Ich legte meine rechte Hand auf seine Schulter – diese Entscheidung, so etwas zu tun, kam auch für mich überraschend – und sagte: „Daniel, ich heile dich durch Handauflegen." Ich sah, wie seine verkrampften Gesichtszüge sich entspannten, er ließ die Hand von der Wange fallen und schaute mich verblüfft an. „Die Schmerzen sind weg", sagte er leise. Als Honorar schenkte er mir den Entwurf eines ovalen Gebäudes und bemerkte dazu: „Diese Möse ist das Max-Planck-Institut für Astrophysik." Und er war der zweite Mensch in meinem Leben, der „Rabbi" zu mir sagte.

IV

Da man überall etwas lernen kann, auch wenn es manchmal nur eine einzige sinnvolle Handbewegung ist, auf die man selbst nicht kommen würde, habe ich mir zur Gewohnheit gemacht, andere Zahnarztpraxen aufzusuchen.

War ich in einer fremden Stadt unterwegs, ließ ich mich von Taxifahrern zu Zahnärzten fahren, die einen guten Ruf hatten. Das erste Mal habe ich so etwas während des Sommerurlaubs 1961 beim Besuch der in der Mitte Mallorcas gelegenen Stadt Inca unternommen, in einer Zeit, als Touristen noch eine Seltenheit dort waren und ein Auto für die Kinder eine Sensation. Es war im August gegen Mittag, der Tag war brütend heiß, und der kleine Ort, in dem wir in der gleißenden Sonne kurz hielten, vermittelte den Eindruck einer verdorrten Wüstensiedlung. Nur im spärlichen Schatten einer Bar saßen einige Männer und tranken. Wir setzten uns dazu und bestellten Kaffee und Wasser. Die Männer wollten wissen, woher wir kamen und was wir machten. Mühsam erklärte ich, dass wir Zahnärzte seien und aus Deutschland kamen. „Sauerkraut", sagte einer. Gegenüber, sagten sie, sei eine Zahnarztpraxis. Sie gaben uns zu verstehen, dass die Praxis sehr modern eingerichtet sei. Mal sehen, dachte ich, ohne zu ahnen, dass diese Neugier mir zur Gewohnheit werden würde. Im Hof saßen einige Patienten auf Holzbänken und warteten. Das Haus war ein weiß getünchter Würfelbau in traditioneller spanischer Architektur. Hinter dem offenen Hauseingang zweigten nach beiden Richtungen kleine Räume ab, die ebenfalls mit Wartenden gefüllt waren. Geradeaus konnte man in das Zimmer schauen, in dem zwei besetzte Behandlungsstühle standen, an denen der Zahnarzt, ein gutaussehender Mann um die vierzig, von zwei Sprechstundenhilfen flankiert, stehend arbeitete. Alles war gut überschaubar, und dennoch war der Blick in den Raum verwirrend, weil die beiden Helferinnen Nonnen waren, deren weiße, scharf gefaltete Kopfbedeckungen den kleinen Raum fast vollständig ausfüllten und die Sicht versperrten. Überrascht blieben wir am Eingang stehen. Die Praxis war tatsächlich hervorragend eingerichtet und machte in dieser kargen Umgebung einen futuristischen Eindruck. Die Nonnen schienen hier etwas ganz Normales zu sein. Ihre fast grafische Anwesenheit betonte sogar angenehm die Nüchternheit des Raums und steigerte das Gefühl der Kühle in der Mittagshitze. Ich sagte, dass wir aus Berlin kämen und uns gern die Praxis anschauen würden, von der wir gehört hätten, dass sie sehr modern gestaltet sei. Der Arzt zog seinen Kittel aus. „Das trifft sich gut", sagte er auf Englisch, „heute ist Mittwoch, im Restaurant um die Ecke gibt es Spanferkel. Ich lade euch ein."

„Und was geschieht mit den Wartenden?", fragte ich überrascht und verstört. „Ach", sagte er, „morgen ist auch noch ein Tag." Und aus dem Augenwinkel sah ich, wie die beiden Nonnen die Patienten, deren Behandlung unterbrochen worden war, noch irgendwie versorgten. Es war Nacht und bunte Lichter schmückten die Bäume, als wir den vom glühenden Steinofen beherrschten Innenhof der Bodega in bester Laune verließen.

Meinen folgenschwersten Besuch stattete ich Mitte der Siebzigerjahre der Praxis von Hans und Federico Singer in Meran ab. Beide waren Professoren in Bologna und ihre Praxis in Meran galt als die modernste Europas, da sie sehr enge Beziehungen zu Amerika unterhielten. Sie beschäftigten ein Dutzend hochqualifizierter Zahnärzte und über zwanzig Zahntechniker. Damals waren sie nicht nur die Päpste der Zahnmedizin in Europa, sondern behandelten sowohl den Pontifex als auch Maria Callas und Onassis. Abgerechnet wurde in Dollar. Dafür bekamen die Patienten Lösungen für ihre Probleme, die auf der Höhe der Zeit waren und jahrzehntelang problemlos funktionierten. Die Atmosphäre in der Praxis war locker und entspannt, und ich erinnere mich an ein Gespräch zwischen einem Patienten und Federico Singer. Nachdem die beiden den Behandlungsaufwand besprochen hatten, fragte der Patient den Professor ängstlich, ob er Schmerzen werde ertragen müssen. „Nur beim Zahlen", antwortete Singer.

Ich war neugierig, wie die Singers ihre Patienten empfingen und ließ mir einen Termin bei Federico geben, um einen Zahn, der bereits eine große Füllung hatte, überkronen zu lassen. Bei dieser Gelegenheit lernte ich seinen amerikanischen Laborchef kennen. Er war polnischer Abstammung, und ich verriet ihm die wahren Gründe meines Besuchs. Die Singers waren amüsiert, als sie das erfuhren, und zeigten sich unglaublich großzügig. Von da an durfte ich jedes Jahr im Herbst einige Tage dort mitarbeiten. Alle Abteilungen standen mir offen und ohne Umstände nannten sie mir ihre Bezugsquellen für Materialien aus der Schweiz und aus den USA. Sie hatten Freude und die Größe, ohne Neid und Missgunst ihr Wissen weiterzugeben.

Eine ganz andere Erfahrung machte ich, als wir mit Jan Rave und seiner Frau in Lissabon waren. Es war die Zeit der Nelkenrevolution 1974, die Diktatur war beseitigt, die Kolonien waren aufgegeben, und Lissabon war mit Flüchtlingen überfüllt. Jan war Architekt, Stadtplaner und Sprachgenie, er beherrschte ein Dutzend fremder Sprachen perfekt, konnte im Deutschen jeden Satz rückwärts ohne Zeitverlust wiederholen und erfand zum Spaß neue Grammatiken. Außerdem war er ein fröhlicher, gut gelaunter Wuschelkopf, mit dem uns im Laufe der folgenden Jahrzehnte eine immer engere Freundschaft verband. Nie habe ich ihn angestrengt oder erschöpft erlebt, ich glaube, dass ihm solche Empfindungen auch völlig fremd waren. Außer in den Tagen in Lissabon! Es war August, die Luft flirrte dermaßen in der Hitze, dass die berühmten Azulejos, die glasierten Keramikfliesen an den Hauswänden, uns entgegenzukommen schienen. Wir hatten uns in dem prachtvollen Hotel „Tivoli Jardim", einem Art-déco-Bau aus den Dreißigerjahren, niedergelassen, in dessen frappierend harmonisch wirkender Empfangshalle Frauen wie aus antiker Götterwelt lässig und entspannt umhergingen oder ausruhten, während durch die mit Blumen verzierte Glasdecke das diffus einfallende Licht den Raum fast in den Himmel hob.

In Lissabon ist ohnehin alles anders als in anderen Städten Europas, das gilt insbesondere für die Menschen. Wie anmutige Scherenschnitte bewegen sie sich auf den Straßen, und es ist deutlich zu spüren, dass dieses Land mit dem Rücken zu Europa steht und mit den melancholischen Fado-Liedern sehnsuchtsvoll in die Ferne schaut.

Bei der Ankunft in dieser vielleicht schönsten Stadt Europas trafen wir uns mit unseren Freunden in Erwartung unbeschwerter gemeinsamer Tage in der Halle des Hotels. Wir waren getrennt angereist, hatten unheimlich viel vor und ahnten nicht, dass uns leidvolle Tage und Nächte erwarteten. Denn in der Nacht bekamen sowohl Danka als auch

Jan aufgrund der brutschrankartigen Hitze rasende Zahn-schmerzen. Am nächsten Morgen fragten wir in der Rezep-tion nach Zahnarztadressen und standen kurze Zeit später in Warteschlangen zwischen umgebundenen Gesichtstüchern wie aus Wilhelm Buschs Illustrationen. Um neun Uhr ging die Tür auf, jemand verkündete: „As dentistas não estão lá" („Die Zahnärzte sind nicht da"), knallte sie wieder zu, und die Leidenden zogen einige Häuser weiter, um dort dasselbe zu hören. Wegen der Ferien war die Universitätsklinik geschlos-sen, und in der Millionenmetropole gab es keinen Notdienst! Die Lage wurde von Stunde zu Stunde dramatischer, Danka und Jan immer blasser und ich zunehmend verzweifelt.

Am zweiten Tag beschlossen wir, die deutsche Botschaft aufzusuchen, in der Hoffnung, dort eine brauchbare Emp-fehlung zu bekommen. Die Atmosphäre in der Stadt war angespannt, rund um die Botschaft waren die Häuser mit revolutionären Parolen beschriftet. Der portugiesische Bot-schaftsportier saß abweisend hinter einem gepanzerten Fens-ter. Erst nach verzweifelten Erklärungen konnten wir in den Hof hinein; das Tor wurde schnell wieder verschlossen. Dann stürzten durch eine Seitentür drei schwerbewaffnete Männer auf uns zu. Wir mussten mit erhobenen Armen an der Bot-schaftsmauer Aufstellung nehmen und man durchsuchte uns nach Waffen. Dann konnten wir hinein. Ein anderer portugie-sischer Portier empfing uns. Immerhin kramte er die Adresse eines Zahnarztes heraus, doch als wir dort hoffnungsfroh an-kamen, fanden wir an der angegebenen Stelle nur eine Ruine vor. Nach drei durchwachten Nächten suchte ich am folgen-den, dritten Morgen das Telefonbuch nach einem Zahnarzt mit einem deutsch klingenden Namen ab. Ich fand einen, der tatsächlich fließend Deutsch sprach und bereit war, uns innerhalb von einer Stunde zu empfangen. Fast beschwingt machten wir uns sofort auf den Weg. Inzwischen hatten die Schmerzen bei Danka ein Ausmaß angenommen, dass sie nur mit eiskaltem Wasser im Mund durchhalten konnte. Denn

Gase, die sich als Stoffwechselprodukte der Bakterien in einem Zahn sammeln, weiten sich bei zunehmender Temperatur aus und drücken wie eine hydraulische Presse auf die Wurzelhaut. Öffnet man einen solchen Zahn und lässt den Druck wie aus einem prall gefüllten Luftballon entweichen, sind die Schmerzen auf der Stelle weg, und der Betroffene erlebt den Augenblick wie ein wahres Wunder. Verunsichert standen wir vor dem im Telefon genannten Eingang, ein Praxisschild gab es nicht. „Nein, hier ist keine Praxis und hier war nie eine", sagte die Concierge. Ich bat sie um das Telefonbuch und zeigte ihr die Eintragung. Die Adresse stimmte, nur dass ich in der Aufregung leider nicht in Lissabon, sondern in Porto angerufen hatte. In der folgenden schlaflosen Nacht beschloss ich, die letzte Möglichkeit zu versuchen, bevor wir die Stadt hätten notgedrungen verlassen müssen.

Noch einmal gingen wir in das Haus in der Avenida da Liberdade, in dem sich eine der vornehmen Praxen befand und wo wir am ersten Tag abgewiesen worden waren. Ich klingelte, und sobald die Haushälterin die Tür öffnete, sagte ich, dass ich Zahnarzt sei, und steckte ihr ein Bündel Escudos in die Hand. Sie möge mir erlauben, den Behandlungsplatz zu benutzen, bat ich sie. Sie war einverstanden, und plötzlich waren wir so nah am Ziel wie seit Tagen nicht. Das Behandlungszimmer war gut eingerichtet. Danka setzte sich als Erste auf den Behandlungsstuhl. Ich musste einen Schneidezahn, auf dem eine Porzellankrone saß, trepanieren, und das ist nur mit einem diamantbeschichteten Bohrer möglich. Ich suchte nach dem entsprechenden Bohrer, fand ihn aber nicht, und die Haushälterin gab mir zu verstehen, dass sie so etwas gar nicht hätten. Wieder zog ich ein Bündel Escudos aus der Tasche und sie gab mir ein Zeichen, ihr in die Küche zu folgen. Aus dem Küchenschrank holte sie eine Streichholzschachtel hervor, die mit Leukoplast zugeklebt war, worauf mit Kugelschreiber „Turbina" geschrieben stand. Ein einziger Diamantbohrer lag darin. Gott sei Dank, dachte ich und ging in das Behandlungszimmer zurück. Doch als ich anfangen wollte, den Zahn zu durchbohren, kam kein Wasser aus der Turbine. „Agua?", fragte ich die Haushälterin. „Agua, não!", sagte die Frau, und tatsächlich war das Gerät gar nicht an die Wasserleitung angeschlossen. „Also", sagte ich, „ich mache es äußerst vorsichtig. Der Zahn wird aber wie ein Stück Eisen im Feuer glühen. Pass auf, dass du ihn nicht mit der Zunge berührst!" Ich hatte Glück, fand sofort die Kanalachse und entkorkte den Zahn mit einer Nervennadel, an der nur noch so wenige Zacken dran waren, dass die Vermutung nahelag, dass bereits mehrere Generationen Portugiesen mit ihr entnervt worden waren.

Nun war Jan dran, doch ihn hatte inzwischen der Mut verlassen. Er meinte, dass es ihm schon deutlich bessergehe und er die zehn Tage, die wir noch vor uns hätten, auch so durchhalten könne. Er stand still und hielt seine Frau in verkrampfter Haltung an der Hand, aber sein blasses Gesicht sprach eine ganz andere Sprache. Es gelang uns, ihn von der Notwendigkeit der Behandlung zu überzeugen und auf den Stuhl zu setzen. Sie verlief ohne Überraschungen, die Weisheitszahnextraktion ging glatt und die Tage danach konnten Danka und Jan wie neu zum Leben erweckt genießen.

Eines Abends, als Jan und ich uns in der Altstadt verirrten und dann hungrig nach einem Imbiss suchten, lockte uns ein kraftstrotzender, deutsch sprechender Mann in ein Lokal hinein, das zumindest auf den ersten Blick wie ein Restaurant aussah. Nichts ahnend traten wir ein. Unbehaglich wurde mir erst in dem Augenblick, als der Mann das Schloss an der Tür hinter uns abschloss und den Schlüssel in seine Hosentasche steckte. Wir folgten ihm und kamen in einen offensichtlich unter Einfluss exotischer Drogen wild ausgemalten Raum, an dessen Tresen mehrere junge Frauen in bunten Badeanzügen standen, während an kleinen viereckigen Tischen einsame Männer mit gesenkten Blicken und tief aufgesetzten Schirmmützen saßen und tranken. „Wir wollten nur etwas essen", sagte ich mit Betonung auf „nur". „Es gibt Huhn", sagte der muskulöse Mann. „Eigentlich haben wir keinen Appetit auf Huhn", sagte ich in der Hoffnung, dass er uns laufen lässt. „Es gibt nur Huhn", betonte der Mann noch einmal deutlich, und eine Drohung im Unterton war nicht zu überhören. „Dann eben Huhn", willigte ich beschwichtigend ein. Wir setzten uns hin, und in der Tat gab es etwas zu essen. Es zeigte sich, dass der Mann Ungar war und aus einer Gegend stammte, die gar nicht so weit entfernt von meinem Städtchen lag. Wir waren beide gerührt, und als wir nach mehreren Stunden das Lokal verließen, hatten wir Verbrüderungstränen in den Augen, duzten uns und brauchten nicht zu bezahlen.

Es waren vor allem Jans Arglosigkeit und sein Charme, die eine natürliche Annäherungsatmosphäre schafften und uns die Tür in die Freiheit wieder öffnete. Denn in der Fremde befällt mich oft ein schwammiges Unsicherheitsgefühl, ein Überbleibsel aus der Kriegszeit, eine Angst, nicht wieder nach Hause zu finden. Aber in Jans Nähe fühlte ich mich auch wegen seiner Orientierungsfähigkeit mutiger und sicher. Auch sein optimistischer Zukunftsglaube machte mich glücklich. Er war immer dabei, wo politische und kulturelle Aufbruchsstimmung herrschte, und er war wie kaum jemand, den ich kannte, tief in der preußischen Tradition verwurzelt, die er im Alltag lebte. Und er war ein selbstloser Mensch ohne die geringste Spur von Egoismus. Gern stellte er seine Zeit für eine gute Sache zur Verfügung und war wegen seiner Charaktereigenschaften, seiner architektonischen und historischen Bildung für viele ein gesuchter Partner. Er liebte seinen Berliner Lebensmittelpunkt, und genau genommen hätte er der Begründer der preußischen Denkmalpflege sein können oder auch jemand, der seine schützende Hand über die Berliner Kulturlandschaft hält. Ferdinand von Quast und Peter Joseph Lenné in einem. Er war ein barocker Schlemmer und Genießer und gleichzeitig bis zur Selbstaufgabe bescheiden. Alles Üppige begeisterte ihn, blühende Landschaften und vollbusige

Frauen. In diesem Widerspruch war es nicht immer leicht, mit ihm befreundet zu sein. Ich mag Hunde und Katzen, Jan mochte nur Katzen. Auf einer gemeinsamen Reise nach Ostpolen griff uns in der Nacht eine Herde wildgewordener Kühe an, und unser Hund rettete uns das Leben. Die Kühe hätten uns genauso wie das Zelt, in dem wir schliefen, zertrampelt. Seit dieser Zeit war Jan bereit, unseren Hund als „Nutztier" zu tolerieren. Wenn er sich über eine dumme Bemerkung ärgerte, sagte er „rührend", und seine Nase wurde deutlich kürzer. Dann bemerkte ich schon von Weitem, dass Unangenehmes bevorstand. Als ich 1993 mit dem Vorstand und den Kuratoriumsmitgliedern des Vereins der Freunde der Nationalgalerie und deren Ehepartnern nach Polen fuhr, sah ich, wie Jans Nase angesichts der Bemerkungen eines Mitreisenden, dass „auch Polen ein Kulturland sei", kürzer wurde. Damals war er Schriftführer des Vereins, doch vor allem war er das eigentliche Bindeglied zur Vergangenheit, weil sein Vater Paul Ortwin die Nationalgalerie in den Jahren 1937 bis 1950 zuerst als Stellvertreter und später als Direktor geleitet hatte.

Mit Jan war ich besonders oft in Florenz unterwegs. In der Gegend um den Boboli-Garten und den Piazzale Michelangelo wollte ich eine alte Villa erwerben, um eine Praxis-Dependance mit kleinen Apartments für einige Wochen im Frühjahr und Herbst für unsere Berliner Patienten einzurichten. In den Behandlungspausen sollten sie Gelegenheit haben, die Schönheit der Toskana und die Anmut der Stadt am Arno zu erleben. Doch daraus wurde nichts. Die denkmalgeschützten Häuser durften nicht verändert werden, und nach mehreren Versuchen gab ich auf.

Jans Orientierungssinn grenzte für mich, der keinen hat, ans Übersinnliche. In den Uffizien sagte er einmal: „Merkwürdig, im Reiseführer steht, dass die Uffizien so und so lang sind." „Aha", sagte ich, weil ich mit Maßen nichts anfangen kann. „Es sei denn", sagte Jan, „dass sie das Museum über den Arno hinaus gebaut haben." Wir verließen das Museum und gingen zum Fluss. Und tatsächlich erstreckte es sich darüber hinaus. „Wir müssen da hin", sagte Jan und deutete auf den Stadtplan. „Hier ist eine Baulücke, von dieser Stelle aus müssten drei Kirchenkuppeln in einer Achse zu sehen sein." Er konnte Stadtpläne dreidimensional sehen. Als wir älter wurden, ergänzten wir uns insofern, als er die Pläne und ich die Straßenschilder lesen konnte. „Du kannst das ohne Brille?", staunte jeder von uns über den anderen. Über Semantik und Meteorologie wusste er Bescheid. Obwohl ihm theoretisches Schachwissen fehlte, war er ein spannender Partner, weil er ein räumliches Empfinden für das Schachbrett hatte. Mindestens einmal im Jahr erklärte er mir, wie die Gezeiten funktionieren und warum nach Sonnenuntergang der Wind auffrischt. Jetzt weiß ich es endgültig!, dachte ich jedes Mal, doch wenn ich es weitererzählen wollte, kam ich doch durcheinander.

Auch die Kunst verstand Jan nie als Bildung, sondern als Teil der uns von der Natur gegebenen Ausdrucksform. Wie ein Kind und wie der einsame Mönch schaute er gern ganz nah und ganz weit in die Ferne zugleich, und im Grunde genommen war er „ein Herr der Aussicht", wie Lenné die Menschen, die über einen Fernblick verfügten, nannte. Er war ein Freund, mit dem man immer neue Welten entdecken konnte. Kein Wunder daher, dass wir am vorletzten Tag unseres Aufenthalts in Portugal auch noch nach Cabo da Roca fuhren, um uns von der Visite am westlichsten Punkt Europas Zertifikate ausstellen zu lassen.

V

Von Anfang an entwickelte sich unsere Praxis besser, als man es für eine Neugründung erwarten konnte. Einige Patienten reisten sogar von weither an. Nur Wohlhabende kamen selten nach Westberlin – aus Angst vor einer sowjetischen Invasion.

Nach der Wende konsultierte mich die hinreißende Frau eines russischen Oligarchen. Sie war sympathisch und gebildet und ihre Zähne waren genauso fabelhaft wie alles andere. Ich mochte sie auf Anhieb, aber auch ihren Mann, an dem ich viel zu tun hatte, mochte ich wegen seines jovialen russischen Mutterwitzes. Als ich ihn eines Tages nach dem Befinden seiner Frau fragte, antwortete er: „Wie Sie wissen, sind Frauen anders." Und als ich einen Behandlungstermin wegen einer kurzen Reise nach Rom verschieben musste, bot er mir an, dort die Tage in seiner Wohnung zu verbringen. Da ich das jedoch nicht wollte, sagte ich ausweichend, dass wir noch nicht ganz sicher seien, ob wir nicht doch lieber nach London reisen. „Für meine Wohnung in London können Sie auch die Schlüssel haben", sagte er. „Wo haben Sie noch Wohnungen?", fragte ich überrascht. „In Washington, Tokio und Moskau." „Und wie gefällt es Ihnen in Berlin?", fragte ich daraufhin. „Deutschland ist ein kleines Land", gab er zur Antwort, und was er damit meinte, habe ich erst begriffen, als ich den Film *Die Reise von St. Petersburg nach Moskau* gesehen hatte.

Ein russischer Admiral machte im achtzehnten Jahrhundert eine lange, sehr beschwerliche Reise von St. Petersburg nach Moskau, die er dermaßen genau beschrieb, den unvorstellbaren landwirtschaftlichen Rückstand und das Lebenselend der Bauern, dass die in Wut geratene Zarin Katharina die Große ihn köpfen ließ. Unsere Freundin, die Filmemacherin Viola Stephan, reiste Anfang der Neunzigerjahre die Strecke des Admirals mit einem Kamerateam nach. Das Elend in den Dörfern nach der Zwangskollektivierung der Dreißigerjahre, dem stalinistischen Terror und in der Folge des Zweiten Weltkrieges war immer noch groß und die Lebensumstände kläglich. In einer Sequenz der Filmdokumentation ist ein junger Mann auf einem riesigen zugefrorenen See zu sehen, der ganz allein wie ein Monarch mit einer Angel vor einem Eisloch sitzt. Ob er nicht zur Arbeit müsse, fragt ihn

Viola. „Vielleicht morgen", antwortet der junge Mann in aller Seelenruhe. Und als die Kamera noch einmal den See, dessen Grenzen sich im Nebel verlieren, umrundet, so als ob sie einen Blick in die von der Weite des Landes geprägte Seele des Anglers wirft, verstand ich die Bemerkung meines Patienten.

Dass wir nicht reich geworden sind, bedaure ich natürlich, obwohl Colonel Thompson uns zur Praxiseinweihung das Buch *How to make one hundred thousand dollar more* schenkte und wir einen Steuerberater hatten, der uns regelmäßig Mitteilungen mit der Überschrift „Zahnärzte aufgepasst" schickte. Die hätte ich damals vielleicht aufmerksamer lesen sollen.

„Geld allein macht nicht glücklich", sagte meine Mutter. Wenn sie jedoch von „besseren Leuten", die sie bewunderte, sprach, hatten diese seltsamerweise eine Menge davon. Gern teilte sie die Leute in einfache und bessere ein, wobei sie sich selbst wie selbstverständlich zu den besseren zählte. Auch Brecht meinte, dass es sich mit Geld angenehmer lebt. Genau betrachtet, sagten Mutter und Brecht irgendwie das Gegenteil, meinten aber letztendlich das Gleiche. Später, als ich Leute kennenlernte, die vermögend waren, aber kein Geld hatten, begriff ich, dass die Sache viel komplizierter und für einen Außenstehenden schwer zu entziffern ist.

„Man braucht keine Millionen, höher als der eigene Hintern springt keiner", sagte meine Mutter, wenn sie mal neidisch war. Es war auch gar nicht mein Anliegen, reich zu werden. Die Vision einer Zahnarztpraxis, eine Erfolgskontinuität meiner Familie auf diesem Gebiet, wollte ich verwirklichen, und genau genommen habe ich mich mit der Selbstständigkeit der Wahrheit gestellt. Denn schöner als die in den Dreißigerjahren mit Möbelklassikern dieser Zeit eingerichtete Praxis der beiden Brüder meines Vaters, Oskar und Filip, konnte sie nicht werden. Doch ich wollte eines Tages auf jeden Fall ebenso gut wie mein Vorbild Onkel Filip sein. Ihn habe ich nicht nur fachlich bewundert, sondern auch seine Lebensgeis-

ter, die Neugier, den Charme und seine menschliche Wärme.
Er war wie eine Elster. Alles, was glitzerte, musste er haben:
Kunst, Schmuck, teure Anzüge und schöne Frauen. Durch
meine Wanderungen, die Arbeit an der US- und der Uni-
Klinik habe ich alles getan, um die praktischen Voraussetzun-
gen für diesen Wettbewerb zu erfüllen. Dass dies allein nicht
reichen würde, war mir bewusst. Als immer mehr Künstler in
die Praxis kamen, wurde mir auch klar, dass ich meinem Ziel
näherkam. Denn die Künstler wissen, wohin. Auch ich nutzte
später ihr Wissen, wenn ich eine Empfehlung brauchte.

In dieser seltsamen Zeit, als die Mauer tiefe Spuren in das
Leben der Menschen schnitt und hohe Subventionen die Kultur Westberlins stützten, war auch mein Beruf von diesen
Schicksalskonstellationen abhängig, und wir lebten in ganz
besonderen Umständen. Zwei Praxisgästebücher „Zeit- und
Zahngenossen", in die sich Schauspieler, Regisseure, Komponisten und Dichter eintrugen und sich viele Künstler „ein-
zeichneten", sind ein Zeugnis dieser ungewöhnlichen Jahre,
in der die Stadt wie ein eingerahmtes Bild hinter der Mauer
existierte und die Menschen wie eine Familie dicht zusam-
menrückten. Kleine Erzählungen sind in den Alben zu finden, schnell hingehuschte Gedichte, feine Collagen, auch
vollendete kleine Kunstwerke. Spuren, die das Kulturleben
in der Stadt, die damals viele schillernde Facetten hatte, in
der Praxis hinterließ.

Einmal im Jahr erwartete uns ein besonderer Höhepunkt.
Es war der Tag, an dem wir mit Künstlerfreunden vom Schult-
heiss-Chef in die Brauerei am Südhang des Kreuzberges zum
Umtrunk gebeten wurden. Er schickte einen Bus, den wir
mit Freunden vollluden. Dort angekommen, ging es gleich
ausgelassen, turbulent und gelegentlich überdreht zu, weil
man den Umgang mit jungem Bier erst lernen muss. Das Eis-
bein der Brauerei war legendär, und wenn wir tobten, schaute
Herr von Lühmann regungslos zu. Er hatte schon doppelt so
viel getrunken wie wir, doch er bewahrte Haltung und ließ

sich nichts anmerken. Er liebte es, wenn was los war, und genau genommen war er die letzte Bastion des Unternehmens gegen die Macht der Aktionäre. Denn diese wollten die Brauereistallungen loswerden, und gerade die prachtvollen Pferde waren einer der Höhepunkte unseres Besuches. Ein Dutzend ausgewählter, wie von Michelangelo erschaffener Exemplare und das Maskottchen des Unternehmens, ein mächtiger Ziegenbock, begrüßten uns dort. Auch für die Stadt war es ein Erlebnis, wenn die mit Fässern vollgeladenen Fuhrwerke mit Sechsergespann zu den Gaststätten trotteten und jedes Mal wie von allein vor der jeweils richtigen hielten. Sie waren wie die Zeitungskioske und eine gute Straßenbeleuchtung ein Stück Metropole und gehörten zur Tradition und Atmosphäre, von der eine Großstadt lebt. Besonders in einer Stadt, die vom Krieg verwüstet und geteilt war, waren sie Objekte der Zuneigung und der Identifikation, die zum Wir-Gefühl der Bürger beitrugen. Doch der Zeitgeist ist gnadenlos, und so verwundert es nicht, dass nur kurze Zeit, nachdem Herr von Lühmann in den Ruhestand gegangen war, die Stallungen aufgelöst und die Tiere in alle Welt verkauft wurden. Einige Jahre lang kam der einstige Brauereichef noch ab und zu in die Praxis. Er war gealtert und noch schweigsamer geworden. Nur wenn wir uns über die Feste und den Wein vom Kreuzberg, einer Hobbypflanzung von ihm, unterhielten, dessen Säure Tote so erwecken konnte, dass sie gleich senkrecht standen, strahlten seine Augen so glücklich wie früher.

Gustav „Bubi" Scholz, die Boxlegende dieser Zeit, hat im Album einen beschwörenden Satz über seine Zähne geschrieben und zudem eine kräftige Spur hinterlassen, indem er die Seite mit seinen Zähnen durchbiss. Diese pflegte er im Übrigen ganz besonders. Wie viele Menschen, die eine Kostbarkeit besitzen, war er, mehr als man von einem Boxer erwarten würde, um sie besorgt. Bubi, wie Scholz damals vom ganzen Volk genannt wurde, war *die* deutsche Bilderbuch-Sportlegende der Nachkriegszeit und die erste Rückmeldung Deutschlands auf dem internationalen Sportparkett. Ich mochte ihn auf Anhieb, auch weil er mich an meinen sehr geliebten Cousin Jacob erinnerte, der ein berühmter „Mensch ohne Knochen" im Moskauer Staatszirkus war und später, als seine Knochen sich nicht mehr biegen ließen, dort Vizedirektor wurde. Als ich klein war und ihm beim Üben zuschaute, musste ich ihn manchmal minutenlang ohrfeigen, damit seine Gesichtsmuskeln gestrafft wurden. Mit Bubi Scholz ist es mir ähnlich ergangen, als ich ihn im Wald beim Training begleitete. Ich sollte mit beiden Fäusten in seinen muskulösen Bauch hauen, und er wunderte sich danach, dass ich die Arme nicht mehr bewegen konnte und kurz vor dem Heulen war. Er liebte es, sich darzustellen, und im Grunde genommen war er nicht nur ein großer Boxer, sondern auch ein leidenschaftlicher Entertainer, der es genoss, Freunde um sich zu sammeln, sich in den Mittelpunkt zu stellen, um ausschweifend Heldenhaftes von sich selbst zu erzählen. Vermutlich weil ich ein dankbarer Zuhörer bin, haben wir schnell Sympathie füreinander empfunden, und obwohl ich die vorgetragenen Geschichten fast auswendig kannte, war ich doch immer wieder bereit, mich seinem Charme zu beugen, seinem Temperament und seinem bewegten Filmgesicht zu folgen, das sich im Lauf der Erzählung wie eine in Sturm geratene Landschaft ständig veränderte. Und als er eines Tages die Geschichte erzählte, wie seine ältere Schwester Hilde, die ihn als kleinen Jungen von der Schule abholte, von einem Polizisten nach ihrem Namen gefragt wurde, und sie die Frage mit „Hildegard" beantwortete, und als der Polizist auch noch wissen wollte, wie er hieße, und er daraufhin „Gustavgard" sagte, wusste ich, dass ich in ihm eine mir verwandte Seele gefunden hatte. Auch mir hätte allemal so etwas passieren können. Noch in der Schule, erinnere ich mich, sollte ich „zehn Griechen", ein Zahlwort mit einem Substantiv, deklinieren. Ich hatte aber, weil ich seit meiner Kindheit eine leichte Hörinsuffizienz habe, „zehn Agripen" verstanden. Da das Wort mir unbekannt war und ich mich nicht zu fragen traute, fing ich leise und verhalten an. Erst war es still, doch kurz darauf fingen die Schüler an zu kichern. „Was sagst du da?", fragte der Lehrer. „Zehn Agripen", antwortete ich schon im Bewusstsein des nahenden Unglücks, weil das Lachen der Klasse lauter wurde. „Setz dich, du Grippe", sagte der Lehrer. Auch Danka seufzt in ähnlichen Situationen: „Ach, du Agripe."

Bubi Scholz war, wenn er boxte, eine Bewegungsharmonie im Ring, und man sah, dass die Kampfästhetik ihm viel mehr bedeutete als die Schlageffizienz der Fäuste. Seine Strategie folgte einem Gleichmaß, weil ihm die Haltung im Kampf wichtiger war als der Sieg. Er schaute auf die linke Wade des Gegners, und sobald sich diese spannte, wich er vorsorglich aus, weil er wusste, dass ein Angriff mit der Rechten folgte. 1980 veröffentlichte er seine Autobiografie *Der Weg aus dem Nichts*, und ich erinnere mich, dass ich ihm geraten hatte, den Titel „Von Unten" zu wählen. Denn er war nicht nur ein Boxidol, er war auch ein Stehaufmännchen, das sich seiner Vorbildrolle für die Jugend, die ihn anhimmelte, bewusst war. So erzählte er immer wieder bis zur Erschöpfung der Zuhörer und seiner zierlichen Frau Helga, die jedes Detail kannte und miterlebt hatte, von seiner schweren TBC-Erkrankung, die er überwand, und wie er ein grandioses Comeback im Ring feierte. Ein seltenes Glück war es damals, das ihn noch einmal bis in die höchste Höhe brachte, als er gegen den Amerikaner Harold Johnson im Berliner Olympiastadion um die Weltmeisterschaft kämpfte. Beim Kampf saß ich ganz vorn am Ring und drückte die Daumen. Doch Bubi, der ein hübscher Junge und um seine Schönheit besorgt war, kämpfte zu defensiv und zu vorsichtig, weil er wusste, dass der Gegner hart schlug. Er wich den Attacken aus, unternahm zu wenig und verlor.

Auch das aufkommende Medienzeitalter vereinnahmte Bubi Scholz. Unterhaltungsstars dieser Zeit bevölkerten seinen mit Fotos, Plakaten und Kampfutensilien geschmückten Partykeller, und auch Bubi wandelte sich. Er besang Schallplatten, spielte kleine Rollen in Filmen, und der Schlager *Sie hat nur Blue Jeans* wurde ein Erfolg, der ihm mehr Geld brachte als alle Kämpfe im Ring. Das war auch für ihn nicht einfach zu verstehen, und Idole haben es besonders schwer, wenn sie altern. Sie wollen es nicht wahrhaben, dass die Welt sich verändert und wie eine plötzlich hereinbrechende Woge vieles, was gerade noch Bestand hatte, an den Rand der Geschehnisse spült. Ich erinnere mich an die Atmosphäre, die herrschte, als ich nach einigen Jahren Pause den Partykeller wieder besuchte. Obwohl die Welt sich inzwischen wieder einmal radikal verändert hatte, spielte im Keller noch immer dieselbe Musik, die verspiegelte Kugel an der Decke warf glitzernde Lichter umher, und wie in einem surrealen Salon tanzten dieselben Leute zum Takt.

So versuchten Helga und Bubi die Zeit aufzuhalten, aber in ihrem für die Architektur der Neuen Sachlichkeit von den Brüdern Hans und Wassili Luckhardt stilbildend gebauten Haus wurde es immer ruhiger, auch Helgas mit raffinierter Abendkleidung gefüllte Garderobenschränke verwaisten. Ab und zu sah ich sie noch in der Praxis. Bubi kam öfter, um aufgekratzt über seine Eroberungen und die neuesten Werbeaufträge zu berichten. Doch die Anfragen bröckelten weg, und um der fortschreitenden Vereinsamung zu entkommen, trank er öfter mal über den Strich. An einem Abend im Juli 1984 geschah das Unglück, dass er Helga – die einzige Frau, die er wirklich liebte – im Rausch durch die geschlossene Badezimmertür erschoss. Auch nach dieser Tragödie konnten wir uns einige Male treffen. Der Gefängniszahnarzt, ein ehemaliger Student von mir, erwirkte, dass Bubi, der wegen fahrlässiger Tötung zu drei Jahren Haft verurteilt worden war, mich zu Behandlungszwecken aufsuchen durfte. Dann trafen wir uns gegenüber der Praxis im „Ciao", erzählten uns Geschichten von früher und sprachen von Helga, die trotz ihrer äußerst zarten Statur ein Monument der Standhaftigkeit gewesen war und eine Klammer, die sein Leben im Griff gehalten hatte.

Für mich war sie ein Stück Großstadt, eine feine Person und ein stacheliges Insekt zugleich. Ich mochte sie sehr, doch wehe dem, den sie mit ihrer scharfen Zunge aufs Korn nahm, und das war meistens ihr Mann. Bei unseren Wiedersehen nach dem Unglück sah ich, dass aus der elegantesten Boxlegende dieser Zeit ein gebrochener Mensch geworden war. Vielleicht, weil ein Leben, das nur von der Gesellschaft eine Bestätigung erwartet, auf eine Droge setzt, die höchstwahrscheinlich flüchtiger ist als Kolophonium.

Am 10. Juni 1979, einundzwanzig Jahre nach unserer Ankunft in Berlin, feierten wir im „Tai Tung", dem chinesischen Restaurant von Herrn Hsiao und seiner ostpreußischen Gattin, den fünfzigsten Geburtstag ihres Schwiegersohns Harald Juhnke. Anfang der Sechzigerjahre hatte ich ihn bei Bubi Scholz kennengelernt. Ich saß mit einem Häusermakler und dessen in ein Dirndl gezwängten und nach Luft ringenden Begleiterin an einem kleinen Tisch, als Harald Juhnke sich unvermittelt dazusetzte, um nur einen Augenblick später etwas verlegen den Makler zu fragen, ob er vielleicht etwas Geeignetes, eine Villa in Dahlem oder Grunewald, für ihn an der Hand habe. Der Makler sah ihn erstaunt an und erwiderte: „Ich denke, Sie sind Schauspieler, woher wollen sie das Geld für ein Haus haben?" Juhnke war sichtlich betroffen und antwortete kleinlaut: „Ich habe etwas gespart." Und jetzt, zwanzig Jahre danach, im „Tai Tung", im Lärm der Hammondorgel und mit dem Wissen um seine mittlerweile unglaubliche Karriere, kam mir dieses Gespräch und das Bild des übervollen Partykellers von damals, in dem jeder jeden kannte, in Erinnerung – und ich schaute mich um. Auch jetzt war der Saal voll, aber ich kannte niemanden. Als ob er es gespürt hatte, kam Juhnke an unseren Tisch und flüsterte uns zu: „Diese Leute hier sind nicht meine Freunde, es sind Geschäftspartner", nahm das Mikrofon in die Hand und sang an unserem Tisch.

Harald Juhnke war ein Meister der Improvisation, eine heitere Gestalt der „Commedia del Arte" und ein geborenes

Wesen der Bühne, der keine Verstellung und keine Maske brauchte. Oft kam er in die Praxis nur auf einen Sprung vorbei. In seinem langen Staubmantel und Hut sah er aus, wie aus einem noblen Herrenjournal der Dreißigerjahre entsprungen, und er lächelte das sympathische und gewinnende Lächeln dieser Zeit. Er blieb im Mantel, der sich wie ein Theatervorhang um ihn legte, und für die kurzen Augenblicke seiner Anwesenheit verwandelte er die Atmosphäre in die eines vom Winde verwehten Romans.

Für die neue große TV-Show *Musik ist Trumpf*, die er in den Siebzigerjahren moderierte, gestaltete ich seine Zähne neu. Die Arbeit war nicht leicht, denn Juhnke war in Bezug auf sein Aussehen nicht wirklich eitel. In diesem Falle fügte er sich dem Wunsch des Produzenten. Während der Behandlung war er redselig, ungeduldig und störend. Er wusste, dass er gut aussah, dass sein Charme überwältigend war, und das reichte ihm.

Viele Jahre glaubte ich nicht an Juhnkes Alkoholexzesse, und die Berichte der Sensationspresse kamen mir übertrieben vor. Doch nach der Premiere des *Hauptmanns von Köpenick* wurde mir die Tragik seiner Existenz bewusst. Er wollte, dass Danka und ich bei der Premiere dabei sein sollten und brachte die Karten selbst in die Praxis, die er wie ein Zauberkünstler mit einem Trick aus meiner Kitteltasche hervorholte. Ohne Selbstmitleid spielte er einen gebrochenen Hauptmann, dem das Schicksal seines Lebens bewusst ist, aber auch, dass jeder Versuch, es zu ändern, ein noch größeres Unglück wäre. An diesem Abend, dem eine unvergesslich lange, betroffene Stille nach dem letzten Vorhang folgte, spielte er sich selbst.

VI

1967 übernahmen wir von der Besitzerin des Einrichtungshauses „Modus" eine Wohnung in der Zehlendorfer Lindenthaler Allee, in der das Badezimmer, einem perfekten

Fluchtort ähnlich, wie ein freistehender Kiosk zwischen Küche und Wohnzimmer so angelegt war, dass man im Notfall von beiden Seiten den Raum betreten oder verlassen konnte. Genauso wie das Bad, in dem mich am Silvesterabend 1943 der deutsche Kripochef Ulrich und seine ukrainische Freundin Stefa hinter einer verspiegelten Tür versteckt hielten, während hohe SS-Chargen im Wohnzimmer feierten. Wie in unbewusster Erinnerung an den Tag, als Ulrich mich aus den Fängen der ukrainischen Polizei befreite und mir das Leben rettete, habe ich die Wohnung genommen. Vielleicht, weil auch Opfer an die Orte ihres Schicksals in der Erwartung zurückkehren, unter alltäglichen Umständen noch einmal das Gewesene nachzuerleben, um sich von den Erinnerungsbildern zu befreien.

In dieser Zeit haben wir die berühmten Achtundsechziger erlebt, waren aber nicht in der Lage, ihnen ganz zu folgen. Wir waren glücklich, in Freiheit zu sein und endlich die Bücher lesen zu können, nach denen wir Sehnsucht hatten, die es aber in Polen nicht gab. „Erst muss die Gesellschaft verändert werden", sagten die jungen Leute in Berlin, die gerade mit Begeisterung Mao Zedongs *Rotes Buch* lasen. Und sie redeten sich die Köpfe heiß, wie das geschehen solle. In der Wielandstraße etwa, beim SDS mit seinem Büro zwischen dem Möbelgeschäft „Modus" und „Käpt'n Bilbos Hafenspelunke", wo Heinz Otterson nachts ab und zu Trompete spielte, Ingo Insterburg mit Karl Dall auftrat und unsere Freundin Christine Getränke servierte.

Viele unserer Freunde lasen mit Hingabe die amerikanische Erziehungsliteratur – mit fragwürdigen Folgen allerdings, weil die Kinder eher beobachtet als erzogen wurden. Ein gewolltes Chaos herrschte dann zu Hause, und diese Haltung pflegte man nach dem Motto „je schlimmer, desto freier die Kinder", und darauf war man stolz. Psychologie war damals groß in Mode gekommen und es gehörte zur Freiheit der Stunde, auch beim Zahnarzt ganz Persönliches über Partnerwahl und über das Sexualleben zu berichten. Die schockierende Offenheit insbesondere einiger Patientinnen machte mich sprachlos, da die sexuelle Befreiung wie eine Speise mit Politik und Haschisch in einem Topf verrührt wurde. Frauen politisierten sich noch heftiger als Männer, und als drei Jahre später die „Blumenkinder" mit „Make love, not war" die Parole der Zeit kreierten, haben einige unserer Freundinnen aus politischer Motivation blendend aussehende Chilenen, die nach dem Sturz Allendes das Land verlassen mussten, in ihre Wohnungen aufgenommen. Bei den Demos marschierten sie in den ersten Reihen, skandierten „Unter den Talaren der Muff von tausend Jahren" und erzählten gern später, als sie selbst akademische oder politische Karrieren gemacht hatten, von der Solidarität dieser Zeit. Sie verachteten den Konsum und hatten Angst vor den in den Startlöchern lauernden Technokraten. Vom Sozialismus aber, den wir gerade gottlob verlassen hatten, hatten die jungen Leute eine kindlich idealisierte Vorstellung und nicht mehr als partielles Wissen. Sie wussten nicht, was Repressionen sind, und sie hatten weder Not noch Gefahr wirklich erlebt, denn sie lebten in der Freiheit, schienen es aber gar nicht so richtig zu wissen. Genau genommen hatten sie Probleme mit ihren Eltern, rebellierten gegen sie und projizierten dieses auf die Hochschulprofessoren.

Aus den Praxisgästebüchern

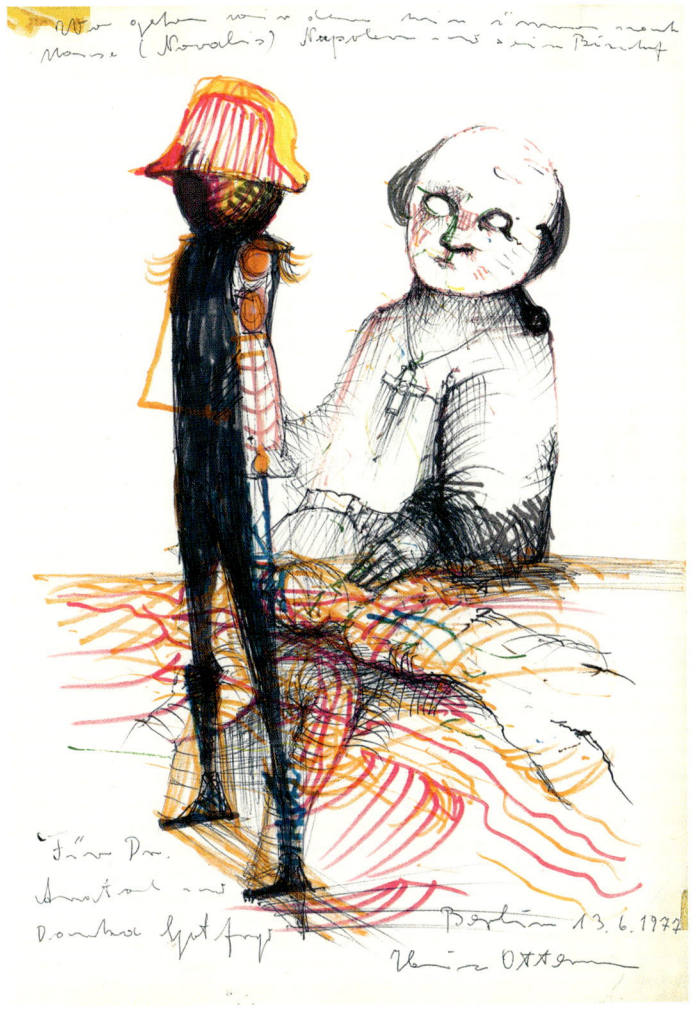

Heinz Otterson, Berliner Zeichner, Bildhauer und Dichter, 1977

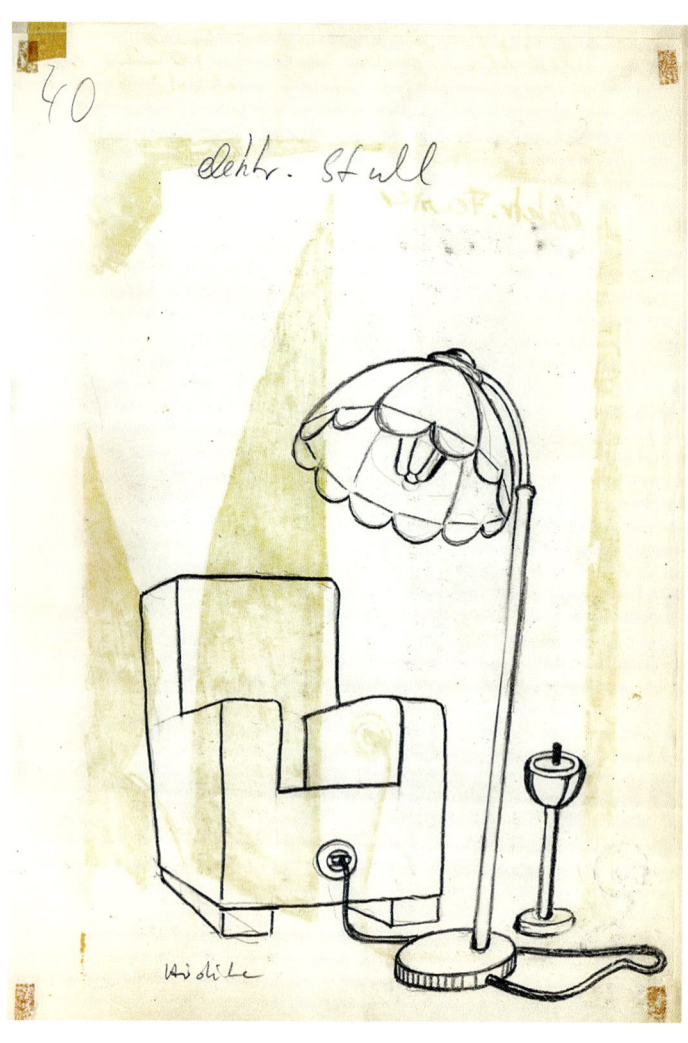

K. H. Hödicke, Maler, Konzept- und Objektkünstler, 1973

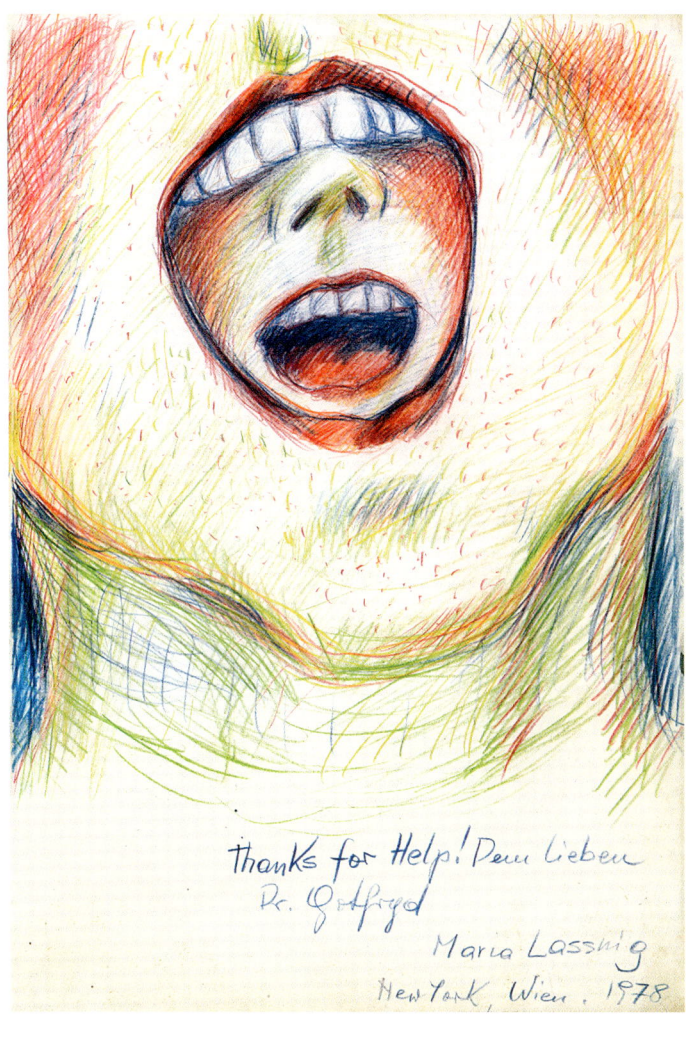

Maria Lassnig, österreichische Künstlerin auf den Gebieten der Malerei,
Grafik, Plastik und des Films, 1978

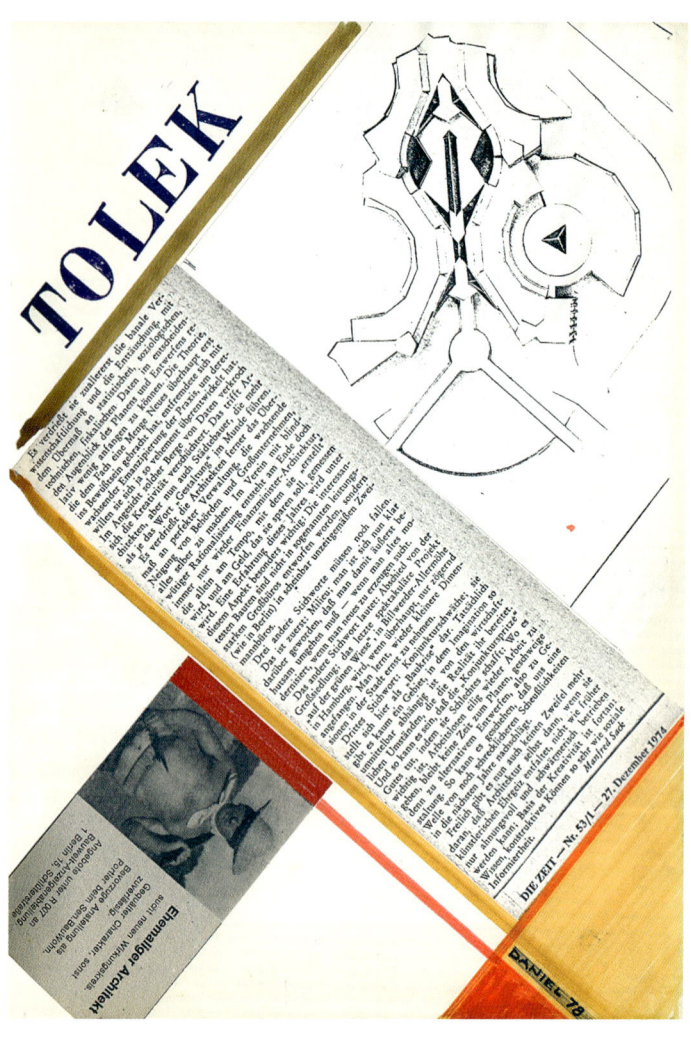

Daniel Gogel, Berliner Architekt, mit Entwurf für das Max-Planck-Institut für Astrophysik, 1978

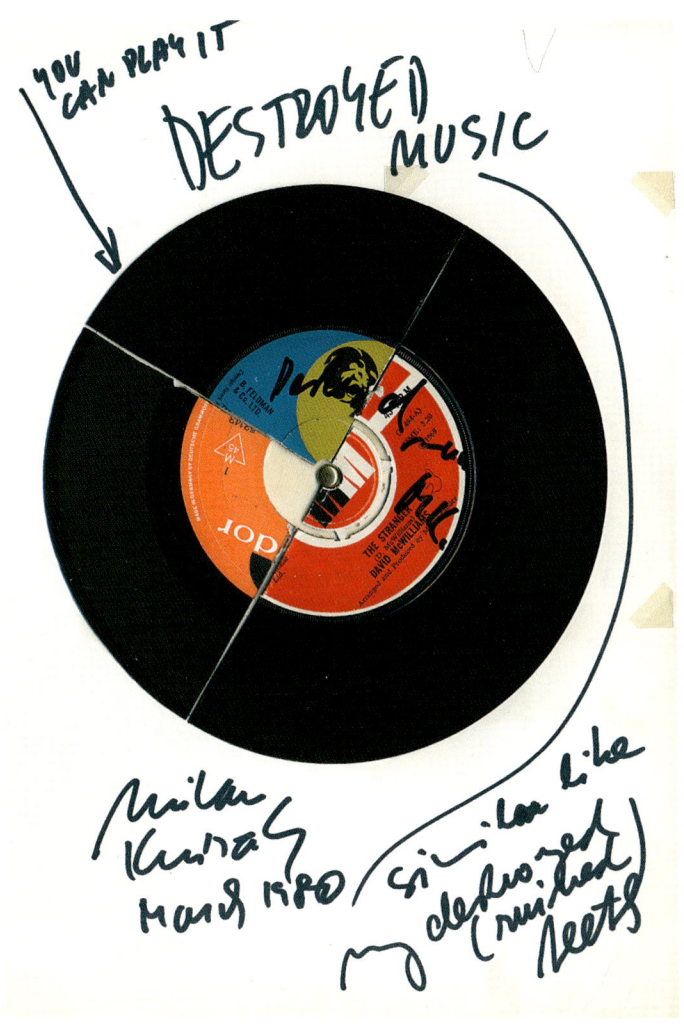

Milan Knížák, tschechischer Aktionskünstler, DAAD-Stipendiat in Westberlin, 1980

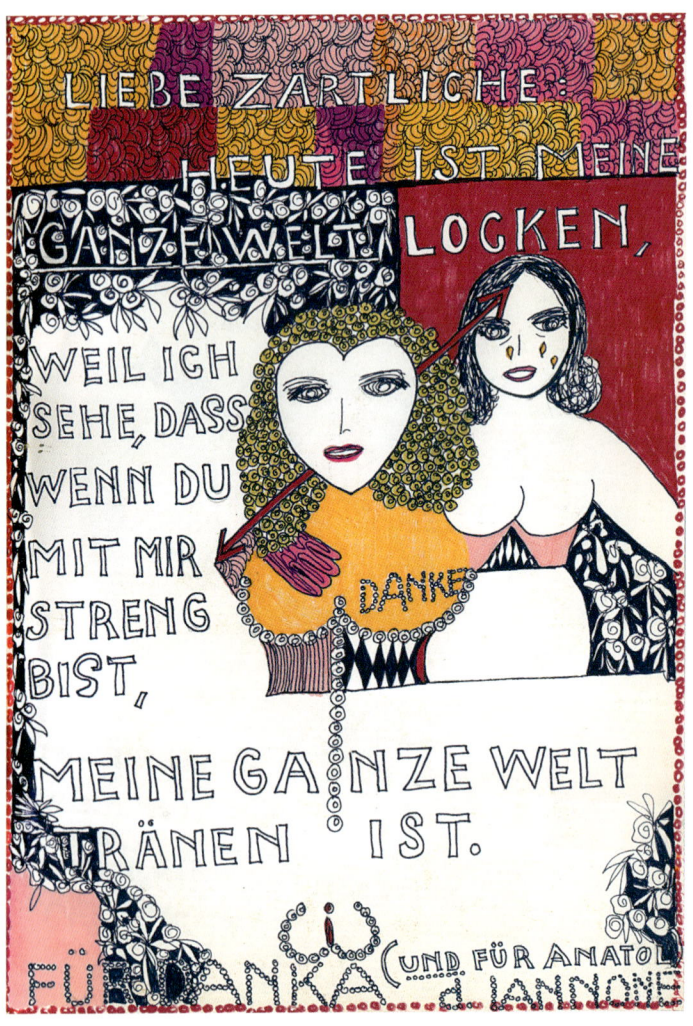

Dorothy Iannone, amerikanische Malerin und Objektkünstlerin, 1977

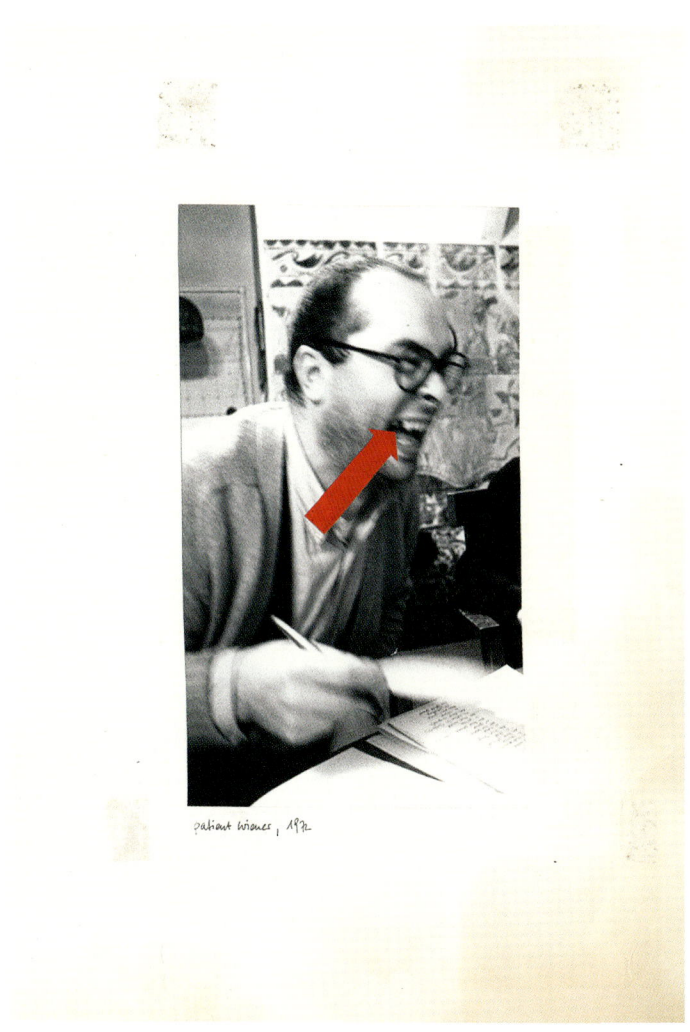

patient Wiener, 1972

Oswald Wiener, österreichischer Schriftsteller und Sprachtheoretiker, Mitglied der berühmten „Wiener Gruppe", 1972

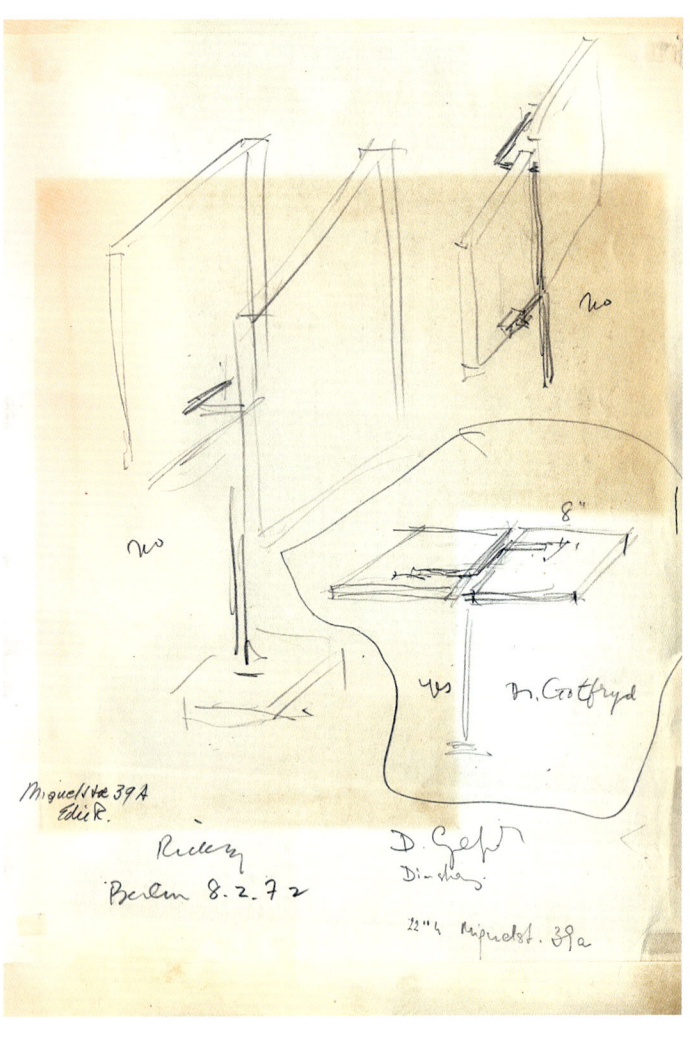

George Rickey, amerikanischer Bildhauer, einer der wichtigsten Vertreter
der Kinetischen Kunst, 1972

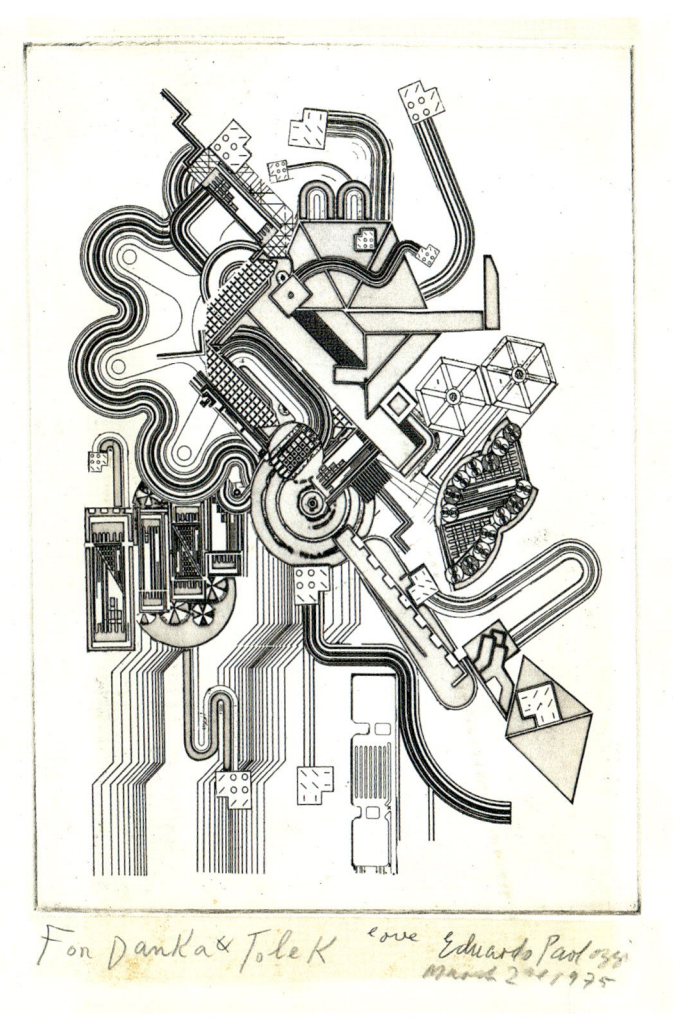

For Danka & Tolek   love Eduardo Paolozzi
                          March 2nd 1975

Eduardo Paolozzi, schottischer Maler und Bildhauer, prägend für die Pop-Art, 1975

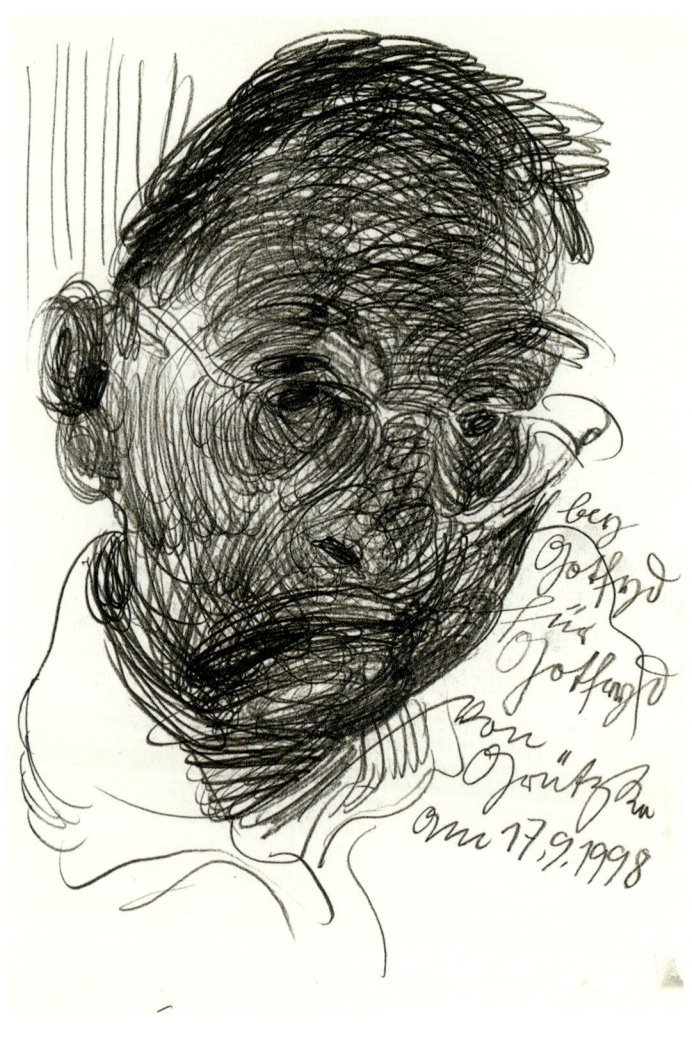

Johannes Grützke, Berliner Maler, Zeichner und Grafiker, Mitbegründer der „Schule der neuen Prächtigkeit", 1998

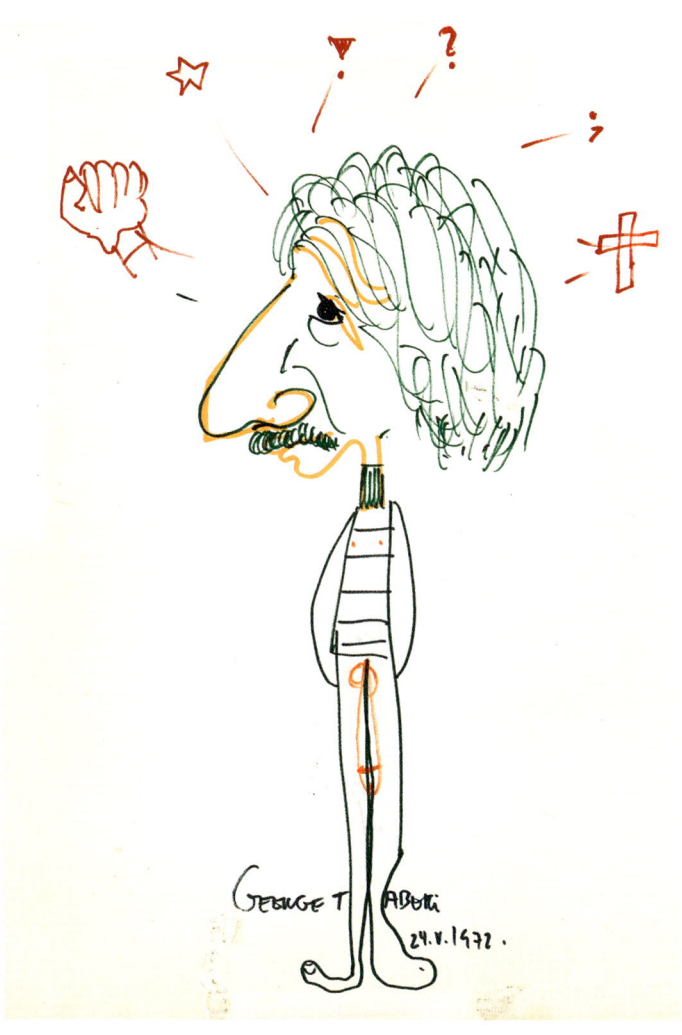

George Tabori, Schriftsteller, Dramatiker und Dramaturg, lebte in den USA, in Wien und Berlin, 1972

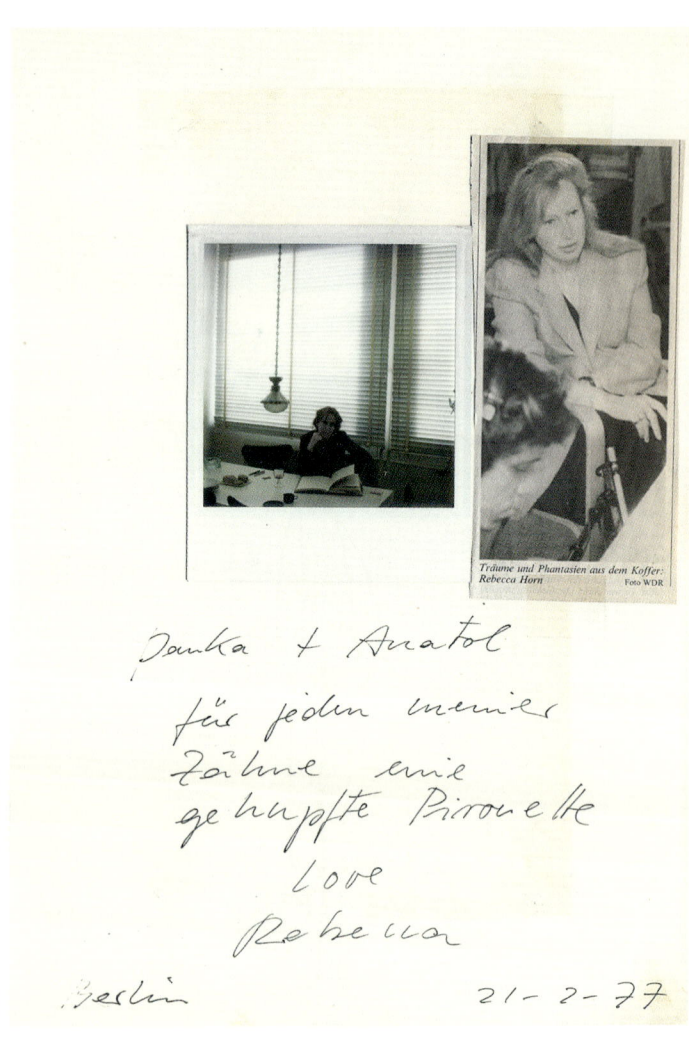

Träume und Phantasien aus dem Koffer: Rebecca Horn Foto WDR

Janka + Anatol

für jeden meiner
Zähne eine
gehupfte Pirouette

Love

Rebecca

Berlin   21- 2- 77

Rebecca Horn, Bildhauerin, Aktionskünstlerin und Filmemacherin, eine der profiliertesten deutschen Künstlerinnen, 1977

für Danka und Tolek.

Armando 84/85

Armando, Maler, Bildhauer, Musiker, Schriftsteller, Dramaturg und Schauspieler, einer der bedeutendsten niederländischen Künstler der Gegenwart,
1984/85

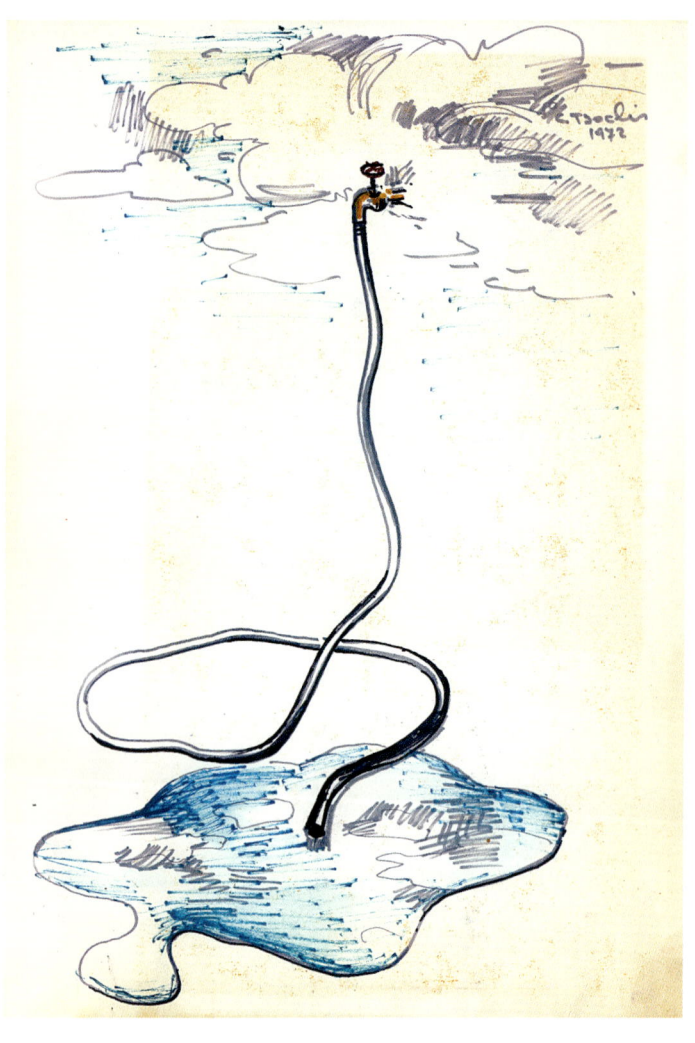

Costas Tsoclis, griechischer Maler, Bildhauer und Performance-Künstler,
DAAD-Stipendiat in Westberlin, 1972

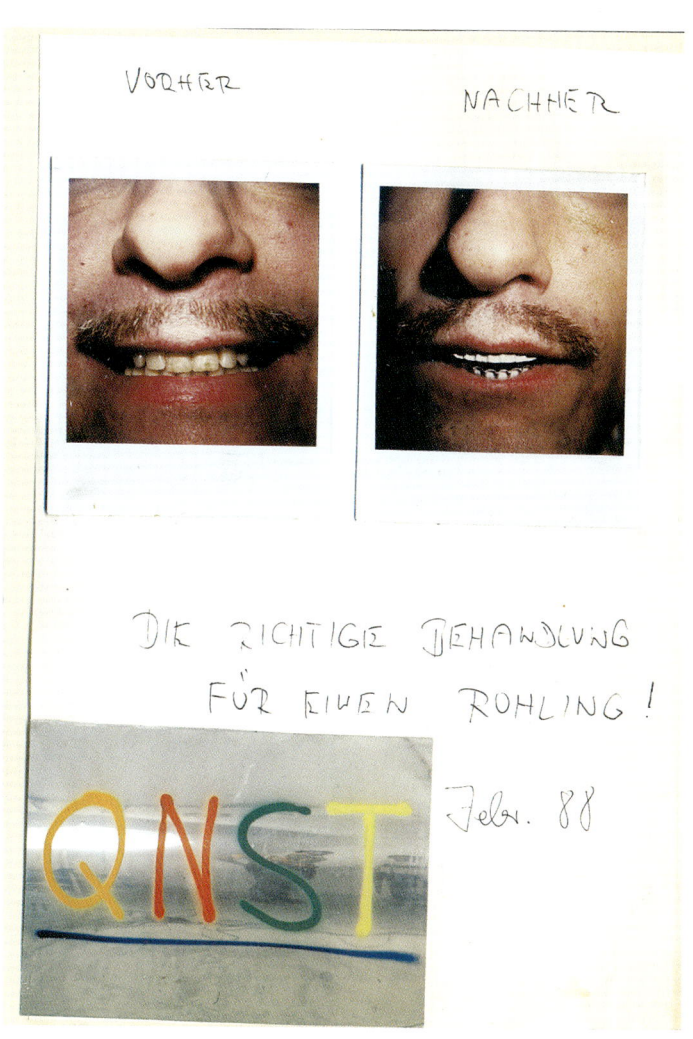

Gerd Rohling, Maler, Bildhauer, Objektkünstler, 1988

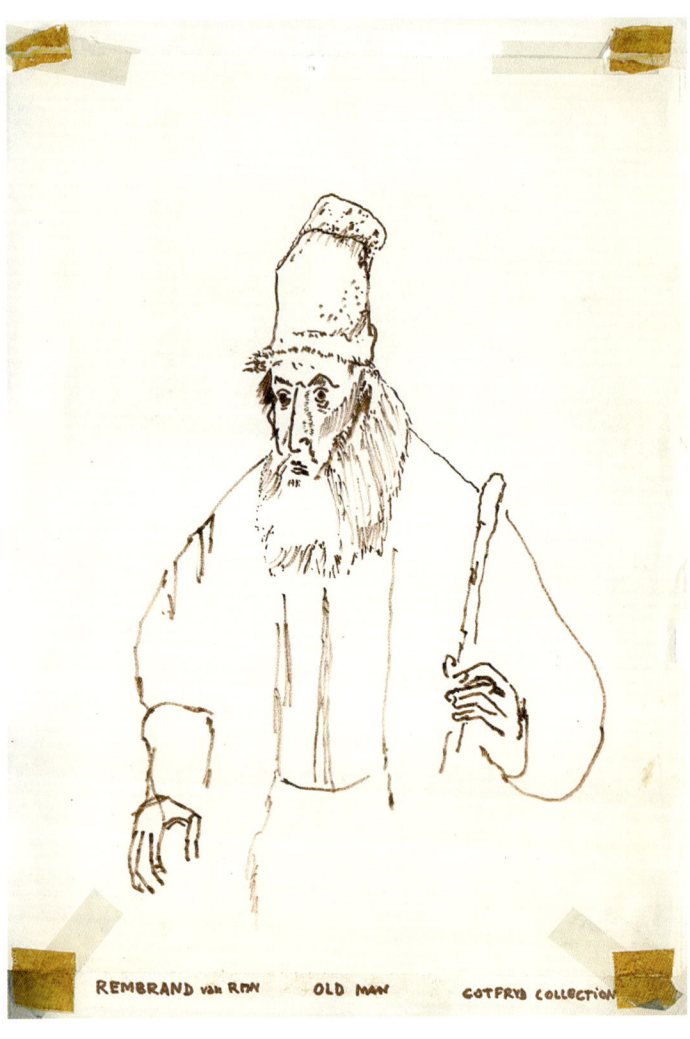

REMBRAND van RIN   OLD MAN   GOTFRYD COLLECTION

Zbigniew Herbert, der große polnische Lyriker und Dramatiker, war auch ein begabter Zeichner, ca. 1985

Erlebte Kunst

I

Erst Mitte der Sechzigerjahre konnte ich den Wunsch meiner Großmutter, den ich wie ein Vermächtnis empfand, erfüllen und nach Mailand reisen. Dort habe ich meiner Frau von Onkel Josef erzählt, den ich nur von einer Fotografie kannte, und dass ich voller Spannung und Erwartung auf die Begegnung mit dieser Stadt sei, die ich mir, ähnlich der alten Fotografie, in ausgeblichenen Honigfarben vorstellte. Doch Mailand empfing uns mit mörderischer Hitze; die hohe Luftfeuchtigkeit machte benommen und lähmte. Kreischend umfuhren zwei Straßenbahnlinien den ovalen Platz, an dem sich unser Hotel befand, und verwandelten den Schlaf in einen Halbschlaf voller Albträume. Im mächtigen Museum Pinacoteca di Brera, in dessen kühlen Räumen Kunststudierende bereits im achtzehnten Jahrhundert Schutz vor Hitze suchten, hofften auch wir, uns zu erfrischen. Den Eingang fanden wir jedoch verriegelt und darüber stand in großen Buchstaben „In restauro al fino dei lavori". Gerade als wir den Museumsbereich wieder verlassen wollten, ging unerwartet das Tor auf und wir konnten hinein. Die Museumsleitung ließ, wie wir erfuhren, einige Räume für eine provisorische Präsentation der Hauptwerke kurzfristig herrichten. Dort fanden wir berühmte Bilder einfach an die Wände gelehnt, und verwirrt stand ich minutenlang so nahe vor Raffaels *Vermählung der Maria*, dem vielleicht anmutigsten Bild der Kunstgeschichte, dass ich es mit den Schuhspitzen hätte berühren können.

„Erlebte Kunst", sagte man dreißig Jahre später zu einer solchen Erfahrung. Doch dieser Begriff entstand erst, als die großen Bilder vor dem direkten Kontakt mit dem Massenpublikum hinter Alarmanlagen und Panzerglas geschützt wurden. Auch die *Vermählung der Maria* hängt heute wie zur Bestätigung, dass Kunst sich mit niemandem verbrüdert und eine Distanz zum Publikum braucht, im Museum so hoch, dass man die kleinen Figuren nur noch aus einer seltsamen Perspektive betrachten kann. Für mich jedoch hat erlebte Kunst – im Gegensatz zu „erlebter Kunst" als Event – eine sinnliche und sehr persönliche Bedeutung, weil sie mir entgegen aller Wahrscheinlichkeit zu erleben vergönnt war.

„Der Weg ist das Ziel", meint eine buddhistische Weisheit, doch als wir am folgenden Tag zu Fuß zum Kloster Santa Maria delle Grazie aufbrachen, hätten wir es gern etwas kürzer gehabt. Unser Hotel lag im Osten der Stadt, das Kloster mit Leonardos *Abendmahl* unterhalb des Parco Sempione im Westen. Wegen der Hitze waren die Straßen menschenleer, aber in den vielen Bars und Cafés an den Kreuzungen konnte man sich mit einem Eisgetränk abkühlen. Man sah, wie die Leute durch eine Tür reingingen, fast ohne anzuhalten ihren Espresso im Gehen hinunterkippten und durch den anderen Ausgang ihren Weg fortsetzten. Am späten Nachmittag erreichten wir das Kloster. Eine wohltuende Kühle und ein so stark gedämpftes Licht empfingen uns im Refektorium, dass man einige Zeit brauchte, um den Raum wahrzunehmen, in dem sich nur eine schwarz gekleidete alte Frau tief gebeugt und fast schleichend zwischen den Sitzreihen bewegte. Noch waren die Kriegsspuren deutlich zu sehen. Einige Wände wurden von außen durch Holzgerüste gestützt, weil die Folgeschäden einer britischen, zwei Tonnen schweren Fliegerbombe, die in einer Nacht Mitte August 1943 im Kreuzgang detoniert war, noch nicht mit Sicherheit eingeschätzt werden konnten. Das Bild selbst überlebte wie durch ein Wunder, wohl auch, weil die Wand zum offenen Kreuzgang mit Sandsäcken in zwei Reihen gesichert war. Das spärlich beleuchtete Gemälde befand sich in einem erbärmlichen, wie vom Schwamm befallenen Zustand; nur wenige Gestalten konnte man als Umrisse wahrnehmen, andere dagegen waren kaum mehr zu erkennen. Andererseits war das Bild in dem vom Krieg gezeichneten Kloster gerade in diesem undeutlichen Zustand einfach so großartig, dass man es nie wieder vergisst. Ich hatte das Gefühl, dass das Bild den Raum in sich aufnahm und in ihm aufging. Die Dargestellten sind überlebensgroß, und der Augenblick ist hochdramatisch, denn soeben hat Christus verkündet: „Einer von euch wird mich verraten." Die Apostel sind aufgebracht, und hauptsächlich ist es die Sprache ihrer Hände, die ihr Entsetzen auf den Betrachter überträgt.

Erst viele Jahre später wurde das Bild nach jahrelanger Restaurierung der Öffentlichkeit wieder zugänglich gemacht, und wir schrieben bereits das neue Jahrtausend, als ich, diesmal mit meinem Sohn Beniamin, wieder davorstand. Die Kriegsschäden sind inzwischen beseitigt, doch um das *Abendmahl* jetzt sehen zu können, muss man einige Wochen vorher Eintrittskarten bestellen, die eine Besichtigungszeit von einer Viertelstunde ermöglichen. Doch diesen Termin versäumten wir. Zum Glück rettete uns die Kenntnis der italienischen Sitten. Pünktlich um zwölf Uhr waren wir wieder dort und erfuhren, dass einige Italiener ihr Mittagessen dem *Abendmahl* vorgezogen hatten. So ließ man uns hinein.

In Porto Maurizio, einem kleinen Städtchen an der ligurischen Küste, habe ich eine ähnliche Erfahrung gemacht. Porto Maurizio war 1923 mit dem benachbarten Oneglia, wo Benito Mussolini einst Lehrer gewesen war, auf Geheiß des Duce vereinigt worden, das neue Ensemble, das nun zwei Bahnhöfe und zwei Autobahnausfahrten hat, wurde in Imperia umbenannt. Dort setzte ich mich eines Nachmittags in dem schönen Art-déco-Café „Vittoria" an einen für Schachspieler reservierten Tisch, an dem bereits ein Mann saß, der den Eindruck vermittelte, er würde sich über einen Spielpartner freuen, zumal alle anderen Schachtische des Lokals bereits besetzt waren. Doch kurz vor 19 Uhr stand mein Partner plötzlich auf, entschuldigte sich und ließ mich mitten im Spiel sitzen – weil diese Zeit die heilige Stunde des Abendmahls ist, und diese gehört den Müttern Italiens.

Nach den vielen Jahren, seit ich das erste Mal hier war, waren das Kloster Santa Maria delle Grazie wie auch das Bild Leonardos kaum wiederzuerkennen. Erst jetzt konnte man deutlich sehen, wie Leonardos gemalter Raum den wirklichen verlängert. Eine moderne Lichtanlage ersetzt das Fenster, das von Leonardo ursprünglich auf der linken Seite als bescheidene Lichtquelle vorgesehen war, und bewirkt, dass das Bild in leuchtenden Farben strahlt. Auch sieht man deutlich, dass einer der Apostel einen Dolch hinter seinem Rücken hält, bereit, den Verräter zu töten. Das Bild ist mir unvergesslich, und trotzdem hatte es mich stärker beeindruckt, als ich es in dem noch vom Krieg gezeichneten Kloster sah. Jetzt, in der hochstilisierten Umgebung, war für mich seine sakrale Dimension verloren gegangen; es hatte sich in ein reines Kunstwerk verwandelt. Doch das Thema des Bildes bewegt mich heute genauso wie damals.

Zweimal wurde ich in der Zeit der deutschen Besatzungszeit in Polen, als Erpresser und Zuträger Hochkonjunktur hatten, denunziert, und ich überlebte nur, weil fremde Menschen mich retteten. An die Gesichter der Verräter erinnere ich mich genau, und auch an die der Erpresser, mit denen ich einmal in Berührung kam. Das war 1943 in Lemberg, einige Wochen vor meinem 13. Geburtstag, als ich von meinem Stiefvater mit etwas Geld zu seinem Freund geschickt wurde, das dieser dringend brauchte. Früher war er Anwalt in unserer Bezirksstadt Kolomea gewesen, und nun lebte er unter falschem Namen in einer gemieteten Wohnung. Ziemlich lange suchte ich seinen Decknamen auf der Mietertafel des großen Hauses. Dabei fiel mir der Name Axentowicz auf. Den merkte ich mir, weil ein populärer Maler so hieß, der auf farbenfrohe Porträts schöner Bauernmädchen spezialisiert war. Ich klingelte bei dem Anwalt, und als er die Tür öffnete, erkannte ich an seinem Blick, dass Gefahr drohte, denn in dieser Zeit musste ich immer auf der Hut sein, und meine Sinne waren in dieser Hinsicht aufs Äußerste geschärft. Im großen Wohnraum, der sich hinter dem kleinen Eingangs-korridor befand, sah ich zwei junge Männer stehen, die mit ihren zugeknöpften Mänteln und grauen Hüten wie Geheim-polizisten aussahen. Misstrauisch gingen sie auf mich zu. In formellem Ton fragte mich der Anwalt, was ich wünschte. Ich sagte, dass ich zu Frau Axentowicz bestellt sei, um etwas abzuholen. „Das ist eine Etage höher", sagte einer der jungen Männer scharf und warf mir einen argwöhnischen Blick zu. Ich bedankte mich und verschwand, so schnell ich konnte. Die beiden waren professionelle Erpresser. Sie raubten ihre Opfer aus und denunzierten sie dennoch, um die Spuren ihres Tuns zu verwischen. Als sie gingen, verließ der Anwalt die Wohnung sofort. Sie war nun „verbrannt". Er hatte Glück, fand eine neue, wechselte seine Identität und überlebte.

Erlebnisse dieser Zeit haben in mir Spuren hinterlassen, und oft geht es mir wie dem amerikanischen Künstler Ri-chard Tuttle, den ich wegen seiner filigranen Schöpfungen bewundere. Er erzählte, dass ein Lehrer ihn einmal verär-gert darauf aufmerksam gemacht hatte, dass er im Unterricht unkonzentriert sei. Das stimme nicht, habe er erwidert, er konzentriere sich nur gerade auf etwas ganz anderes. Auch ich tue das oft, und deswegen fühle ich mich in einer Gruppe Gleichgesinnter, die meistens das Gleiche denken, unwohl. Ich fürchte, in eine fremde Welt zu geraten, in der sich das Leben wie in konkaven oder konvexen Spiegeln verzerrt dar-stellt, und die mich, ohne dass ich es merke, beeinflussen und verändern könnte. Als der Vorstand eines Herrenklubs mich eines Tages zum Abendessen einlud, ging es mir wie dem Pariser Gynäkologen, als er zur Entbindung der französischen Königin gerufen wurde. „Sie sind sicherlich sehr glücklich, Monsieur, dass man sie hierher geholt hat, denn das wird ihnen eine besondere Reputation geben", sagte die Königin.

„Majestät", erwiderte der Arzt, „hätte ich keine, hätte man mich nicht hierher gerufen." Man bat mich, einen Vortrag zu halten, und einige Wochen später lud man mich zur Weihnachtsfeier ein. Diese fand im Empfangsraum eines Hotels statt. Die Atmosphäre war entspannt, am Weihnachtsbaum glitzerten die Lichter und Frauen bekannter Wirtschaftskapitäne schmückten den Raum. Der Vorsitzende des Klubs kam auf mich zu und fragte, ob ich etwas dagegen hätte, dass er mir die Klubnadel anstecke. Wie schon oft in solchen Situationen fand ich auch diesmal zu spät heraus, dass es sich um mehr als eine freundliche Geste handelte. Als ich aus meiner Begriffsstutzigkeit erwachte, war ich bereits Mitglied geworden. Mir war es wie der jungen muslimischen Frau ergangen, die ihre Mutter bei einer Hochzeitsfeier fragte: „Mama, wer heiratet hier?" „Du, mein Kind", antwortete die Mutter. Allerhand umständliche Verrenkungen waren dann notwendig, um mich von der Mitgliedschaft zu befreien. Natürlich war es für die Klubmitglieder eine ungeschriebene Pflicht, den Zahnarzt aufzusuchen, den sie als Einzigen in der Stadt in ihren Klub aufgenommen hatten. Doch solche Pflichten ergeben keinen Sinn. Man ist dann gezwungen, die Lebensgewohnheiten und Emotionen einer Gruppe zu übernehmen, die einem vielleicht ganz fremd sind, und nach einer Weile erkennt man sich selbst nicht wieder. Ein Arzt muss von einem zufriedenen Patienten empfohlen werden, damit er eine natürliche Distanz für seine Entscheidungen und in Grenzsituationen die Freiheit zum Improvisieren behält.

Doch im Entscheidungsgremium des Vereins der Freunde der Nationalgalerie mitzuwirken, mich für den Wiederaufbau der Sammlung und die Wiederbeschaffung der in der Nazi-Zeit abhandengekommenen Kunst einzusetzen, empfand ich als eine Chance, nutzbringend tätig zu sein. Die Kunst hatte mich ja ohnehin fasziniert. Und mit dem von Ludwig Mies van der Rohe als Tempel der Kunst eingerichteten Haus der Nationalgalerie war dem Verein eine Ikone der Moderne zur

Mitverantwortung in die Hand gelegt, eine Herausforderung, der sich keiner entziehen konnte. Zumal ich selbst in einer Atmosphäre aufgewachsen war, in der die Anknüpfung an das Überlieferte einen großen Einfluss auf die Identifikation mit dem Lebensstandort ausübte. Daher glaube ich, dass das Selbstwertgefühl des Menschen aufs Engste mit der Tradition verwoben ist und dass jedes Volk seine Geschichte annehmen muss, weil es natürlicher ist, sich auf gute traditionelle Werte zu besinnen, als von einer Nullposition in die Zukunft zu starten. Hinzu kam ein ganz persönliches Moment: Michael S. Cullen, einer meiner ältesten Freunde, dem wir die Neugründung des Vereins zu verdanken haben. Gerne würde ich über ihn ausführlich berichten, doch dies in wenigen Sätzen bei einer so komplexen Persönlichkeit zu versuchen, ist gar nicht möglich. Der Bericht würde sich ungewollt verselbstständigen und zu einer umfassenden Biografie ausweiten. Denn Mike, der Anfang der Sechzigerjahre aus den USA nach Berlin gekommen war, ist ein kleines Universum und ein Muster eines Privatgelehrten, wie es Spinoza einst war, einer der, sobald er seine Studierstube verlässt, sich in einen Riesen verwandelt. Mike hat bewirkt, dass Christo die Idee aufnahm, das Reichstagsgebäude zu verhüllen; nach der Wende stimmten dem Projekt auch die Bundestagsabgeordneten zu, wenn auch mit großen Widerständen. Ich war dabei, als der Fotograf Michael Ruetz im Winter 1971, also am Beginn des Projekts, uns vor dem Reichstag in einem solchen Abstand zum Gebäude fotografierte, dass die Fotografie und das Gebäude dem gleichen Maßstab entsprachen.

Mike ist vor allem ein Recherche-Genie. Auch die unzugänglichsten Archive der Welt haben vor seiner Neugier kapituliert, und ich habe oft erlebt, wie dürftig das Wissen ausgewiesener Experten in seiner Gegenwart war. Er hat Wesentliches zur Kulturgeschichte und zur Geschichte der Berliner Architektur publiziert, und für die in Buchform erschienene Geschichte des Reichstages hat er das Bundesverdienstkreuz bekommen. Als er 1964 nach Berlin gekommen war, hatte er zunächst eine Kunstgalerie eröffnet. Elf Jahre später hat er Dieter Honisch, der gerade das Amt des Direktors der Neuen Nationalgalerie übernommen hatte, ein Bild von Barnett Newman für die Nationalgalerie angeboten – zu einer Zeit, als Honisch mit dem Aufbau einer Sammlung der amerikanischen Gegenwartskunst begonnen hatte. Und obwohl die Grundkreditbank bereit war, die Hälfte der Kosten zu übernehmen, ist es nicht geglückt, den Rest aufzutreiben. Das Bild landete in Essen, aber Mike erinnerte Honisch, dass vor der Nazi-Zeit die Nationalgalerie einen Freundesverein hatte. Der, wäre er noch da gewesen, hätte jetzt für den Erwerb des Bildes einspringen können, und damit hatte er den Gedanken zur Reaktivierung des Vereins auf die Tagesordnung befördert. Für mich ist es eine Freude und schöne Erinnerung, zur damaligen, noch kleinen Gründungsgruppe gehört zu haben, insbesondere, da die erste Sitzung des Vorstandes und Kuratoriums des neugegründeten Vereins der Freunde der Nationalgalerie in unserem Ferienhaus stattfand.

Bald wurde es zur Gewohnheit, einmal im Jahr in Begleitung der Ehepartner auf Einladung eines Vorstands- oder Kuratoriumsmitglieds, das in eigener Regie die Vorbereitung und Planung der Reise übernahm, in mitunter weite Ferne aufzubrechen, um dort in einer Gruppe von etwa zwölf Personen ungestört über Ausstellungen und Neuerwerbungen zu beraten. Obwohl die Gruppe in vielerlei Hinsicht heterogen war, haben wir uns nach einer Anfangszeit des Austauschs von individuellen Befindlichkeiten zusammengerauft, um schließlich ein gut eingespieltes Team zu werden. Zumal gerade die vielen gemeinsamen Reisen die Freundschaften und Bindungen verstärkten.

Vor allem waren es Dieter Honisch und der Vorsitzende des Vereins, Peter Raue, denen in großem Maße zu verdanken ist, dass die Neue Nationalgalerie ihr altes Gewicht in der Sammlung der Moderne wiedererlangte. Vom Tag der Gründung im Juni 1977 an war Peter Raue einunddreißig Jahre lang die Seele des Vereins, der an die Noblesse des alten, kurz nach Ende des Zweiten Weltkrieges aufgelösten Vorgängers anknüpfte – an ein Vorbild, dessen Mitgliederliste sich wie ein *Who is Who in Germany* der Zwanzigerjahre liest. Peter Raue konnte wunderbar mit Künstlern aller Kunstrichtungen umgehen, und er beherrschte feinfühlig das delikate Spiel der Eitelkeiten, das er ohne den Eindruck, jemanden zu bevorzugen oder andere herabzusetzen, virtuos spielte. Er liebte die Künstler und war immer bereit, ihnen geduldig zuzuhören. Ich habe sein taktisches Talent bewundert, das sich insbesondere dann zeigte, wenn es darum ging, Neuerwerbungen den ewigen Miesmachern gegenüber so darzustellen, dass sie am Ende begeistert applaudierten.

Von dem Verein als Ganzes, über die Eitelkeiten, den Ehrgeiz und die gesellschaftlichen Ansprüche seiner Mitglieder, will ich noch nichts berichten. Da halte ich mich an einen Satz Tschu En Lais, des langjährigen chinesischen Premierministers und Mitstreiters von Mao Zedong, der auf die Frage, was er von der Französischen Revolution halte, antwortete: „Es ist noch zu früh, um darüber zu urteilen."

II

Die Biologiestunden im Gymnasium, in denen über verschiedene Theorien, wie das Leben auf der Erde entstand, gesprochen wurde, habe ich, weil es so bildhaft war, für immer im Gedächtnis behalten. Auch die Theorie des italienischen Gelehrten Lazzaro Spallanzani aus Pavia, der im achtzehnten Jahrhundert der Meinung war, dass bei heftigem Gewitter Kröten in den Wolken geboren werden und mit dem Regen vom Himmel auf die Erde fallen. Viele Jahrzehnte später ging ich nach einer stürmischen Nacht in den Keller, um nachzuschauen, ob Wasser dort eingelaufen war, und blieb wie angewurzelt stehen. Eine riesige Kröte kam mir entgegen und wie eine lebendige Bestätigung von Spallanzanis Theorie in den Sinn. Es gibt sie also, diese magischen Momente des stockenden Atems im Leben, in denen Wirklichkeit zur Legende wird.

Einige Jahre später erlebte ich Ähnliches. Nachdem Fürstin Maximiliane zu Fürstenberg Kuratoriumsmitglied des Vereins geworden war, lud sie uns auf ihr über dem Bodensee gelegenes Schloss Heiligenberg nicht weit von Donaueschingen zur Herbsttagung ein – zu einem Aufenthalt, der mir als besonders einzigartig und voller Erlebnismagie in Erinnerung blieb. Das Schloss, ursprünglich eine mittelalterliche Burg mit einem imponierenden Blick auf die Alpenkette, wurde im sechzehnten Jahrhundert aus einer älteren Burg im Renaissancestil als Sitz der Fürsten zu Fürstenberg umgebaut, mit einem eindrucksvollen quadratischen Innenhof, in dem sich auch der Eingang zu einer Kapelle befand.

Trotz dieser Umgebung lebten die Gastgeber eindeutig in der Gegenwart. Sie waren voll engagiert bei der Organisation der berühmten Donaueschinger Musiktage und bei der Einrichtung von Wohnungen, in denen junge MS-Kranke auch medizinisch betreut wurden. Obwohl uns ein halbes Dutzend livrierter Helfer umsorgte, habe ich bei dieser Herbsttagung so deutlich wie sonst nirgendwo erlebt, wie beglückend Tradition und Kultur miteinander verwoben sein können und wie die Verankerung der Gastgeber in der Tradition Distanzen verhindert und natürlichen Umgang sichert. In den Räumen des Schlosses strahlte noch der Prunk der Vergangenheit, den die wunderbar verblichenen Tapeten mildernd zurücknahmen. Und man sah, dass die alten Porträts keine Dekoration waren, sondern „Mitbewohner" des Schlosses, über die sich der Schleier der Zeit so gelegt hatte, als ob sie sich im Halbschlaf befanden. Nur ihre Gemäldesammlung und eine für ihre erlesene Auswahl illuminierter Handschriften berühmte Bibliothek waren außerhalb des Schlosses in Donaueschingen untergebracht. Dort, in der Fürstlichen Bibliothek, habe ich eine der ältesten Handschriften des Nibelungenliedes in meine vor Ergriffenheit zitternden, mit Schutzhandschuhen bedeckten Hände nehmen dürfen, um den magischen Moment zu erleben, einer großen Legende ganz nah zu sein, das Getöse und Geklirre der Schlachten um mich zu haben, das berauschende Glockengeläut der Kirchen zu hören und von den erhabenen, fast asketisch schönen Frauen des Mittelalters umringt zu sein.

Doch diese Reisen sind auch manchmal wegen der Ausgelassenheit der Gruppe nicht ohne Leichtsinn und Risiko gewesen und manchmal hatten sie einen, wenn auch nicht beabsichtigten, echten Abenteuerwert. Ende September 1994 lud der Stellvertretende Vorsitzende des Vereins, Hans-Hermann Stober, unter Freunden „Männe" genannt, zur Herbsttagung in sein auf Mallorca gelegenes Anwesen ein. Männe war ein Energiebündel, und er gehörte zu den Menschen, die ein dermaßen mitreißendes Temperament haben, dass man sich davor fast schützen muss. Es kam vor, dass er beim Anblick eines neuen Bildes vor Begeisterung mit dem Aufschrei „Ein Spitzenbild!" in die Höhe sprang oder beim ersten Blick in eine Galerie hingerissen „Malerei, Malerei" rief. Deswegen setzte ich mich eines Tages bei einer Ausstellungseröffnung vorsorglich in die letzte Reihe im Raum, um seinem von mir befürchteten überschwänglichen Begeisterungsausbruch über das Ausgestellte zu entkommen. Die Eröffnungsrede war noch im Gange, als Männe sich umdrehte, meinen Blick suchte und mit dem Zeigefinger der rechten Hand gegen die gespreizte linke von unten tippte, um mir seine Meinung „Es sind Spitzenbilder" mitzuteilen. Zum Glück war er sparsam und daher kam er auch meistens rechtzeitig zur Besinnung. Wir liebten seine Ehrlichkeit, zumal sein Temperament ihm keine andere Wahl ließ. Er war Familienvater, selbstständiger Bauunternehmer und betrieb eine Non-Profit-Galerie im „Kutscherhaus" am Berliner Kreuzberg, in dem jahrelang legendäre Ausstellungen und wunderbare Feste stattfanden.

Außerdem war er ein besessener Sammler, der von sich sagte: „Der normale Mensch hört auf zu kaufen, wenn er keine freien Wände mehr hat. Ich kaufe weiter."

Männe war in Karlsruhe geboren, hätte aber auch Schwabe sein können, und dieser Umstand ist uns beinahe zum Verhängnis geworden. Noch vor unserer Ankunft auf Mallorca hatte er ein Ausflugsboot gemietet, um uns die Westseite der Insel von der See aus zu zeigen. Erst später haben wir erfahren, dass von den Behörden wegen der hochgradig stürmischen See für diesen Tag ein Auslaufverbot erlassen worden war. Als wir ins Boot stiegen, wussten wir nichts davon, zumal im Hafen von Wind und Wellengang kaum etwas zu spüren war. Männe, dem es schwerfiel, auf das bereits abgeschlossene Arrangement zu verzichten, gelang es, die Bootsleute zum Auslaufen zu überreden, und wir sind bei bester Laune ins Boot gestiegen – um dann gleich außerhalb des Hafens in eine andere, aus immer größeren Wogen bestehende Welt zu geraten, wie ich sie von Abbildungen der Sintflut in meiner Kinderbibel kannte, als die Arche Noah auf die Höhe des Berges Ararat emporgehoben wurde, um im nächsten Augenblick zwischen turmhohen Wellen in eine unendliche Tiefe zu stürzen. Mir war es, als ob ich wieder in der Schule gewesen sei und meinen aufgewühlten Religionslehrer sagen hörte: „Der Donner donnerte, die Blitze blitzten, die Trommeln trommelten, die Posaunen posaunten, und die Sintflut begann." Ich lachte damals laut auf, worauf der Lehrer, ohne den Tonfall zu verändern, mit dem Zeigefinger erst auf mich, dann auf die Tür zeigte und mit „Raus" die Aufzählung des Sintflut-Szenarios abschloss. Doch jetzt, wo an eine Umkehr nicht mehr zu denken war, war mir nicht mehr zum Lachen zumute. Krampfhaft versuchte der Steuermann, den Kurs gegen die Wellen zu halten, damit wir nicht kenterten. Irgendwann erreichten wir eine Bucht, in der es etwas ruhiger zuging. Dies sei unsere letzte Chance zum Umdrehen, bevor wir noch weiter ins offene Meer hinausgetrieben würden, meinte der Steuermann – mit dem Risiko allerdings, an den Felsen zu zerschellen. Das Manöver gelang, und als wir erschöpft den Hafen erreichten, fragte der dort auf uns wartende Gastgeber, wie es war. Er selbst war nämlich nicht dabei gewesen. Wie der Schotte, der alleine auf seine Hochzeitsreise fuhr, weil die Braut die Gegend bereits kannte, war er am Ufer geblieben.

Auf Mallorca begegnete ich das erste Mal meinem Alter. Ein Krösus hatte die Vereinsführung in seine mit Mauern, Zäunen, elektronischen Warnanlagen und Bodyguards geschützte Wohnanlage zum kleinen Empfang geladen. Dem Topkapi-Palast in Istanbul ähnlich, bestand sie aus einzelnen, locker in der Parkanlage liegenden „Kiosken", die unterschiedliche Funktionen hatten. Der Gastgeber und seine atemberaubend schöne asiatische Gattin empfingen uns freundlich. Das Essen war erlesen, und wir schauten in die Ferne nach Formentera. „Du musst dich im Namen von uns allen für den Empfang bedanken", bat mich Peter Raue. „Wieso ich?", fragte ich verwundert. „Weil du der Älteste bist." Mir wurde klar, dass das Bewusstsein des Alters einem von außen aufgezwungen wird, denn solange man Erwartungen, Visionen und Feinde hat, bleibt man jung. Nicht zufällig sprach Trotzki von der „permanenten Revolution", weil er befürchtete, dass mit der Ruhe die Unbeweglichkeit kommt.

In Sachen Kunst war ich oft und gern unterwegs und genoss es, dass sich manchmal verschlossene Türen für mich öffneten. Als ich einmal nur einen Tag in Basel bleiben konnte, führte mich der Direktor der Kunsthalle nachts durch die Alighiero e Boetti-Ausstellung, in der ich besondere Freude an den auffällig überdimensional gestalteten Briefumschlägen fand, die der Künstler an bedeutende Gestalten der Weltgeschichte wie Leonardo oder Michelangelo adressiert hatte und die, von der Post mit Vermerken wie „Adressat nicht ermittelt" oder auch schlicht „Unbekannt" gleichmütig zurückgesandt wurden.

Damals, in einem Spätherbst in der zweiten Hälfte der Achtzigerjahre, war ich in die Schweiz gekommen, um in einem kleinen Ort zwischen Basel und Bern meinen Freund, den großen fotorealistischen Maler Franz Gertsch zu besuchen. Einige Male zuvor war ich schon bei ihm zu Besuch gewesen, doch besonders in der Atmosphäre des Vorwinters genoss ich die Geborgenheit seines aus dunklen Holzbalken gefertigten Bauernhauses, das wie eine massige Urgestalt und eine hochherrschaftliche Burg die Umgebung und den Garten um sich beherrschte. Die letzten Sonnenstrahlen legten sich mild auf die Hügel der Voralpen, aber die Kühle der Luft ließ mich spüren, dass wir uns bereits im Vorwinter befanden und dass sich bald alles in eine schneebedeckte Landschaft verwandeln würde.

Als ich mich Mitte der Siebzigerjahre mit Gertsch anfreundete, konnte man schon ahnen, dass ein neues Zeitalter anbrach und dass er diese Entwicklung mit seiner fotorealistischen Kunst vorwegnahm, weil wir die Augenblicke der realen Welt festzuhalten versuchen. Wie wichtig das ist, habe ich nach dem Krieg begriffen, als ich bemüht war, eine Erinnerungsfotografie meiner Großeltern aufzuspüren. Die einzige, die ich fand, auf der mein Großvater lächelt und die Großmutter ihre kurzsichtigen Augen zukneift, ist mir so ans Herz gewachsen, dass ich nur die Augen zu schließen brauche, um die beiden fast lebendig zu sehen.

Doch jetzt schaute ich von meiner Schlafstelle, die sich neben dem Diaprojektor ganz weit hinten im Atelier befand, fasziniert zu, wie Franz an einem großen Patti-Smith-Bild arbeitete. Bei vollem Licht mischte er die Farben, dann schaltete er den Projektor aus und betupfte blitzschnell mit einem kurzborstigen Pinsel die Stellen auf der Leinwand, die er als Farbpunkte und Lichtreflexe im Gedächtnis behielt, weil es bei eingeschalteter Projektion nicht möglich war, die Objekte zu malen. Auch deswegen haben die Kunstwerke, die hier entstanden, ihre Ausmaße, die Verteilung von Licht und

Schatten, mit der Fotovorlage später nichts mehr zu tun, und es wurde deutlich, wie der Künstler durch sein subjektives Empfinden aus dem Dia eine ganz andere Welt und eine andere Realitätsebene erschuf. „In der Kunst muss man wiederholen, was es noch nie gab", hat der Berliner Bildhauer Rolf Szymanski einmal gesagt. Auch die Meinung des Direktors der Berliner Nationalgalerie in der wilhelminischen Zeit, Hugo von Tschudi, „Die malerische Darstellung gibt die Dinge wieder, wie sie scheinen, nicht wie sie sind", hat hier eine ganz besondere Bedeutung. Auch Franz Gertsch hatte noch als junger Mann in einer Art Lebensmanifest selbst geschrieben: „Denn meine Stärke ist, das Fantastische, das Bild der Sehnsucht aus nächster Nähe, aus greifbarer Distanz, mit realistischen Mitteln, gleichsam in einem magischen Spiegel einzufangen." Ich war begeistert. Franz sah das und lachte. „Wenn man es kann", sagte er, „ist es keine Kunst, und wenn man es nicht kann, erst recht nicht."

„Ich möchte ein Bild von dir kaufen", sagte ich eines Tages, als Franz Gertsch in Berlin weilte. „In einem handlichen Format allerdings, weil wir keine musealen Wände haben." An einem späten Abend rief er an und sagte, er habe ein Motiv, das sich für ein kleineres Bild eignete, gefunden, einen 3 x 3 Millimeter-Diaausschnitt, den er uns sofort zeigen wolle. Eine Stunde später half ich, das Auto auszuladen: eine Leiter, einen Vorführapparat und eine riesige Leinwand, die wir an die Wand des Wohnzimmers nagelten. Gegen Mitternacht konnten wir mit der Vorführung beginnen, und der Morgen dämmerte bereits, als wir mit der vermutlich längsten Demonstration eines winzigen Fotodetails fertig waren und erschöpft die Sachen wieder im Auto verstauten. Sonne, Schatten und Lichtreflexe spielen in dem fertigen Bild zwischen den Ästen einer Birkenbaumlandschaft, an denen bunte Wäsche zum Trocknen hängt. Man hat das Gefühl, an einem schönen Sommertag in strahlender Atmosphäre im Garten zu sein. Ich liebe das Bild, und die

Unmittelbarkeit der hier erlebten Kunst ist für mich genauso wichtig wie seine Qualität.

Als Franz Gertsch einige Jahre später die begehrte Kaiserring-Ehrung der Stadt Goslar zuerkannt wurde, machte ich mich mit dem Direktor des Kupferstichkabinetts, Alexander Dückers, auf den Weg dorthin. Während der Preisverleihung ging es im Kaisersaal festlich zu. Franz, der mit dem großen Ring geschmückt war, hielt eine schöne Rede. Er wirkte bewegt und schaute ab und zu von dem Podest zu seiner Frau Maria hinunter, die in der ersten Reihe saß. In ihrer stillen, zurückhaltenden Art hatte sie immer die Kraft gehabt, ihn mit verständnisvoller Resonanz zu begleiten.

Das Museum hatte damals im Eingangsbereich eines seiner riesigen Frauenporträts gehängt und es war fast beklemmend wahrzunehmen, wie das Bild nicht nur den Raum, sondern auch die Emotionen der Anwesenden dermaßen beherrschte, dass alle immer wieder gezwungen waren, in seine Richtung zu schauen. Aber auch der Wirkung seiner Holzschnitte, in denen sich hinter einem zarten Farbschleier geisterhafte Landschaften und Frauengesichter wie im Nebel verbergen, konnte man sich nicht entziehen.

Einige Male bin ich in Goslar gewesen, doch diese übergepflegte, wie mit Firnis überzogene Stadt ist mir fremd geblieben. Doch diesmal freute ich mich auf den Besuch. Ich hatte vor, meinem Freund Alexander eine Arbeit von Günther Uecker zu zeigen, die er noch nicht kannte. Es ist Tradition, dass nach der Preisverleihung bei schönem Wetter ein kleines Fest im Museumsgarten stattfindet, und das war die willkommene Gelegenheit, Ueckers eindrucksvolle Installation aufzusuchen. Sie ist nur vom Garten durch eine in die Erde eingelassene, kaum sichtbare Treppe zu erreichen, die tief in ein düsteres, bunkerartiges Verlies hinunterführt. Dort hat der Künstler mehrere, Telegrafenmasten ähnliche Holzpfähle schräg in die Erde gerammt. Als sie fest verankert waren, hat er sie mit einer Axt spitz behauen. Wie in einer düsteren mittelalterlichen Folterkammer kommen sie einem bedrohlich entgegen, und der Betrachter hat das Empfinden, aufgespießt zu werden. Erinnerungen aus der NS-Zeit, als ich versteckt mit anderen Kindern in einem ähnlichen Raum saß, während die betrunkenen SS-Männer über uns brüllten, wurden in mir wach, und mit Herzklopfen verließ ich den Raum rückwärts, weil ich die spitzen Pfähle, die wie ein auf mich gerichtetes Exekutionskommando wirkten, im Auge behalten wollte. So hatte ich die Installation bei einem früheren Besuch erlebt, und nun suchten wir minutenlang den Eingang im Garten, doch wir fanden ihn nicht. Ein kirmesartiges Fest tobte um uns herum, und über dem Eingang zu Ueckers Kunst war, wie wir nach einer Weile erfuhren, eine Wurstbude aufgebaut. Die Stadtverwaltung hatte es aus Platzgründen so veranlasst. Ratlos standen wir einige Zeit davor, doch in Anerkennung des volksnahen Pragmatismus haben auch wir uns der ausgelassenen Stimmung hingegeben und an der Bude Bockwurst und Bier bestellt.

III

Als ich in den letzten Augusttagen 1993 unsere Freunde von der Nationalgalerie nach Warschau und Łódź einlud, lag mir daran, ihnen ein Land zu zeigen, das sich um den Wiederaufbau seiner Kulturdenkmäler besonders verdient gemacht hatte. Am Beispiel eines Landes, dessen Städte nach dem Krieg in Schutt und Asche lagen, wollte ich ihnen vor Augen führen, welche Bedeutung für die Menschen die Wiederanknüpfung an die Tradition hatte. In Polen wird erzählt, dass ein junger Mann einen Professor um Rat fragte, was er machen müsse, um Intellektueller zu werden. „Bringen sie mir drei Diplome, dann sehen wir weiter", erwiderte der Gelehrte. Nach Jahren erschien der Mann wieder bei ihm und legte seine in Philosophie, Kunstgeschichte und Psychologie erworbenen Diplome vor. Doch der Professor meinte: „Leider habe ich damals zu sagen versäumt, dass die Diplome von Ihrem Großvater und Vater und nur das letzte von Ihnen sein sollte." Ich bin dagegen überrascht gewesen, wie gering das Interesse am Überlieferten in Deutschland ist und wie oberflächlich das Wissen meiner sonst sehr weltoffenen Freunde über das so nah bei Berlin liegende Nachbarland war.

Für die Polen sind die Städte Krakau und Warschau so etwas wie „nationale Weltzentren". Aber auch Österreich ohne Wien, Frankreich ohne Paris oder Großbritannien ohne London sind kaum vorstellbar. Diese Städte sind Symbole und tragen durch Tradition, Größe und ihr kulturelles Gewicht dazu bei, dass ein Volk sich als Nation empfindet. So war es ganz natürlich, dass die polnische Regierung nach der Befreiung im Januar 1945 sofort in die Hauptstadt zog. Zwar war dieser Entschluss, wie es sich bald herausstellte, zunächst übertrieben optimistisch, weil in der fast vollständig zerstörten Stadt, besonders in dem extrem kalten Winter des Jahres 1945, kaum brauchbare Unterkünfte zu finden waren. Deswegen musste ein Teil der Administration zunächst nach Łódź ausweichen. Doch schon wenige Wochen später war die Regierung in Warschau untergekommen. Deswegen war ich im Herbst 1989 überrascht, dass die deutschen Politiker, als die Mauer fiel, sich ganz anders verhielten. Freunde versuchten mir dies mit der Geschichte Deutschlands zu erklären. Ich habe es verstanden, konnte es aber nicht einsehen, weil Nationen sich doch nicht nur durch Sprache definieren, sondern auch durch Symbole, auf die man stolz ist. Die Tage, als Christo den Reichstag verhüllte und in ein gigantisches Verbrüderungsfest umformte, waren ein schlagender Beweis dafür, wie stark diese Sehnsüchte sind.

Damals, beim Mauerfall im November 1989, stand ich mit meiner Frau und unseren Freunden Veronika und Peter Nestler auf der Glienicker Brücke, die in der Zeit des Kalten Krieges eine düstere Berühmtheit erlangt hatte. Hier, zwischen Berlin und Potsdam, tauschte man zwischen Ost und West Menschen aus wie Waren, so auch 1962 den berühmten U2-Piloten Gary Powers gegen den russischen Meisterspion Rudolf Abel. Der Tag war warm und sonnig und die Atmosphäre, als ob man über die Havel-Gewässer in einem Luftballon schweben würde. Peter und Veronika weinten vor Glück. Die Ostwachen hatten sich, von den Ereignissen der letzten Tage verunsichert, hinter die Brücke zurückgezogen, von wo sie die Vorbeifahrenden nur noch lax, fast chaotisch und entgegen der uns allen bekannten Erfahrung überhöflich kontrollierten. Auch wir betraten die Brücke wie eine plötzlich enttabuisierte Zone, und obwohl der Blick auf die andere Seite uns gut vertraut war, kamen uns die Havel und die Potsdamer Landschaft ganz neu und anders vor, als wir sie von der Westuferperspektive her kannten. Sogar heute, nach so vielen Jahren, steckt die Erinnerung an dieses Erlebnis noch so tief in mir, dass ich jedes Mal beim Überqueren der Brücke das Gefühl habe, jemanden dort sofort umarmen zu müssen. Veronika und Peter überlegten, wie sie schnellstens von Köln nach Berlin umsiedeln konnten. Ihre Berliner Wohnung hatten sie Jahre zuvor einem Freund überlassen, mit der Option, sie im Falle einer solchen Entwicklung, die jetzt eingetreten war, wieder zurückzubekommen. Peter war zu der Zeit Kulturdezernent in Köln, doch seine besonderen Verdienste hatte er Jahre zuvor in Berlin erworben. Ende 1962 hatte er die Leitung des Künstlerprogramms der Ford Foundation von den Amerikanern Carl Haas und Shepard Stone übernommen und ab 1965 im Rahmen des Deutschen Akademischen Austauschdienstes weitergeführt.

Dieses Programm hat, wie seit 1974 auch das Aspen Institute, seit 1981 das von Peter Wapnewski geleitete Wissenschaftskolleg, das Künstlerhaus Bethanien unter Führung von Michael Haerdter und die Akademie der Künste, mit großzügigen Stipendien für Künstler und Wissenschaftler aus aller Welt den Aufenthalt in Berlin attraktiv gemacht. Im Mikroklima der belagerten Stadt fanden sie eine günstige Arbeitsatmosphäre vor, und viele, wie der Amerikaner Ed Kienholz, der Schriftsteller George Tabori oder der Bildhauer George Rickey, sind länger geblieben. Einige von ihnen blieben für immer in Berlin, wie der Pole Karol Broniatowski, der gerade zu dieser Zeit, in der zweiten Hälfte der Achtzigerjahre, im Maschinenhaus des Schlosses Glienicke an seinem berühmt gewordenen Mahnmal für die deportierten Juden Berlins am Bahnhof Grunewald arbeitete, der Tscheche Rudolf Valenta oder der britische Lichtkünstler Peter Sedgley, der in unserer Praxis zur Ablenkung der Patienten eine in vielen Farben changierende, sich ständig verändernde, aus Streifen und Punkten bestehende abstrakte Lichtprojektion über dem Behandlungsstuhl installierte.

Die DAAD-Programme, von denen die Künstler aus Ost und West profitierten, waren in erster Linie als eine geistige Überlebenshilfe für die eingemauerte Stadt gedacht gewesen, die nicht veröden und vergessen werden sollte. Dieser leidenschaftliche Einsatz der Beteiligten hatte Außergewöhnliches bewirkt, insbesondere, da Berlin damals von Menschen regiert wurde, die den Krieg selbst noch erlebt hatten und denen jede Art der Aussöhnung nicht nur ein politisches, sondern ein sehr persönliches Anliegen war. Leider hatte Berlin keine überregionale Presse, die diesen Aktivitäten zu einem größeren Echo hätte verhelfen können. Auch bedeutende Maler dieser Zeit, die in Berlin lebten, konnten den ihnen zustehenden Bekanntheitsgrad auf Grund dieses Defizits nicht erlangen. Trotzdem war die kulturelle Strahlkraft stark genug, Berlin als die deutsche Hauptstadt weltweit im Gedächtnis zu halten.

Zwangsläufig sind die polnische Geschichte und die geopolitische Lage Polens mit der Deutschen nicht vergleichbar, insbesondere da Polen von zwei starken, auf andere Religionen fixierten Nachbarn vom Osten und vom Westen bedroht war. Deswegen ist die katholische Religion in Polen in das

nationale Empfinden fast bis zur Identität eingewoben und
hat eine sehr eigene Qualität. Insbesondere, da der leidenschaftliche Kampf um die Bewahrung des Überlieferten und
um die Erhaltung der nationalen Identität sich wie ein alles
beherrschender Leitfaden durch die polnische Geschichte
zieht. Genau genommen hat sich das heidnische Volk nach
der Zwangschristianisierung im Jahr 966 eine neue Identität
suchen müssen. Ein neuer Mythos sorgte für den Zusammenhalt. Teilweise hatte man die alten heidnischen Bräuche übernommen, mit den neuen vermischt und bis heute
eine Märtyrerposition geschaffen, die eines Landes, das sich
mit Melancholie und Kampf für die Freiheit anderer Völker opfert. Auch die Himmelsrichtungen des Landes sind
immer noch nicht endgültig definiert. Mal hat sich Polen als
der Osten des Westens, dann wiederum als der Westen des
Ostens empfunden. Immer als ein Bollwerk, das zu leiden
hatte, und daraus hat sich ein ganz besonderer Nationalstolz
entwickelt. Diese patriotische Haltung hatte oft irrationale
Züge, und mitunter vermischten sich historische Wahrheiten
mit Wunschglauben zu einem viel schöneren, verklärten Bild.
Zu dieser Entwicklung hat auch die polnische Kultur stark
beigetragen. Dichter, Maler, Komponisten, in jüngerer Zeit
auch Film- und Theaterregisseure fürchteten, wenn sie sich
etwas anderem als den Landesproblemen zuwendeten, einen
Verrat zu begehen. Deswegen ist die teilweise hervorragende
polnische Literatur so wenig in der Welt bekannt. Nicht einmal Künstler, die ins Ausland emigrierten, konnten sich von
dieser Verpflichtung freimachen. Auch sie haben das patriotische Szenario, eine Art Mischung aus Demut und Verwegenheit, auf das jeder Pole fixiert ist, mitentwickelt. Selbst
der polnische Nobelpreisanwärter Witold Gombrowicz, der
in Südamerika, Deutschland und Frankreich lebte und diese
Haltung leidenschaftlich kritisierte, war nicht frei davon. Der
Nationalmaler Jan Matejko stellte im neunzehnten Jahrhundert auf monumentalen Leinwänden die historischen Stun-

den des polnischen Staates überhöht dar, und niemand im Lande würde auch nur einen Augenblick daran zweifeln, dass alles wirklich so geschehen ist, wie dort abgebildet. Chopins Geburtshaus in Żelazowa Wola westlich von Warschau, eine nationale Pilgerstätte, ist ihm selbst kaum bekannt gewesen. Als ich mit meinen Freunden das Hauptgebäude, in dem die Konzerte stattfinden, besuchte, glaubten auch wir andächtig, dass Frédéric Chopin einmal ganz persönlich an dem Flügel gesessen habe. Denn Wirklichkeit und Traum verweben sich in der Atmosphäre des Hauses und des wunderbaren Gartens so innig miteinander, dass man tief bewegt die Anwesenheit seines Geistes spürt.

Die viel bewunderte Warschauer Altstadt wurde nach alten Plänen und Canalettos Veduten wieder aufgebaut. Die Häuser erhielten modernen Wohnkomfort, und ihre Fassaden strahlen schöner als ursprünglich, weil sie jetzt so farbig sind, wie Canaletto sie auf seine Leinwände zauberte. Wenn ich mit meinem Sohn durch das wiederaufgebaute Warschauer Schloss gehe, erzähle ich ihm von der polnischen Vergangenheit, und obwohl das Schloss nur eine Reproduktion ist, wird die Geschichte wieder lebendig. Auch mit meinen Freunden, die sehr kontrovers zum Wiederaufbau des Berliner Stadtschlosses stehen, bin ich dort gewesen. Im Schloss Nieborów, in dem wir untergebracht waren, stand die Vergangenheit still. Heute ist es sowohl eine Außenstelle des Nationalmuseums als auch das offizielle Gästehaus der Regierung. Doch nach wie vor gehört es dem Fürsten Radziwill, der den Palast dem Staat als Museum zur Verfügung stellt, die Tage ausgenommen, in denen seine Familie ihn für eigene Feierlichkeiten nutzt. Fast hundertjährige, würdevolle, nur vom Alter tief gebeugte Butler in schwarzen Fracks und weißen Handschuhen bedienten uns dort, und ein stiller Hauch der großen aristokratischen Vergangenheit Polens legte sich edel und anmutig über uns, als ob es den Krieg nie gegeben hätte. Bewegt wandelten wir zwischen dem barocken Salon und der alten Bibliothek, und das spärliche Kerzenlicht verbannte die heutige Zeit.

Ich habe meinen Freunden von den unterschiedlichen Formen der polnischen Heimatbindung berichtet. Ich erzählte, dass der polnische Patriotismus durch die jahrhundertelange Bedrängung von Ost und West längst jedem Polen ins Blut übergegangen und dort genetisch fixiert sei, und ich sprach über meinen Freund, den polnischen Dichter Zbigniew Herbert, einen Menschen von subtilstem Verständnis, ätherischer Feinsinnigkeit, zerbrechlicher Empfindsamkeit und erlesener Bildung – Eigenschaften, die ihm, ergänzt um eine Prise delikater Selbstironie, einen anderen Blick auf die Dinge ermöglichten. Zweimal war er Kandidat für den Nobelpreis, und das Jahr 2009 wurde in Polen zum „Zbigniew-Herbert-Jahr" ausgerufen und war seiner Literatur gewidmet. Auch ich liebe seine Gedichte und sein *Ein Barbar in einem Garten* steht ganz oben in meinem persönlichen Literaturkanon. Zbigniew Herbert war Dante und Vergil zugleich. Auch er machte es sich nicht leicht, die Lebenskreise zu durchwandern. Wie Dante und Vergil war er ein Kosmopolit. Doch das Urpolnische war die andere Facette seiner Seele. Auch er trug, wie Oberst Aureliano Buendía in Gabriel García Márquez' *Hundert Jahre Einsamkeit*, kampfbereit die Verantwortung für die Freiheit seines Landes. Verwegenheit nämlich ist eine der großen Traditionen der polnischen Literatur und eine ihrer größten Qualitäten.

Ich erzählte meinen Freunden, wie ich 1980, an dem Tag, als der Kriegszustand in Polen verhängt wurde, die Herberts besuchte. Er arbeitete gerade in Berlin an dem später im Suhrkamp Verlag erschienenen Buch über die holländische Malerei *Stilleben mit Kandare*. Die Herberts fand ich beim Packen, und als sie erklärten, dass sie sofort nach Warschau reisen wollten, staunte ich. „Jetzt? Wo doch die Russen jeden Augenblick einmarschieren könnten?" „Ja", antwortete er verbittert, „aber in so einer Situation ist es meine Pflicht, dort zu sein. Zweimal war ich da, als die Sowjets Polen besetzten, und nun möchte ich auch die dritte Gelegenheit nicht verpassen. Sonst könnte ich mich nicht mehr rasieren, insbesondere da ich schon mehrere Schlachten mit meinem Gesicht vor dem Spiegel verloren habe." Einige Wochen später schrieb er uns, dass in Warschau ein Gerücht kursiere, er würde aus Angst vor dem Staatssicherheitsdienst ständig unter dem Tisch sitzen. Dass stimme nicht, schrieb er, er liege unter dem Sofa. Herbert war leise und zurückhaltend. Eine Weltschmerzatmosphäre und Zerbrechlichkeitsaura umgaben ihn. Und er war ein Meister der allerfeinsten Ironie, hinter der er seine Verletzlichkeit zu verbergen suchte.

Als wir an einem Sommertag in einer Berliner Konditorei draußen frühstückten, ging dicht an unserem Tisch ein junges Mädchen vorbei. Sie war vielleicht sechzehn, hatte einen extrem kurzen Minirock an und war auch oben äußerst knapp bekleidet. Und sie bewegte sich herausfordernd. Dann sahen wir ihr Gesicht. Es war banal, und wir waren enttäuscht. Verlegen schauten wir uns an. Herbert lächelte und sagte: „Den Nabokov habe ich nie verstanden." Wir liebten ihn, und obwohl wir uns seine Werke immer wieder laut vorgelesen haben, um auch den Klang der Wörter und die Harmonie der Sätze zu genießen, wussten wir lange nicht, dass es sich bei ihm um ein Jahrhunderttalent handelte – weil Nähe relativiert und alltäglich macht. Im Grunde ging es uns ähnlich wie Zbigniew Herbert selbst, als er mit Wojtyła in derselben Schule war. „Ich hätte nie gedacht", erzählte er, „dass Karol mal Papst wird."

Nach der Wende kamen die Herberts wieder nach Berlin. Seine Frau Katarzyna stammt aus einer aristokratischen Familie. Als junge Frau war sie der Cecilia Gallerani, der Geliebten des Mailänder Fürsten Ludovico Sforza sehr ähnlich gewesen. Sforza ließ 1489 von Leonardo da Vinci ein Porträt seiner Geliebten anfertigen, das unter dem Namen *Die Dame mit dem Hermelin* bekannt ist und im achtzehnten Jahrhundert vom polnischen Fürsten Adam Czartoryski für seine Sammlung gekauft wurde. Es hängt in Krakau in der Czartoryski-Abteilung des Nationalmuseums und ist viel aufregender, präsenter und intimer als die *Mona Lisa*. Es ist nur weniger bekannt, wie vieles, was Polen mit der europäischen Kultur verbindet.

Auch ich bin, obwohl seit einem halben Jahrhundert nicht mehr dort, von der Kultur Polens geprägt. Sie hat meine sentimentalen Heimatgefühle für immer mit codiert. Und wenn es stimmt, was die Embryologie behauptet, dass Mäuse ohne Schwänze geboren werden, wenn man sie nach und nach 22 Generationen abschneidet, dann bin ich dreifach belastet. Denn jedes Volk hat ganz spezifische Traumata. Die Polen haben ein nationales Trauma, die Juden müssen sich immer in Acht nehmen und sind umständlich. Wenn es brennt, fragen sie erst bei Freunden an, ob sie jemanden bei der Feuerwehr kennen, und die Deutschen müssen stets recht haben und Ratschläge erteilen. Aber ich teile auch Isaiah Berlins Meinung: „Zu Hause zu sein, bedeutet mehr, als ein Land und eine Staatsbürgerschaft zu besitzen: Es ist die Bedingung des Verstandenwerdens selbst."

Nach dem Besuch in Chopins Geburtshaus in Żelazowa Wola hatte ich meine Freunde von Vorstand und Kuratorium des Vereins der Freunde der Nationalgalerie zu einer „Pilgerfahrt" nach Łódź eingeladen. Łódź, das über hundert Jahre das polnische Webereizentrum war, wird von einer großartigen Fabrikarchitektur aus der Mitte des neunzehnten Jahrhunderts beherrscht, die ähnlich der Baumwollspinnerei in Leipzig durch ihre Ausstrahlung beeindruckt. Soweit das Auge reicht, erstrecken sich wie ein überdimensionales Stück Minimal Art gleichartige Klinkerbauten, in denen früher Hunderte Webstühle standen und Wohnsiedlungen für Arbeiterfamilien mit kleinen Gärten nach englischem Vorbild. Und obwohl Łódź wegen der schlechten Verkehrsanbindung nur umständlich zu erreichen ist, lohnt sich die Mühe. Insbesondere, weil im Muzeum Sztuki die weltweit bedeutendste

Sammlung der konstruktivistischen Malerei untergebracht ist. Das Gebäude ist ein Prunkbau des späten neunzehnten Jahrhunderts und ursprünglich Wohnsitz des schwerreichen deutschen Webereibesitzers Karl Wilhelm Scheibler, von dem erzählt wird, dass er auf die Frage des Architekten, in welchem Stil er seine Wohnstätte gebaut haben möchte, geantwortet haben soll: „Ich bin reich genug, um mir alle zu leisten." Wir hatten Glück, dass der Direktor der Nationalgalerie, Dieter Honisch, seit vielen Jahren mit dem Direktor des Muzeum Sztuki, Ryszard Stanisławski, befreundet war. So wurden wir nicht nur fürstlich empfangen, sondern er stellte uns sogar den kleineren Palast, den Scheibler für seine Tochter hatte bauen lassen, als Herberge zur Verfügung.

Dieter Honisch habe ich uneingeschränkt bewundert, obwohl er im Umgang nicht immer einfach, sondern oft derb und ruppig war und nicht selten in seinen Reaktionen unberechenbar. „Wer nicht saufen kann, der kann auch nicht genießen", fuhr er mich einmal an, doch ich nahm ihm so etwas nie übel. War es doch immer die Sache und nie persönliche Eitelkeit, die seine Leidenschaft hochfahren ließ. Als ich einmal eine Fotografie schön fand, schaute er mich erstaunt an und kommentierte meine Begeisterung mit der fast wütenden Bemerkung: „Bist du blöd? Alle Fotos sind schön." Er stammte aus Beuthen, wo das Leben rund um die Kohlegruben hart gewesen war, und deswegen war es gelegentlich schwer zu erkennen, ob einige seiner Entscheidungen aus Charakterstärke oder oberschlesischer Dickköpfigkeit getroffen wurden. Seine Sensibilität kam jedoch aus dem Bauch und darauf konnte man sich hundertprozentig verlassen. Seine Bildanalysen waren unvergessliche Ereignisse. Wenn er gut drauf war, gestaltete er eine Ausstellung so, dass man bekannte Bilder wie eine Neuentdeckung erlebte. Ich erinnere mich an eine seiner typischen Reaktionen, als Wulf Herzogenrath in der optimistischen Aufbruchsstimmung, die kurz nach der Wende die Stadt beherrschte, eine die Mauer überschreitende Ausstellung von Künstlern aus Ost und West mit dem Titel „Die Endlichkeit der Freiheit" als Symbol des vereinigten Berlins inszenierte. Eine Idee, die Grenzen der Stadt mit aufeinander bezogenen Kunstwerken zu überwinden. Der Titel stammte von dem für seine Skepsis bekannten Dramatiker Heiner Müller und war wohl auf das Wort „Freiheit" bezogen. Eines der Ausstellungsobjekte hatte der griechisch-italienische Arte-Povera-Künstler Jannis Kounellis installiert: Eine mit Koks beladene Lore fuhr, von einem kaum sichtbaren Seil langsam gezogen, durch die Hallen und den Hof eines halb verfallenen Umspannwerks in Ostberlin. Sie bewegte sich verhalten und zaghaft wie ein alter Mensch, der schwere Lasten schleppt. Die Architektur rundherum war in trostlosem Zustand, hatte aber noch sichtbare Rudimente einer glänzenden Vergangenheit. Das im Verhältnis zur ersten Etage etwas zurückgesetzte Sockelgeschoss war mit einem stabilen Drahtzaun vergittert, sodass zwischen dem Gebäude und dem Zaun ein langer, käfigartiger Raum entstand. „Die Installation ist sehr poetisch, aber irgendetwas fehlt ihr, ich weiß aber nicht was", sagte ich zu Dieter Honisch. „Die Installation ist wie meistens bei den südeuropäischen Künstlern, ein wenig zu elegant, und es fehlt der Kojote", sagte Honisch. Er hatte, wie fast immer, die Situation auf den Punkt gebracht. Eine Seele fehlte hinter dem Zaun – oder wie Beuys über seine Kunst meinte: „Wer sich meinem Werk nähert, für den bin ich gegenwärtig."

Auch mit der polnischen Kultur war Honisch wie kaum jemand im Westen vertraut, und in Bezug auf die polnische Kunst war er einer der bedeutendsten Kenner weltweit. Für ihn vor allem ließ Stanisławski bedeutende Objekte der Sammlung aus dem Depot hervorholen, weil das Museum aus räumlichen Gründen nur einen kleinen Teil seiner Bestände zeigen konnte. Das wichtigste Objekt des Museums ist der von Władysław Strzemiński hergerichtete, einer sakralen Kapelle ähnliche Raum, der weltweit als die Ikone des

Konstruktivismus gilt. Strzemiński war Schüler von Kasimir Malewitsch. Er entwickelte den „Unismus", eine von sich immerfort wiederholenden Formen besetzte malerische Fläche, die nichts anderes als sich selbst darstellt. Er war sogar der Meinung, dass das *Schwarze Quadrat* von Malewitsch zu emotional gestaltet sei und somit Empfindungsbereiche beim Betrachter mobilisiere, die dort nicht hingehörten. Jedenfalls ist überliefert, dass Malewitsch, als er auf die Idee des *Schwarzen Quadrates* gekommen war, vor Aufregung eine Woche lang nicht schlafen konnte. Aber auch die „eintönigen" Bildflächen von Strzemiński sind trotz ihres außerordentlichen Gleichmaßes dermaßen vibrierend und pulsierend, dass der Betrachter in ihre verschlungene Welt sinnlich hineingezogen wird, und im Grunde genommen haben seine Bilder das „All-Over-Painting" Jackson Pollocks vorweggenommen.

Doch nicht nur das Museum machte die Stadt berühmt. In der Filmakademie von Łódź entstanden Filme von Wajda, Zanussi, Kieślowski und Polański, der dort studierte. Zu Zeiten des Sozialismus, als Letzterer bereits in Hollywood drehte, ritzten die Studenten der Akademie stolz in die Wände der Toiletten: „Hier hat Roman Polański gepinkelt", denn den Polen sind alle Formen der emotionalen Heimatbindung recht.

IV

Ein Biograf Picassos beschreibt, wie Fernand Léger und seine Frau eines Tages den großen Spanier in seinem Pariser Atelier besuchten. Légers Frau war Russin, und Picasso fragte sie, ob es in Russland auch Maler gebe. „Ja", sagte sie. „Wen zum Beispiel?" „Malewitsch", antwortete sie. „Was hat er gemalt?", wollte Picasso wissen. „Ein schwarzes Quadrat", erwiderte sie. Picasso lachte und machte sich dann mehrere Male darüber lustig und rief ihr immer wieder lachend zu:

„Das schwarze Quadrat." Dabei hatte mit dem *Schwarzen Quadrat* die Zukunft schon begonnen. Picasso selbst war bereits Geschichte, nur dass er es noch nicht wusste. Noch saß der alte Zeitgeist fest im Sattel, und es war zu früh, den Wandel zu verstehen. Auch für ihn. Doch Malewitsch musste auf seine Anerkennung warten. Im Jahr 1913 hatte er als Vorwegnahme der Oktoberrevolution wie ein Priester die traditionelle Ikone von der Wand genommen und durch sein berühmtes *Schwarzes Quadrat* ersetzt. Mit diesem Schritt vollzog er die bereits erfolgte Bewusstseinserweiterung der Menschen auch in der Kunst. Das Bild, aus dem das Materielle und das Hierarchische vollständig verschwanden und in dem kein Gegenstand und keine Figur die Bildfläche mehr dominierten, war eine Einheit von Form, Farbe und Inhalt. Diese Tat war eine Zäsur. Sie signalisierte das Ende von dem, was einmal war, und den Anfang von dem, was kommen sollte. Einige Protagonisten der diesem Geist folgenden Kunstrichtungen glaubten sogar, dass in der sich neu entwickelnden Welt alle Probleme technisch gelöst würden, und in ihrem Fortschrittsglauben sahen sie die einzelnen Menschen wie von der Industrie hergestellte Produkte an, die wie Maschinen zu funktionieren hätten. Doch es kam ganz anders! Die Kreuze und die Heiligenbilder in den Ämtern, Schulen und Bauernstuben wurden nicht durch Kunstwerke, sondern durch Bilder von Stalin und Hitler ersetzt. Die Ethik wurde zurückgedrängt, der Totalitarismus beherrschte das Leben, und das Individuelle löste sich in der anonymen Masse auf. Die alten Imperien haben uns immerhin und vielleicht hauptsächlich ihre Kunst hinterlassen. Von den totalitären Regimen, die zu bestimmen suchten, was der Bürger zu denken und zu empfinden hat, ist nicht mal das übrig geblieben. Auch für Malewitsch war es noch zu früh, noch verstand man seine Kunst nicht. Sie hatte das, was als Zeitgeist und Lebensart erst kommen sollte, vorweggenommen. Denn der Zeitgeist ist das Formgefühl, das Aroma, der Magnetismus, die Aura und die Utopie, die im Kommen sind, und die Kunst veredelt sie. Aber nur für eine Weile. Sie nimmt vorweg und geht dann ihren Weg weiter. Feinfühlig wittert sie neue Formen des Lebens und gestaltet sie mit. Ein neuer Zeitgeist, der für viele noch gar nicht sichtbar ist, liegt in der Wiege, doch seine Wirkung ist schon immens. Denn die Welt ist unvollkommen und sie verändert sich stets.

Die Kunst von Roman Opałka dagegen, eine individuelle Existenz wie eine mathematische Gleichung in ein monumentales Lebenswerk umzudeuten, scheint in ihrer unerbittlichen Konsequenz fehlerfrei zu sein. Sie wirft wie kaum eine andere in der Geschichte den Einzelnen auf sich selbst zurück und tritt auch den Beweis an, dass es in der Kunst keinen Stillstand gibt und dass weitere Entwicklungsschritte, auch über das *Schwarze Quadrat* hinaus, möglich sind. Daher bleibt sein erstes Bild, das eine unangefochtene Ikone der Moderne ist, für immer in den Sammlungen des Muzeum Sztuki in Łódź. Es dokumentiert den Beginn eines wahnsinnigen Duells mit der Zeit und den Kampf eines Verurteilten mit ihr. Opałka hält die Zeit fest, macht sie sichtbar und verwandelt sie in ein Wesen, in dem sich das Leben und der Tod spiegeln. Er gibt ihr in seinem Werk ein Gesicht und dokumentiert in einer Verschmelzung von Leben und Kunst ihr Vorhandensein. Die Austragungsorte dieses Duells sind Leinwände in identischer Größe, jeweils „Details" genannt, eines sein ganzes Leben umfassenden Gesamtwerkes einer Zahlen-Progression. Von eins bis unendlich.

Łódź war auch das geistige Domizil Roman Opałkas. 1965 begann er sein Werk mit der Schaffung des ersten Zahlenbildes. Es hatte eine schwarze Grundfläche, und die fünf Millimeter großen Zahlen von 1 bis 35 328 waren weiß. In seinem Konzept ist jede folgende Grundfläche eines „Details" um ein Prozent heller als die vorausgegangene und so berechnet, dass Opałka in dem Bereich um sechs Millionen weiße Zahlen auf weißem Untergrund schrieb, und diese Zahlen sind kaum noch sichtbar. Dazu sprach er jede Zahl auf einen Tonträger, damit seine von der dahinfliegenden Zeit gezeichnete Stimme dokumentiert wurde, und er stellte sich immer gleich angezogen und mit dem identischen Gesichtsausdruck jeden Tag vor die Kamera, um sein Gesicht vor dem Hintergrund des gerade entstehenden Bildes in einer Fotografie situationsgleich festzuhalten. Wie unheimlich Räume sind, in denen die Jahre umfassende Bilderfolgen gezeigt werden, kann man sich besonders dann vorstellen, wenn sie mit dem ersten schwarzen „Detail", aus dem die weißen Zahlen hervorstechen, beginnen, und mit einem einfarbigen weißen „Detail" enden. Beim Betrachten des ersten Bildes hat man das Empfinden, einem jungen Mann, der in die Welt zieht, um das Leben zu erobern, gegenüberzustehen, beim letzten dagegen den langsamen Schritten eines alten, weißhaarigen Mannes zu folgen. An der Grenze seines Lebens möchte er die kabbalistische Zahl von sieben Siebenen und die vollkomme monochrome Einfarbigkeit erreichen und damit Malewitschs Einheit von Inhalt, Farbe und Form übertreffen. Der Entschluss des Künstlers, dieses Lebenswerk kontinuierlich auszuführen, glich einer Selbstverurteilung, da es keine längeren Schaffenspausen zuließ, weil sein Werk der eigenen geschlossenen Mythologie folgte, mit Hilfe der Zahlenprogression fast punktuell sein Leben zu dokumentieren. So entstanden auf Reisen, um das Zählen nicht zu unterbrechen, „zeichnerische Reiseblätter" von unnachahmlicher kalligrafischer Präzision. Die in den „Reiseblättern" enthaltenen Zahlen fehlen auf der Leinwand naturgemäß.

Opałkas Werk, das genau genommen ein einziges Bild des Lebens bzw. eine Dokumentation über das Bestehen einer individuellen Existenz in der Masse ist, endete mit seinem Tod, und dieser Augenblick musste jederzeit sichtbar sein. Niemals durfte Opałka ein „Detail" beenden, ohne sofort ein neues anzufangen. In dem letzten nämlich konnte die Zahl seines Todes enthalten sein. Seine Leinwände waren wie archaische

Tontafeln, auf denen sein Lebensfaden gesponnen wurde, und er war sehr darauf bedacht, dass seine Bilder keine Emotionen übertragen, nichts erzählen und außer der Zeit nichts anderes vermitteln. Als ich ihm einmal vorschlug, eine Partie Schach mit mir zu spielen, weil ich wusste, dass er in seinen jungen Jahren leidenschaftlich Schach gespielt hatte, lehnte er mit der Begründung ab, dass eine andere emotionale Verfassung ihn beeinflussen und in sein Werk hineinfließen könnte. Und das wollte er auf keinen Fall.

In meinem Schlafzimmer hängt ein Bild von Opałka. Es ist Fetisch, Gleichnis und Allegorie zugleich. Sobald ich aufwache, muss ich in seine Richtung schauen. Immer noch eine Magie, wie ich sie in den Kriegsjahren erlebte. Damals, als ich meine Wohnung in Lemberg verließ, blickte ich hoffnungsvoll auf die gegenüberliegende katholisch-orthodoxe Kirche des „Heiligen Jura", und eine vom Nebel umhüllte Empfindung, „Der liebe Gott sieht mich, und er wird mich schützen", ging mir durch den Kopf. Damals, so denke ich heute, hätte ein Bild von Opałka wegen seiner schicksalhaften Ausstrahlung vielleicht einen Zauber entwickelt und mir gute Dienste geleistet. An der Deutlichkeit seiner Zahlen hätte ich, wie Dorian Gray an seinem Porträt, erkennen können, wie es um mich steht und wie viel Lebenszeit mir möglicherweise noch bleibt. Von meiner Vorstellung, dass meine Lebenszahlen während des Krieges wohl kaum wahrnehmbar gewesen wären, erzählte ich ihm, und wie ich am 17. Januar 1945, dem Tag, als Warschau befreit wurde, sie plötzlich in voller Deutlichkeit hatte wieder wahrnehmen können. An diesem Tag begann, ähnlich einer im letzten Augenblick umgedrehten Sanduhr, mein zweites Leben. Ich war vierzehn Jahre alt und dankbar, dass es mir ausnahmsweise gestattet war, noch einmal mit dem Zählen von vorn zu beginnen.

Zur gleichen Zeit wie Opałka weilte auch der polnische Autor und Dramatiker Sławomir Mrożek in Berlin. Beide repräsentierten die intellektuelle Elite Polens, die, wie Polański,

Herbert oder Miłosz, das Land in Richtung Westen verließ. Für mich war Mrożeks Kunst eine der lebendigsten Beziehungen zu meiner alten polnischen Heimat. Die Krakauer Zeitschrift *Przekroj* (*Querschnitt*), ein bürgerliches, mit verhaltenem Witz gegen das kommunistische Regime agierendes Wochenendmagazin, in dem Mrożek seine berühmten Zeichnungen und Erzählungen publizieren konnte, auch nachdem er Polen verlassen hatte, habe ich seit dem Erscheinen der ersten Nummer vierzig Jahre lang abonniert. Das kommunistische Regime hatte eingesehen, dass das polnische Bürgertum Ventile brauchte, um den politischen Frust abzulassen.

Ich liebte Mrożeks wie im Vorbeigehen hingeworfene Federzeichnungen, die immer den Nagel auf den Kopf trafen, und lachte mich kaputt, wenn er einen kleinwüchsigen Polen in Krakauer Tracht und mit einer hohen viereckigen Trachtenmütze samt langer Straußenfeder vor dem Eiffelturm einen Krakowiak tanzen ließ und ganz lakonisch „Ein Pole in Paris" darunter schrieb. Denn ein Pole, egal wo er ist, verändert sich nicht. Polen sind Reise-Erotomanen. Sie reisen, um zu erzählen, wo sie waren.

Als ich Mrożek in der Praxis kennenlernte, war er gerade dabei, seine berühmte *Polizei* in Berlin zu inszenieren. Das Stück erzählt von einem Polizeistaat, in dem alle Bürger in ihrer Regimefreundlichkeit gleichgeschaltet sind, und da es infolge dieser Entwicklung der Polizei an Feinden mangelt, droht die Behörde überflüssig zu werden. Nur noch ein einziger politischer Gefangener sitzt ein, doch auch er lässt der Direktion mitteilen, er habe seine Überzeugung geändert und finde das Regime fabelhaft. Um die Existenz der Behörde zu retten, beschließt der Polizeichef, den Gefangenen aufzusuchen, um ihn zu seiner regimefeindlichen Haltung zurück zu bekehren. Er ist auch bereit, sich für die Sache zu opfern, und deswegen hat er, um einen terroristischen Anschlag auf sich selbst zu provozieren, eine Handgranate mitgebracht. Doch trotz seiner flehentlichen Bitten bleibt der Gefangene bei seinem Entschluss, er widersteht auch der Versuchung, den Oberst mit der Handgranate in die Luft zu jagen. Im *Truthahn* bringt Mrożek die Folgen der Verstaatlichung und Kollektivierung der Landwirtschaft auf den Punkt. In einer Szene sitzen in der Kneipe drei Kolchosbauern um eine Flasche Wodka am Tisch. Lange schweigen sie. Dann sagt einer ganz langsam: „Vielleicht sollte man etwas säen?" Sehr langes Schweigen folgt. Und dann alle zusammen: „Eh, wozu?"

An eine von Mrożeks Erzählungen musste ich beim Besuch eines Petersburger Friedhofs denken, auf den aus Hunderten anderen Friedhöfen nach der Devise „Verehrung ist gut, Kontrolle besser" auf Befehl Stalins die bedeutendsten Dichter Russlands und der Sowjetunion umgebettet wurden. In Mrożeks Erzählung handelt es sich um einen totalitären Staat, der für Künstler und Dichter Rangabzeichen eingeführt hat, damit für jedermann klar wird, dass der Genosse Oberst bessere Gedichte als der Genosse Leutnant schreibt.

Opałka und Mrożek lernten sich bei uns zu Hause kennen, und sofort entwickelte sich eine für Emigranten typische Atmosphäre am Tisch. Wir sprachen über die Notwendigkeit, irgendeinen Ausgleichssport zu betreiben, und als Opałka „Laufen ist gut" sagte, meinte Mrożek: „Weglaufen ist besser". „Es kommt auf die Richtung an", gab Opałka zu bedenken. Denn im sozialistischen Polen erzählte man die Geschichte, wie sich zwei Hasen treffen. Der eine ist außer Atem. „Was ist los", fragt ihn der andere. „Es findet eine Jagd auf Elefanten statt, ich versuche, über die Grenze zu entkommen", antwortet er. „Du bist doch kein Elefant", sagt der andere. „Das stimmt, aber ich bin nicht sicher, ob sie das rechtzeitig merken."

Der polnische Sozialismus hatte aber auch heitere Facetten. Als ein polnischer Schriftsteller in einer Warschauer Zeitung einen kritischen Artikel über die Regierung veröffentlichte,

verbot man ihm nach einer turbulenten Sitzung des Partei-
gremiums zwei Wochen lang, die Kantine des Literaturver-
bandes zu nutzen.

Doch das Leben und die Zeit gehen ihre eigenen Wege,
und sie lassen sich nicht in die Karten schauen. Im Sommer
2011 hatte die Berliner Galerie „Żak Branicka", wie eine Vorwegnahme dessen, was kurze Zeit später geschah, in einer
Ausstellung konzipiert. In einem halbdunklen Raum hingen
an fast unsichtbaren Fäden, in einem Oktogon angeordnet,
die Fotografien von Opałkas Gesicht, die fortschreitend die
gelebten Jahre und die Spuren dokumentierten, die der Zahn
der Zeit in ihnen hinterlassen hatte. Aus der Tiefe des Rau-
mes lugten oszillierende Zahlen eines „Details" hervor, und
Opałkas monotone Stimme nannte sie nacheinander wie eine
Litanei und ein Klagelied. In dieser kapellenartigen Atmosphäre fielen wir uns das letzte Mal in die Arme und hatten
noch das Glück, die ganze Nacht unser Wiedersehen zu feiern. Nur wenige Wochen danach, unmittelbar vor seinem
achtzigsten Geburtstag, erkrankte er auf einer Urlaubsreise
schwer und starb unerwartet am 6. August in Rom. Er hatte
233 „Details" vollendet und die Zahl 5 590 000 erreicht „Der
Maler, der die Kunst auszählte, ist tot", schrieb eine Zeitung
im Nachruf. Doch vor allem hat sich seine Kunst, die die
Mühe verkörperte, eine individuelle Lebenszeit in ein monumentales Werk umzudeuten, wie von sich selbst und in
wunderbarer Weise in eine große Malerei verwandelt, die
ihren Schöpfer von der Last seiner Mühe befreite.

Drei Meister der Malerei sind uns im Jahr 2011 verloren
gegangen, der Maler des Körpers, Lucian Freud, der Maler
des Mythologischen, Cy Twombly und der Maler der Zeit,
Roman Opałka. Dennoch und trotz meiner sehr persönlichen Bewunderung für Opałkas monolithische Kunst und
für seine aufopfernde Lebenshaltung will ich auch die anderen
von mir sehr geschätzten Künstler nicht vergessen. Über diese
erzählt Cervantes im *Don Quijote*. Als der Ritter auf seiner

Wanderung eines Tages einen Maler trifft, der vor einer leeren Staffelei steht, fragt er ihn, was er zu malen beabsichtige. „Mal sehen, was wird", gibt dieser zur Antwort. Dies scheint für die Kunst von Armando zu gelten. Im Juni 2007 eröffnete ich in der Kunsthalle der oberschlesischen Stadt Katowice mit einer in polnischer Sprache gehaltenen Einführung eine von der niederländischen Botschaft mitfinanzierte Ausstellung von Armando. Ich war glücklich, dass seine Kunst, die für mich Seele, Gewissen und kategorischer Imperativ ist, hier gezeigt werden konnte. Gerade in dieser Stadt hatte sich meine Familie im Herbst 1945 angesiedelt, nachdem Ostpolen der Sowjetunion übereignet worden war. Hier hatte ich die im Krieg versäumten Schuljahre nachgeholt und ging aufs Gymnasium.

Nun war ich also wieder dort. Die niederländische Botschaft hatte für uns ein Apartment in dem Hotel reserviert, in dem Danka und ich am 8. Dezember 1956 nach der standesamtlichen Trauung mit Freunden und Familie unsere Hochzeit gefeiert hatten. Verständlich, dass das Wiedersehen nach einundfünfzig Jahren etwas Mythisches für uns hatte, zumal die Erinnerung an diesen Tag in mir noch ganz lebendig war. An die lange Tafel mit der Sitzordnung erinnerte ich mich ebenso wie an die gebeugt stehende, schon sehr alte Tante Johanna, die Danka gefragt hatte, wer sie sei und weswegen sie zu meiner Hochzeit komme. Nur das Hotel „Monopol" war nicht wiederzuerkennen und erweckte den Eindruck, eines der luxuriösesten der Welt zu sein. Es glich einem Wunder, diese Veränderung in einer Stadt vorzufinden, die zur sozialistischen Zeit durch den schonungslosen Abbau der Kohle im wahrsten Sinne des Wortes untergraben worden war und am Rande des Zusammenbruchs gestanden hatte.

Der Tag war schön und sonnig, als wir in der Kunsthalle ankamen. Der große Ausstellungsraum war voll von Menschen, und die Atmosphäre glich fast der eines Familienfestes, auch weil Dankas in Polen lebende Familie vollzählig anwesend war. Immer noch eine Großfamilie wie damals, als ich Ängste gehabt hatte, in ein so unüberschaubares Konglomerat von Onkeln und Tanten hineinzuheiraten. Auch ihr fast neunzigjähriger Onkel, der als Siebzehnjähriger wegen der Teilnahme am Widerstand gegen die deutsche Besatzung von der SS in Auschwitz zum Krüppel geschlagen worden war, war, als lebendige Bestätigung dafür, wie echt Armandos Kunst ist, auf Krücken gestützt, mit allen Sinnen dabei.

Nach einer halben Stunde Zugfahrt erreicht man von Amsterdam aus den Ort Amersfoort, in dem Armando seine Kindheit und Jugend verbrachte. Hier wurde als Verbeugung der Stadtväter vor ihrem berühmten Sohn in Anwesenheit der Königin das Armando-Museum, das alle Bereiche seines Schaffens beherbergt, als ein Ereignis ersten Ranges eröffnet. Denn Armando ist Maler, Bildhauer, Schriftsteller, Jazzgeiger, Virtuose der Zigeunermusik und Dramatiker. Einmal im Jahr erwartet Amsterdam mit großer Spannung die Aufführung seines neuesten, im Stil des absurden Theaters mit schelmischem Humor gespickten Stücks, in dem er selbst die Hauptrolle spielt. Und jedes Mal ist es eine kleine Sensation, die die Stadt erlebt. *Die Wärme der Abneigung* war der Titel des Buches über seine Zeit in Deutschland. Um diesen Titel habe ich ihn beneidet, weil er genauso wie seine Kunst ein Meisterwerk der Reduktion ist. Auch in seinen Antworten ist er sparsam, indirekt und überraschend. Denn der Charme des absurden Theaters begleitet ihn immer. „Wie geht es dir?", frage ich manchmal. Und wenn er mit seinem holländischen Akzent und der fremdartigen Betonung dann „Ich male" oder „Ich schreibe" antwortet, dann geht es ihm prächtig. Wenn er aber mit einer kleinen Kopfbewegung zur Seite wortlos den Mundwinkel hebt, dann ist sein Befinden gerade noch soso. *Die Wärme der Abneigung* bringt kleine, wie im Vorbeigehen hingehuschte Beobachtungen auf den Punkt. Er erzählt zum Beispiel, wie er an einem Sonntagmorgen ganz früh den

Kurfürstendamm überqueren will. Die Ampel zeigt Rot und neben ihm steht ein älteres Paar. Die Straße ist um diese frühe Zeit menschenleer, die Fahrbahn ebenfalls frei. Er betritt sie. Gerade hat er einige Schritte getan, als er die Frau zu dem Mann sagen hört: „Der ist lebensmüde." In seinem Buch *Straße und Gestrüpp* erzählt Armando, wie nach der Besetzung der Niederlande junge deutsche Soldaten an einem Bahndamm arbeiten. Sie machen ein kleines Feuer und bereiten sich etwas zu Essen zu. Ein gerade vorbeifahrender Zug hält für einen Augenblick. Die gut gelaunten Soldaten winken den aus den Fenstern Herausschauenden zu, und diese winken zurück. „Darf man das?", fragt Armando. „Darf man dem Feind zuwinken?"

Um die künstlerische Position Armandos zu verstehen, muss man wissen, dass in der Nähe seines Wohnortes während des Krieges ein Konzentrationslager errichtet worden war. Im Mai 1945, gleich nach der Kapitulation, fuhr er als Sechzehnjähriger nach Deutschland, um mit ehemaligen SS-Leuten Interviews zu führen, und er war überrascht, wie schön die deutsche Sprache klingen kann, die er bislang nur als Gebrüll kannte. Ich fragte, warum er das tat. „Neugierig!", sagte er kurz.

„Schuldige Landschaft", nennt Armando einige Bilder, die Geschehnisse des Zweiten Weltkrieges reflektieren. Mit dem Thema, dass die Natur sich für das Schreckliche, das in ihrer Nähe geschieht, nicht interessiert und – was noch viel schlimmer ist – unbeeindruckt und schön bleibt, hat er sich ein Leben lang auseinandergesetzt. In seiner Kunst verliert die militärische Emblematik ihre Aggressivität und verwandelt sich in poetisch besetzte Metaphern einer mit Furcht befrachteten Vergangenheit. Seine Fahnen flattern nicht mehr selbstbewusst im Wind, sie hängen bewegungslos und schlapp herunter, und den Kanonen sieht man an, dass sie nicht mehr feuern werden. Sie sind nur noch erstarrte Symbole einer Zeit, die sie bewunderte. Sie sind schön und schuldig. Auch das *Boot*, für mich eine der schönsten Skulpturen der Gegenwartskunst, strahlt fast archetypisch aus, wofür es steht, und obwohl das Boot nie schwimmen wird, ist es ein Symbol des Abenteuers, der Neugier und der Vergänglichkeit der Zeit, die über uns hinweggegangen ist, aber auch der menschlichen Verbissenheit, vorwärts zu kommen.

Verwoben und kompliziert sind der Lebensweg und die künstlerische Entwicklung von Armando. In seiner Jugend hat Armando geboxt. Hier hat er erfahren, was Kraft ausrichten kann, und gelernt, damit umzugehen. Auch dies durchzieht sein künstlerisches Werk. Er fragt nicht, wie es war und was gerecht gewesen wäre. Er hält uns nur den Spiegel vor. Armando ist bescheiden und ehrlich. Er liebt aber auch das Widersprüchliche, die Unmittelbarkeit der Emotionen, die Unruhe, das Zittern und das Zähneklappern, von dem das Theater lebt. Vor einigen Jahren hat die damalige niederländische Königin Beatrix ihm einen Titel verliehen, der dem englischen „Sir" entspricht. Armando rief mich an und erzählte es. „An solchen Ehrungen liegt mir, wie du weißt, nichts", sagte er. Und nach einer kurzen Pause fügte er in der für ihn so typischen liebenswerten, leicht verschmitzten Art hinzu: „Aber ich freue mich!"

V

Georg Baselitz fragte mich, worüber ich schreibe. „Über die Zeit, in der ich gelebt habe", antwortete ich. „Du musst über deine prominenten Freunde berichten, so etwas lesen die Leute gern", erwiderte er. Heinz Otterson meinte dagegen, dass „Prominenz" heute nur ein Popularitätsgrad sei, der durch die Zahl der Medienauftritte im Sekundentakt gemessen werde. Da stimme ich ihm zu, wenngleich auch er glücklich war, wenn seine Kunst und er selbst im Mittelpunkt der Ereignisse standen. Nur unmittelbar vor seinem

Geburtstag war er immer von Angstträumen geplagt. An diesem Tag bekam er in gnadenloser Regelmäßigkeit von befreundeten Professoren der Kunstakademie eine selbstgebackene Torte geschenkt, ein naturgetreues und wohlschmeckendes Porträt meines Freundes, und es gruselte ihn, wenn die Geburtstagsgesellschaft erst seinen Schokoladenkopf abbiss und dann in ausgelassener Stimmung wie Kannibalen den Rest verspeiste. Dennoch hat Baselitz recht mit dem, was er sagt. Gern schreibe ich über meine Freunde, wenn diese mit dem Zeitgeist meiner Lebensgeschichte übereinstimmen. Ich bin ein großer Bewunderer seiner Kunst, die ich wie inszenierte Bilder seiner Seele und wie ein Selbstgespräch empfinde. Auch mag ich an ihm, dass er seine Motive und sein Glück nicht in der Fremde sucht, sondern vor Ort findet, wie die alten Meister und mein Großvater es getan haben. Besonders gern lese ich, was er schreibt. Ohne Umwege folgen seine Texte seinen Gedanken, sind ehrlich, manchmal bizarr und unerwartet pointiert. Privat geht es mir mit ihm wie Albert Einstein mit Max von Laue. Als von Laue nach der Auszeichnung mit dem Nobelpreis für die Entwicklung der Kristallographie zu ihm sagte: „Das Beste an mir sind die Kristalle", erwiderte Einstein: „Da irrst du dich, Max. Das Beste an dir ist deine Frau." Doch Baselitz ist ein Großmeister der Malerei, der mit traumwandlerischer Sicherheit seine Zeichen und Spannungsfelder so stimmig auf die Leinwände setzt, dass er kaum auf „Popularitätssekunden" angewiesen ist.

Ich dagegen lenke nur selten und unverschuldet die eifersüchtige Bewunderung der Leute auf mich. Fast jedes Mal waren es die geistigen oder künstlerischen Eliten, in deren Schlepptau auch ich für Augenblicke im Mittelpunkt stand. Das erste Mal an einem Tag, als mein Freund Peter Zadek seinen Geburtstag feierte. An diesem Abend hatte er in das Berliner Restaurant „Fofi" in der Fasanenstraße geladen. Außer uns waren seine Lebensgefährtin Elisabeth Plessen und einige Schauspieler dabei. Auf einem Podest gegenüber dem Eingang hatte man einen Tisch quer zum Raum für uns gedeckt, der in dieser beherrschenden und erhöhten Lage an Leonardos *Abendmahl* erinnerte. In dieser Position waren wir nicht zu übersehen. Peter Zadek saß in der Mitte, rechts neben ihm war mein Platz. Links von Zadek saßen Elisabeth und Danka. Unterhalb des Podestes standen mehrere Tische, die mit weiteren Gästen besetzt waren. Die Raumbeleuchtung war gedämpft, und es dauerte einige Minuten, bis ich die Leute, die an den Tischen saßen, erkennen konnte. Sie gehörten fast ausschließlich zur Berliner Prominenz. Viele waren unsere Patienten. Sie schauten zu uns hinauf, und mir wurde klar, dass wir im Augenblick die wichtigsten Leute im Lokal waren. Peter Zadek war auf dem Höhepunkt seines Ruhmes, auch die ihn begleitenden Schauspieler gehörten zur ersten europäischen Garnitur. Ich genoss die verstohlenen Blicke des Parketts, und die grotesk überzogene Atmosphäre im Saal begeisterte mich. Doch nach einer Weile normalisierte sich die Lage. Es sah so aus, dass man sich mit unserer Anwesenheit arrangiert hatte und uns nicht mehr sonderlich beachtete. Doch ich irrte mich! Mein Blick traf eine unten sitzende Patientin. Sie winkte mir zu. Ich winkte zurück und erstarrte. Alle im Saal winkten!

Peter Zadek habe ich auf verschlungenen Wegen kennengelernt. Jahre zuvor hatte ich einen Masseur, der Tommi hieß und schwul war. Das war für alle, die ihn kannten, klar wie reines Quellwasser. Als er mir eines Tages unter allerhand Verrenkungen gestand, dass er homosexuell sei, blieb mir nichts anderes übrig als erstaunt auszurufen: „Nein, darauf wäre ich nie gekommen." Tommi war ein guter Masseur, aber von solch einer Redseligkeit, dass sich die Stunde, die ich mit ihm zu verbringen hatte, oft in eine doppelte Folter verwandelte. Dennoch war er sympathisch, und ich muss wohl nicht der Einzige gewesen sein, der ihn irgendwie mochte und gleichzeitig zum Teufel wünschte.

Eines Tages klingelte das Telefon. Der Schriftsteller Ernst Schnabel, früherer Mitarbeiter des Norddeutschen Rundfunks und des Senders Freies Berlin, meldete sich. Ich kannte ihn nicht. Er habe erfahren, sagte er, dass Tommi auch mich massiere und was ich davon hielte, wenn wir uns zusammentäten, um ihn gemeinsam zu ermorden. Ich war begeistert, wir verabredeten uns. Zum Mord ist es nicht gekommen, aber ich habe einen faszinierenden Mann und eine großartige Persönlichkeit kennengelernt. Und einen unvergesslichen Freund gewonnen. Lange bevor es Extremabenteurer gab, die barfuß oder auf allen vieren den Mount Everest besteigen, erkundete er die entlegensten Winkel der Erde. Er war der erste Zivilist, der im Flugzeug einer Forschungsstaffel der U.S. Army in das Auge eines Hurrikans flog. Über das Erlebnis schrieb er ein so spannendes Buch, dass ich es am liebsten auch selbst versucht hätte – nicht ahnend, dass der Lufthansajumbo, in dem ich am 16. September 1999 auf dem Weg nach New York mit meinen Vereinsfreunden saß, in den berüchtigten Jahrtausendhurrikan „Floyd" geraten würde. Angeblich war es das einzige zu spät gewarnte Flugzeug, das sich über dem Atlantik befand, und ich war vermutlich der Einzige in dem Flugzeug, der Ernst Schnabels Buch *Hurricane* gelesen hatte, dessen eindrucksvolle Ankündigung des Unheilvollen mir bis heute unvergesslich ist. Er erzählt, wie die Menschen an einem heißen, drückenden Tag in einem kleinen Städtchen der Bahamas ermattet auf dem Markt herumhängen. Und plötzlich sehen sie, wie ein Fetzen Zeitungspapier, genau gesagt ein Fetzen der *Times*, sich bewegt. Langsam steigt er in der Windstille hoch, erst über die Dächer, über die Kathedrale und über die Türme, immer weiter in den Himmel, bis er sich in der Ferne verliert. Entsetzt und voller Furcht schauen die Menschen ihm nach. Sie wissen, was das bedeutet und was sie erwartet.

Im Grunde bin ich gern im Flugzeug und die Atmosphäre, die sich dort auf langen Strecken entwickelt, mag ich ganz besonders. Zuweilen erinnern mich die Umgangsformen des Personals an Theaterinszenierungen, freundlich distanziert zu den Passagieren, lässig, oft erotisch miteinander. Ihr Verhalten unterstreicht die Ausnahmesituation, in der man sich befindet, und betont ihren weltoffenen Lebensstil. In den Sechzigerjahren sind wir quasi die Betriebszahnärzte der Pan Am gewesen, der damals führenden Fluglinie der Welt, die wegen der Schönheit ihrer Flugbegleiterinnen berühmt war. Deswegen konnte es einem manchmal schon beim Hineinschauen in unser Wartezimmer schwindelig werden. Männer vergaßen oft ihre Schmerzen, und manche von ihnen wären am liebsten für immer in der Praxis geblieben. „Brauchen Sie vielleicht einen Assistenten?", fragten einige.

Doch diesmal war alles ganz anders. Auch für mich. Von Ernst Schnabel wusste ich, wie schwer es ist, mit Düsenflugzeugen aus einem gewaltigen Hurrikan herauszukommen, weil nur Propeller die immensen Wassermassen zur Seite schaufeln können, die Düsen dagegen ersaufen. Dass das Flugzeug zerbrechen könnte, befürchtete ich nicht. Das hatte ich meinem Sohn zu verdanken, mit dem ich Jahre zuvor im Londoner Imperial War Museum gewesen war. Dort hatte ich nicht nur gelernt, wie eine V2-Rakete funktioniert, sondern auch, dass die Tragflächen der modernen Verkehrsflugzeuge sich fast senkrecht biegen lassen, ohne abzubrechen. Dieser Gedanke hatte mich etwas beruhigt; die Vorstellung an senkrechte Tragflächen behagte mir dennoch nicht. Aber auch die Zeit zum Nachdenken war knapp, denn die Wassermassen um uns waren beängstigend und unser Flugzeug hatte sich fast in ein U-Boot verwandelt. Es ist seltsam, aber die Erfahrung, dass sich Menschen in lebensbedrohlichen Umständen wie ein einziger Organismus oder ein kollektiv empfindender Körper verhalten, habe ich einige Male machen müssen. Auch diesmal war es nicht anders, und aus meiner Lebenserfahrung behaupte ich, dass geteilte Angst eine halbe Angst ist und für mich auch die einzige

Erklärung für besonnenes, gottergebenes Verhalten in Katastrophen. Wir sind durchgekommen, und als der Kapitän nach der Landung mit deutlicher Erleichterung „Es war ein ordentliches Stück Arbeit" sagte, atmeten auch in der Kabine alle erleichtert auf. Beim Aussteigen wenig später schlug uns eine tropische, drückend heiße Luft entgegen. Diese Witterung hielt aber nicht lange an. Ein klarer Himmel mit einer kalt strahlenden Sonne und eisigem Wind umhüllte plötzlich die Stadt, und wir hatten nicht einmal das Flughafenareal verlassen, da zitterten wir in der durchnässten Kleidung wie Grashalme im Sturm. Nur der Gedanke, dass wir mit knapper Not dem kalten Atlantik entkommen waren, hielt mich aufrecht. Ich bin nämlich ein ganz miserabler Schwimmer, Wasser war nie mein Element. So war mir schon sehr früh klar, dass aus mir weder ein Odysseus noch ein Magellan werden konnte, obwohl ich gern den Sirenengesang gehört und neue Kontinente entdeckt hätte.

Zurück zu Ernst Schnabel, dessen raue Stimme eine der einprägsamsten im Rundfunk dieser Zeit gewesen war und der sich überall dort einsetzte, wo Courage und Engagement für Menschen gefragt waren. Als die Akademie der Künste nach der Entführung eines ihrer Mitglieder, eines koreanischen Komponisten, durch den nordkoreanischen Geheimdienst, sich zu einer außerhalb der Politik stehenden Institution erklärte, um sich der Pflicht zum Protest zu entziehen, trat er demonstrativ aus. In seiner Unabhängigkeit und Charakterfestigkeit war er die stabilste Persönlichkeit, die ich kannte. Von ihm habe ich viel gelernt, und ihm haben wir unsere andauernde, sehr herzliche, familiäre Freundschaft mit Elisabeth Plessen zu verdanken, die damals, als sie ihr erfolgreiches Buch *Mitteilungen an den Adel* schrieb, seine Lebensgefährtin war.

Später gewann Peter Zadek Elisabeth Plessen für sich. Sie sah gut aus, war eine große schriftstellerische Begabung und ein Kochtalent. Vor allem aber war sie eine echte protestantische Gräfin, und so gesehen eine begehrte Trophäe. Denn die Juden hatten keinen Adel, zu dem sie hätten aufblicken können, und Zadek meinte: „Die zwei auserwählten Völker sind die Aristokraten und die Juden. Während die Aristokraten auf die Juden runterguckten, sind die Juden den Aristokraten in den Arsch gekrochen. Das Verhältnis von Juden zu Aristokraten endete bei mir mit der Tatsache, dass ich mich mit einer Gräfin zusammentat, die gegen die Aristokratie ist."

Über Peter Zadek ist viel geschrieben worden, auch er selbst hat eine Menge über sich berichtet. Ein Thema, das ihm auch das liebste war. Es war nicht immer einfach, mit ihm harmonisch umzugehen, aber ich mochte seinen subversiven Stil, weil er verspielt und intelligent war. Und ich genoss es fast, wenn er mir erklärte, ich könnte sein bester Freund sein, wenn ich bloß nicht so blöd wäre. Er meinte auch, ich hätte einen besonders schlechten Geschmack, und als ich wissen wollte, worauf er diese Behauptung stütze, sagte er, dass es ihm reiche zu sehen, mit wem ich verkehre. Dennoch hatten wir einen kumpelhaften Umgang miteinander.

Wie selbstverständlich und unkonventionell unsere Freundschaft inzwischen geworden war, wurde mir bei einem unserer Besuche auf seinem Anwesen bei Lucca bewusst, als ich einen Blick auf seine Bücherregale warf. Dort fand ich ein Buch von Hans Dieckmann über Patiententräume und ihre psychotherapeutische Deutung im Zusammenhang mit den Märchen aus 1001 Nacht. Ich kannte das Buch, in dem sich Märchen und Träume zu einem wunderbar schwebenden Ballett der verdrängten Erinnerungen verweben. Einige Jahre zuvor hatte ich es gelesen und war von dem Inhalt fasziniert. Auch den Verfasser Hans Dieckmann kannte ich gut. Er war mein Patient, gelegentlich trafen wir uns privat. Er war ein angesehener Analytiker, hatte mehrere Bücher im Sinne der Tiefenpsychologie von C. G. Jung mit dem Schwerpunkt der archetypischen Erscheinungsformen geschrieben und brachte es eines Tages in dieser Richtung, in der Symbole, Farben und Märchen eine große Rolle spielen, sogar so weit, dass er zum Weltpräsidenten der „Jungianer" ernannt wurde. Dann pendelte er nur noch zwischen den Forschungs- und Therapiezentren in Mexico City und Zürich hin und her. Es freute mich, dieses sehr spezielle Buch bei Peter Zadek zu entdecken, nahm es aus dem Regal, öffnete es, las den handschriftlichen Satz, mit dem Hans Dieckmann das Buch Danka und mir gewidmet hatte, schmunzelte einen Augenblick und legte es in meinen Reisekoffer.

Peter Zadek war ein Guru, und ich bewunderte seinen sechsten Sinn, das Unausgesprochene zu erahnen, und staunte über sein unglaubliches Sensorium, das es ihm ermöglichte, alles wahrzunehmen, was in seiner Nähe geschah. Nichts entging seiner Aufmerksamkeit, und er hatte es gern, wenn alle brav im Körbchen saßen, er selbst im Nebenraum den Fernseher nur für sich einschalten und entspannt alles unter Kontrolle behalten konnte. Zu seiner großartigen *Iwanow*-Premiere hatte Peter Zadek uns im Juni 1990 nach Wien eingeladen und am Tag nach der Premiere einige Freunde in ein bekanntes Wiener Hotel zum Frühstück gebeten. Unsere Zeit an diesem Tag war knapp, weil wir noch das neue Museum für angewandte Kunst/Gegenwartskunst besuchen wollten. Vorsorglich setzten wir uns an einen Tisch in der Nähe des Ausgangs, weil wir uns nach einer Weile unauffällig aus dem Staub machen wollten. Er saß mit mehreren Leuten weit hinten an einem großen Tisch mit dem Rücken zu uns, und man konnte deutlich hören, dass sich dort alle angeregt und laut unterhielten. An unserem kleinen Tisch saßen Elisabeth Plessen und Elfriede Jelinek. Nach etwa einer Stunde versuchten wir, uns davonzuschleichen. Doch gerade aufgestanden, hörte ich wie einen Peitschenknall Peters Stimme: „Wo willst du hin?" Wie ein ertapptes Kind stotterte ich eine Lüge zusammen: „Wir müssen ins Hotel. Die Frist für das Zimmer läuft ab, sonst müssen wir für weitere vierundzwanzig Stunden bezahlen." „Elisabeth!", hörte ich ihn rufen, „gib mir das Telefon, ich will mit der Rezeption sprechen." „Nein, nein, lass das", bat ich, „das mache ich schon selbst." „Dann setzt euch wieder!" Und brav blieben wir noch eine Weile.

Einmal sagte Peter, dass er das praktische Denken an mir schätze. Ich erzählte es meiner Mutter, und sie staunte: „Hast du mir nicht mal erzählt, dass er ein berühmter Regisseur ist?" Ich bejahte. „Kann nicht sein", sagte sie, „als Regisseur muss man Menschenkenntnis haben!"

Für mich hatte das 1984 in Berlin uraufgeführte *Ghetto* von Jehoshua Sobol eine besondere Bedeutung, und ich erinnere mich, mit welch gemischten Gefühlen ich in die Premiere ging. Doch nach einiger Zeit verschwanden meine Beklemmungen und ich konnte ohne Ängste in die Welt von damals eintauchen. Und es war wie damals, als zwischen den SS-Aktionen das tägliche Leben weiterging. Solange es noch Zuschauer gab, hatten Theater und Kino ihren Betrieb immer wieder aufgenommen und es war eine Art Normalität und Alltäglichkeit eingekehrt.

„So was Großes geht nicht einfach so vorbei", hat Udo Lindenberg in Hamburg beim „Fest für Peter" gesungen. Und: „Man muss erfinden, was man tut", hatte Georg Baselitz einmal gesagt. Nach diesem Leitsatz lebte auch Peter Zadek.

Noch einmal stand ich plötzlich in der „Paris Bar", dem traditionellen Treffpunkt der Berliner Künstler, im Mittelpunkt, als ich dort mit meinem damals fünfjährigen Sohn und seiner gleichaltrigen Freundin Laura nach einem frühen Abend im Theater des Westens eintraf. Wir hatten eine wunderbare Vorstellung des Moskauer Puppentheaters gesehen, von der die Erwachsenen genauso wie die Kinder hingerissen waren. Die Bar war noch ziemlich leer, als wir dort ankamen, doch bald stürmten die Leute hinein, und kurze Zeit später waren alle Tische besetzt. Aufgedreht krochen die Kinder unter den Tischen herum und öffneten den Gästen die Schnürsenkel. Die Leute reagierten unterschiedlich. Die meisten lachten, viele waren verärgert, einige schimpften. Zunächst verlegen, dann aber zunehmend sauer beobachtete der Lokalbesitzer die Situation, und obwohl wir uns gut kannten, warf er mir erst ratlose, dann strafende Blicke zu, sodass ein Krach unvermeidbar schien. Natürlich hätte ich die Kinder hervorholen und die „Paris Bar" verlassen können, sie hätten aber in ihrer Ausgelassenheit diese Maßnahme als unverhältnismäßige Bestrafung empfinden müssen, und das wollte ich nicht. Plötzlich ging die Tür auf, und Joseph Beuys kam herein. Alle Blicke richteten sich auf ihn, er sah aber mich zuerst, ging schnurstracks auf mich zu, und wir umarmten uns. Schlagartig entspannte sich die Atmosphäre, alle lächelten uns zu, und auf der Stelle vergaßen die Betroffenen ihre Schnürsenkel. Der Wirt holte eine Polaroid-Kamera und fotografierte uns. Die Gefahr, hinausgeworfen zu werden, war vorbei. Ich sagte den Kindern, dass sie weiter rumtoben könnten. Doch sie waren schon müde und schliefen unter dem Tisch ein.

Einige Jahre später, im September 2000 ist es mir ähnlich ergangen, als uns ein Kuratoriumsmitglied des Vereins zur Herbsttagung in seine prachtvolle Villa am Comer See einlud. Sie lag in Bellagio am Ufer des Sees, der sich wie ein breites Tintenfass zu unseren Füßen ausstreckte. Rundherum war alles kostbar und gediegen. Kopien klassischer Skulpturen beherrschten den steil zum See abfallenden Garten, eine kleine Musikkapelle spielte zum Empfang. Nicht ahnend, was uns erwartete, fuhren wir am dritten Tag nach Cernobbio, einem kleinen Ort bei Como, wo die Gastgeber in der imposanten Hotelanlage Villa d'Este ein Mittagessen für unsere Gruppe bestellt hatten. Doch die Anlage fanden wir von Sicherheitskräften abgeriegelt, in der Luft kreisten Polizeihubschrauber und man ließ uns nicht hinein. Der Europäische Wirtschaftsgipfel mit vielen hochrangigen Politikern tagte gerade dort. Es sei ein Versehen gewesen, dass man uns Plätze zugesagt habe, man bedaure das sehr, doch nun könne man nichts mehr ändern, sagte der Geschäftsführer. Ich fragte, wer die Tagung leite und ob es möglich sei, mit ihm ein paar Worte zu wechseln. Vielleicht würde er zustimmen, dass wir irgendwo am Rande einen Tisch zugewiesen bekämen. Wer die Tagung leite, wisse er nicht, sagte er, ihm seien nur die einzelnen Tagespräsidenten bekannt und der heutige heiße Giuseppe Vita. Ich war sprachlos. Vita war ein ganz naher Freund und mein zuverlässigster Schachpartner. Mit ihm und seiner Frau Cristiana spielten wir oft Bridge, wir hatten ein familiäres Verhältnis. Es war ein bewegendes Wiedersehen. Kurz darauf hatte er alles arrangiert, blieb noch einige Minuten am gedeckten Tisch mit uns sitzen, und es war wie immer eindrucksvoll, seinen markanten Cäsarenkopf anzuschauen.

„Pepe", wie er in Freundeskreisen heißt, hatte in Deutschland Medizin studiert, promoviert und eine radiologische Fachausbildung absolviert. Dann ging er in die Wirtschaft, wo er zu einem der erfolgreichsten Wirtschaftsbosse Deutschlands wurde. Da er aus einer wohlhabenden und kinderreichen sizilianischen Familie stammt, glaubte ich schon am Anfang unserer Freundschaft, dass sein Talent, mit vielen ihm anvertrauten Menschen verantwortungsbewusst und gerecht umzugehen, sich im sozialen Gefüge unter seinen vierzehn Geschwistern entwickelt haben musste, und dass er sein ausgeglichenes Naturell der Kraft der süditalienischen Sonne zu verdanken hatte. Mit der Zeit habe ich begriffen, dass seine Autorität auch von der Fähigkeit kommt, unkonventionell mit Zahlen umzugehen, sie wie einfühlsame Lebewesen zu betrachten, die sich wie die vielen Geschwister zu einem immer neuen Puzzle liebevoll ordnen, weil sie der Hierarchie und der Struktur einer Großfamilie nicht unähnlich sind. Vielleicht war auch das Studium der Radiologie der wahre Grund dafür, dass mein Freund einen so tiefen Einblick unter die „Haut" der Wirtschaft hat. Wer weiß?

Cernobbio hatte auch noch die berühmte Casa del Fascio von Giuseppe Terragni zu bieten, ein Paradebeispiel des italienischen Rationalismus der Dreißigerjahre und ein Höhepunkt der faschistischen Architektur. Ich muss zugeben, dass ich von dieser großartigen Mischung aus Bauhaus und Futurismus hingerissen war. Sie strahlt eine ganz besondere Offenheit aus, und es bleibt einem der Atem stocken, wenn sich die drei doppelflügeligen Glastüren gleichzeitig öffnen, sobald man sich ihnen nähert. Man wird die Vorstellung nicht los, dass faschistische Schlägertrups in wenigen Augenblicken durch diese Türen herausstürzen und gleichzeitig das futuristische Manifest von Marinetti deklamieren: „Wir wollen preisen die angriffslustige Bewegung, die fiebrige Schlaflosigkeit, den Laufschritt, den Salto mortale, die Ohrfeige und den Faustschlag."

VI

Damals habe ich gelernt, dass für Zahnärzte, die Künstler behandeln, gute Ohren viel wichtiger sind als eine „leichte Hand". Denn die Künstler erzählen mit interessanten Umwegen und wollen, dass man ihnen zuhört, weil sie hauptsächlich über sich selbst berichten. Die spannendsten Unterhalter und die größten Entertainer sind die Maler. Wenn man nachsichtig mit ihnen ist und Geduld aufbringt, lernt man sehr viel von ihnen, vor allem eine ganz andere Sicht der Dinge. So erinnere ich mich an Maria Lassnig, die eine äußerst prononcierte Meinung von jeder Sache hatte. Ihre Ansicht, dass Fotografie hauptsächlich Information sei, die zum Verständnis der Sache beiträgt, an der man arbeitet, habe ich mir zu eigen gemacht, obwohl es ungewöhnliche Talente gibt, die längst Bekanntes, auch Banales wie bei einer Auferstehung zu neuem Leben erwecken und in neuem Licht erstrahlen lassen. Karl Scheffler wiederum notierte 1909 über Gartengestaltung und Fotografie – und ich denke, auch dies ist erinnernswert: „Man hat sich wohl vom Landschaftsgärtner beraten lassen, der für die architektonischen Künste ungefähr etwas ebenso Schreckliches bedeutet wie der Photograph für die Malerei."

Ich gehe gern ins Theater, empfinde aber eine große Distanz zur Schauspielerei, vielleicht, weil ich die ergreifenden Litaneien im Keller in Warschau während des Aufstandes gegen die SS wie eine griechische Tragödie erlebte. Ich muss aber zugeben, dass ich mich bei einigen Aufführungen, besonders Giorgio Strehlers Inszenierung von Pirandellos *Die Riesen vom Berge*, Peter Zadeks *Ghetto* von Sobol oder Gorkis *Sommergästen* in der Inszenierung von Peter Stein völlig vergaß und nicht mehr wusste, dass ich im Theater war. Doch ich kann mir nur schwer vorstellen, selbst jeden Abend knielange Stiefel anzuziehen, um mich in den *Prinzen von Homburg* zu verwandeln. Dennoch interessierten sich viele Künstler für mich, obwohl ich, wie sich später fast immer herausstellte, für die Aufgabe, die sie mir zudachten, völlig ungeeignet war. Selbst Maler, die mich gern porträtieren, sind nur selten mit ihrem Ergebnis zufrieden gewesen. Selbst das gemeinsame Porträt von Danka und mir, das Maria Lassnig 1976 von uns malte, musste erst den umgekehrten „Dorian-Gray-Weg" durchlaufen, um uns jetzt, nach vierzig Jahren, ähnlich zu werden. Auch Markus Lüpertz, der mich vor mehr als fünfunddreißig Jahren in Anlehnung an Cézannes Bilder mit einem roten Ohr malte, hatte mit „Warte nur ab, ich bin ein böser Künstler" meine Entwicklung schon damals treffend prophezeit.

In einigen Büchern bin ich am Rande erwähnt worden, und fast alle Regisseure deuteten an, dass sie etwas mit mir vorhätten. Nur Rainer Werner Fassbinder, Klaus Michael Grüber, Peter Stein, Ivan Nagel und Samuel Beckett verweigerten jegliches Gespräch außer den für die Behandlung notwendigen Mitteilungen, weil sie mich als Zahnarzt nur mit äußerst gemischten Gefühlen akzeptierten. Hans Lietzau, Hans Neuenfels, Luc Bondy, Gustav Rudolf Sellner, Peter Schneider und Hartmut Lange mochten mich dagegen wirklich. Heiner Müller hatte sogar die Größe, aus seiner Ambivalenz einen Scherz zu machen. Zu seiner Lesung aus der *Wolokolamsker Chaussee* in der „Galerie Springer" hatte ich mich verspätet. Als ich hereinkam, sah ich ihn bereits auf einem hohen Podest sitzen und lesen. Der Raum war restlos mit Menschen gefüllt, und es war nur die Stimme des Lesenden zu hören, der hin und wieder etwas undeutlich sprach, ein Umstand, der für jeden, der Müller kannte, nicht neu war. Plötzlich unterbrach er die Lesung und zeigte auf mich. „Falls ich eine undeutliche Aussprache habe, dann hat es mein Zahnarzt zu verantworten", sagte er verschmitzt, und die Anwesenden lachten. Dieser Augenblick gehörte, obwohl der Saal voll war, nur uns beiden. Denn Zahnärzte sind wie Pferdehändler. Das Gebiss erzählt ihnen vieles, und sie wissen Bescheid.

Heiner Müller kannte ich schon seit den späten Achtzigerjahren, und ich freute mich jedes Mal ganz besonders, wenn ihn seine hinreißende Freundin, mit der wir bis zum heutigen Tage in Verbindung sind, begleitete. Da er jederzeit zur Behandlung die Grenze nach Westberlin passieren durfte, ich dagegen anderthalb Jahre an Verrenkungen gebraucht hatte, um aus Polen rauszukommen, habe ich ihn um dieses Privileg beneidet.

Auch für winzige Filmrollen wurde ich einige Male eingesetzt, und es ist mir gottlob erspart geblieben, entdeckt zu werden. Eines Tages bat mich George Tabori, eine Rolle in seinem Film *Insomnia* zu übernehmen, mit Hannelore Schroth und Vadim Glowna in den Hauptrollen. In dem Film ist Glowna ein Gastarbeiter, der bei ihr zur Untermiete wohnt, woraus sich eine Liebesbeziehung entwickelt.

Die Dramatik steigert sich, und als er sie eines Tages verlassen will, bricht sie zusammen. Ich bin der Hausmeister und sage nur den kurzen Satz: „Ich komme gleich, Otto", dessen Zusammenhang mit dem Geschehen ich nie verstanden habe. Kurz vor der entscheidenden Szene stand ich an einen Betonpfeiler gelehnt und unterhielt mich mit Hannelore Schroth. Plötzlich winkte Tabori ihr zu, und sie trat in das Schlafzimmer des im Bett liegenden Gastarbeiters, der ihr nun seine Absicht mitteilte, sie zu verlassen, woraufhin sie einen Nervenzusammenbruch hinlegte, dass ich zunächst annahm, sie sei wirklich durchgedreht. Die Szene musste wegen eines technischen Problems unterbrochen werden, und sie kam, als ob nichts geschehen sei, wieder auf mich zu und wollte unser Gespräch fortsetzen. Doch dazu war ich nicht mehr in der Lage. Noch einmal winkte Tabori ihr zu, und noch einmal bekam sie einen so echten Nervenzusammenbruch, dass ich George fragte, ob er meine Rolle nicht mit jemand anderem besetzen könne. Er lehnte ab, und so bin ich in dem Film nun völlig unkenntlich in einem Türspalt zu sehen. Allein der Satz „Ich komme gleich, Otto" ist deutlich zu hören.

Mit George Tabori und seiner Frau verband uns eine sehr herzliche Freundschaft. Die Leidenschaft für das Schachspiel und unsere gemeinsame Zuneigung zu Amerika waren es, die uns für Jahre zusammenbrachten. George kannte die USA sehr gut. Dort hatte er viele Jahre zwischen Thomas Mann und Lion Feuchtwanger gelebt und für Hitchcock Drehbücher geschrieben. Vermutlich war er der schönste europäische Emigrant auf amerikanischem Boden. Er erzählte, wie er sein erstes Drehbuch bei den MGM-Studios unter einem Pseudonym eingereicht hatte und vom Büro dieser Firma, für die er gelegentlich tätig war, aufgefordert wurde, das Manuskript „dieses Unbekannten" zu verbessern. Wir haben viele Stunden zusammen verbracht, sind in den Ferien oft gemeinsam gereist, lasen uns gegenseitig laut aus

Büchern vor und spielten am Strand Charade. Unzählige Fotos, Briefe, signierte Erstausgaben und das Original seiner berühmten Weihnachtsgeschichte bewahre ich auf, vor allem aber gelungene Porträts von uns beiden, die seine Frau und Übersetzerin als Kekse gebacken hatte. Es war eine späte und trotzdem intensive und herzliche Freundschaft.

Als wir uns im „Exil" bei Oswald Wiener kennenlernten, waren wir bereits in einem Alter, in dem man die Mühe scheut, neue Leute ins Herz zu schließen. Vermutlich ist es keine Variante einer Altersmisanthropie, sondern eine Lebensökonomie der späten Jahre, ein Unwille sozusagen, sich die nicht miteinander gelebte Zeit anhören zu müssen. Ausnahme: Tabori. Die Frage stellte sich dann nicht, denn wenn er kam, war er da, als ob er immer da gewesen war. Für Jahre war er nach Wien gegangen. In dieser Zeit hörte ich öfter von seinen Erfolgen, aber wir hörten nichts voneinander. Dann klingelte es eines Tages an der Praxistür und George kam hinein. Er winkte nicht und sagte auch nicht „Hallo". Es war auch nicht nötig, denn es war, als hätte er uns nie verlassen. „Ist dein Ferienhaus frei?", fragte er. Ich nickte. „Schlüssel", sagte er. Und obwohl George der gutmütigste Mensch war, den ich kannte, konnte seine leise, melodische Stimme Berge versetzen. Und wenn er die Hand auflegte, waren die Kopfschmerzen auf der Stelle weg. Die Macht dieser Ausstrahlung nutzten wir oft und klagten gern über Kopfweh, auch wenn wir keines hatten. Seine sanfte Berührung war Balsam. Er hatte die Fähigkeit, Träume, die in verschlüsselter Form an wirkliche Geschehnisse erinnern, und Kunst, die vorwegnimmt, ineinander zu verweben und so das Bewusste mit dem Unbewussten zu verbinden und eine stille Revolution der Gefühle zu entfachen.

Ein Glücksumstand war es, mit diesen Menschen zu verkehren, und ich bin froh, dass viele eine bleibende Spur in Form von Gedichten oder Zeichnungen in Praxisgästebüchern hinterließen, oder auch mehr. Günter Grass schenkte mir den Vorabdruck des *Butt*-Romans, den wir mit Tabori laut am Strand von Sylt vorlasen. Von Eduardo Paolozzi habe ich eine Bronzeskulptur im Tischtennis gewonnen und George Rickey schenkte Danka eine seiner schönsten Skulpturen für den Garten. Auch unvergessliche Ratschläge habe ich verinnerlicht. So erfuhr ich von Marika Rökk, dass man sich immer warm anziehen muss, um Energie zu sparen und die Muskulatur elastisch zu halten, und Johannes Heesters meinte, dass man so lange auf der Matte bleiben muss, wie es nur geht. Mit nostalgischer Wehmut erinnere ich mich, wie ich im Flugzeug das Bordjournal in die Hand nahm und dort einen Bericht Eberhard Roters', des Gründungsdirektors der Berlinischen Galerie, fand, in dem es hieß: „Während ich mir mit einem Seitenblick die Bilder an den Wänden des Behandlungszimmers anschaue, fräst der Zahnarzt eine Serpentine in meinen Zahn."

Ich habe es gern getan. Fünfundvierzig Jahre lang stand ich zwischen Ober- und Unterkiefer im Biss und versuchte auch manchmal schwierige Wünsche zu erfüllen. Ab und zu jedoch musste ich bei meinen Leisten bleiben. Als ich Edith Rickey, der Frau des amerikanischen Bildhauers George, ihre neuen Zähne zeigen wollte, nahm sie mir den Spiegel aus der Hand und schaute minutenlang in ihr Gesicht. Den Mund hielt sie geschlossen. Sie war eine hagere Person, die ihre zu einem Knoten gebundenen Haare wie einen hohen Kirchturm trug, um dort bei besonderen Anlässen auch noch eine von den beweglichen Kleinskulpturen ihres Mannes wie in einem Nest zu befestigen, die mit jeder Kopfbewegung bizarre Kreise um sie drehte. Daher war es nicht verwunderlich, dass Kokoschka von ihr fasziniert war und sie porträtierte. Eine Schönheit war sie jedenfalls nicht, und dieser Gegebenheit setzte sie, indem sie sich auch noch eigenartig gestaltete, ganz bewusst noch eins drauf. Und dennoch zog ihre überbordende Energie alle in ihren Bann. Der Spruch „Je später der Abend, desto schöner die Frauen" passte hundertprozentig zu ihr. Schließlich legte sie, ohne sich die neuen Zähne angeschaut zu haben, den Spiegel zur Seite und sagte: „Darling, I need a new face." Doch diesen Wunsch konnte ich ihr nicht erfüllen.

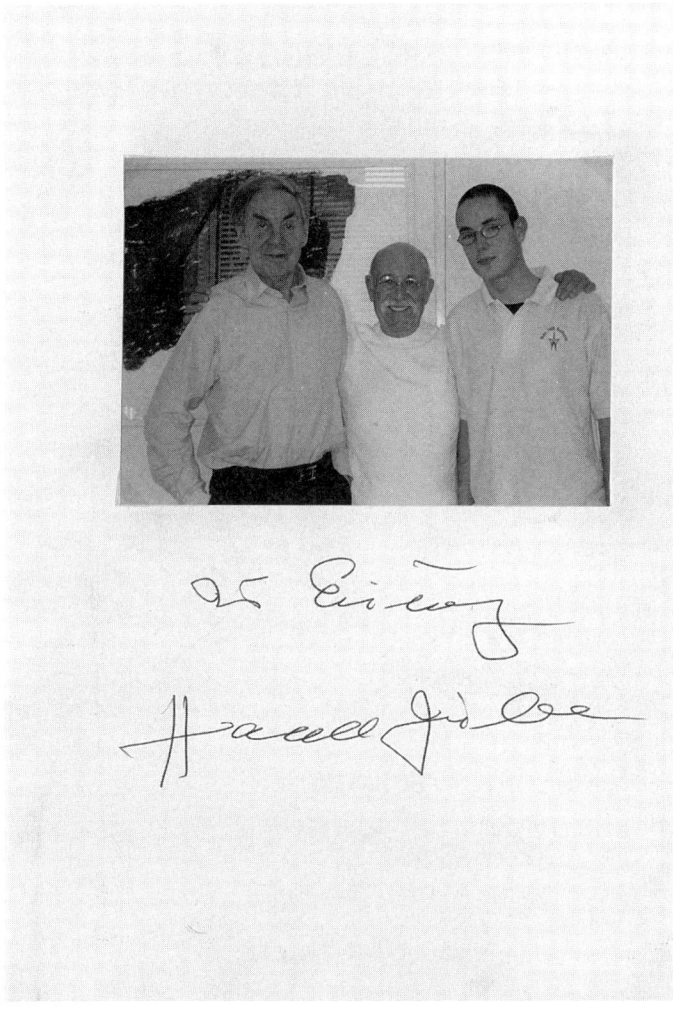

Schauspieler Harald Juhnke, hier mit Anatol und Beniamin Gotfryd, prägte
ein halbes Jahrhundert lang die Fernsehkultur und das Boulevardtheater
Westberlins; im Bildhintergrund eine Fahne von Armando

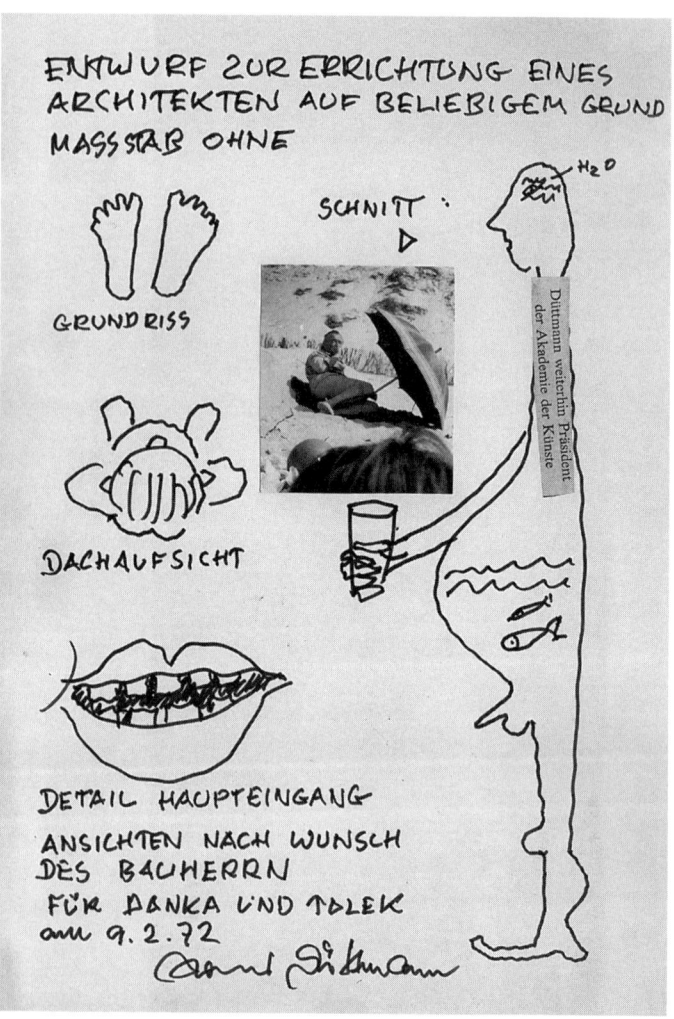

ENTWURF ZUR ERRICHTUNG EINES
ARCHITEKTEN AUF BELIEBIGEM GRUND
MASSSTAB OHNE

GRUNDRISS

SCHNITT

DACHAUFSICHT

DETAIL HAUPTEINGANG
ANSICHTEN NACH WUNSCH
DES BAUHERRN
FÜR AANKA UND TOLEK
am 9.2.72

Düttmann weiterhin Präsident
der Akademie der Künste

H₂O

Werner Düttmann, Architekt und Stadtplaner, einer der wichtigsten Vertreter
der Nachkriegsmoderne, Erbauer (und später auch Präsident) der Akademie
der Künste am Hanseatenweg in Berlin-Tiergarten

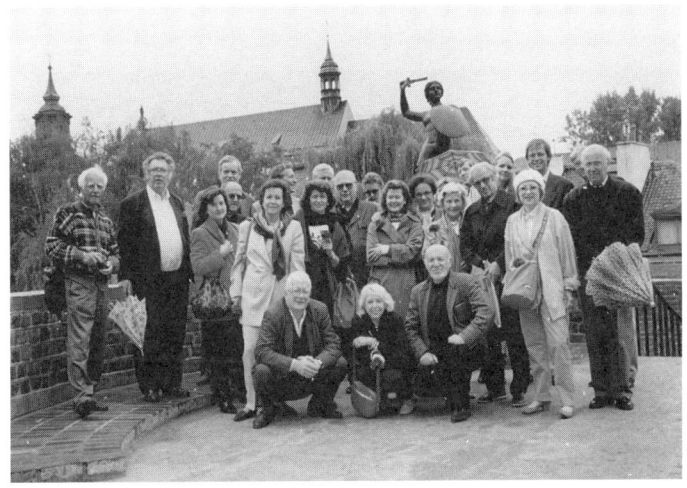

Vorstand und Kuratorium der Freunde der Nationalgalerie 1993 mit ihren Ehepartnern in Warschau vor dem Wahrzeichen der Stadt, der Meerjungfrau; vorn, in der Hocke: Jan Rave, Danka und Anatol Gotfryd (v. l. n. r.)

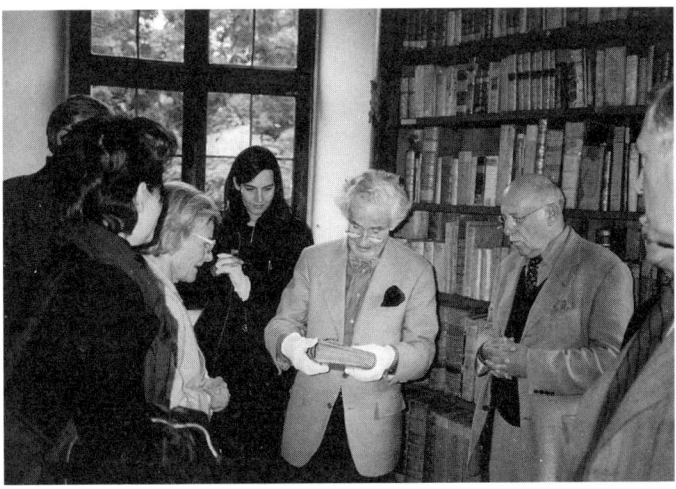

Mit den Freunden der Nationalgalerie zu Gast in der Bibliothek der Fürstenbergs in Donaueschingen; Peter Raue hält eine der Erstausgaben des Nibelungenliedes in den Händen, Anfang der 1990er-Jahre

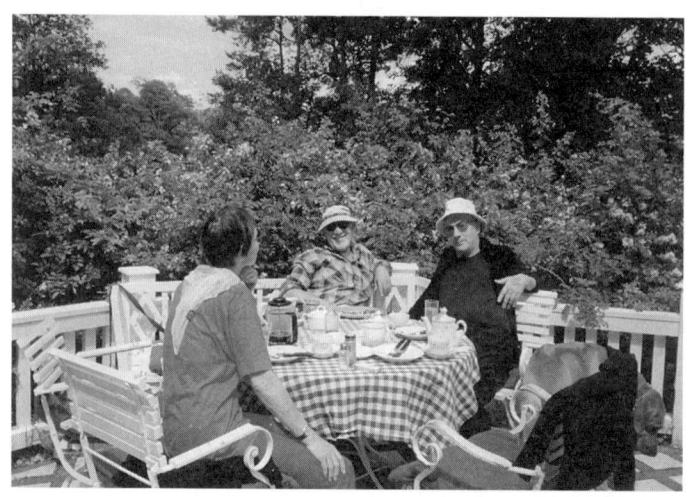

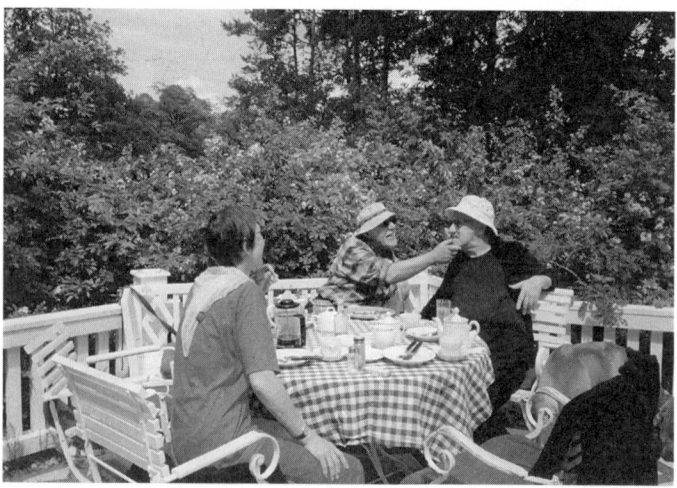

Peter Zadek und Elisabeth Plessen ausgelassen bei Gotfryds im Garten, ca. 2006/07.

Im Spiegel der Dinge

I

Sammler sind Besessene. Sie folgen einer Urleidenschaft, die sie nicht zur Ruhe kommen lässt. Sie schlafen schlecht, sie verändern sich. Dieser Rausch zieht ihnen einen Hermelinmantel über, lässt sie nach den Sternen greifen und die Unsterblichkeit suchen. Denn Sammeln ist ein Schicksal, das erst über das Suchen und Finden zum Glück führt. Aber auch das, was man sammelt, ist nur selten ein Zufall, weil eine Sammlung einem Buch ähnelt, in dem der Autor über vieles berichtet, sich letztendlich aber nur selbst darin spiegelt. Aber auch Kunstbetrachtung ist dem Rorschach-Test ähnlich, und vermutlich erzählt sie mehr über den Betrachter selbst als über die Kunst, die man anschaut.

Mark Twain erzählt von einem Mann, der etwas sammeln wollte, das noch keiner gesammelt hatte. Schließlich kaufte er Landstücke, auf denen ein Echo erzeugt werden konnte, und er war glücklich, den Widerhall seiner Stimme zu hören und der einzige Echosammler weltweit zu sein. Als sich jedoch nach einer Weile herausstellte, dass doch noch ein Konkurrent existierte, spitzte sich die Lage zu. Als einer von ihnen ein Grundstück erwarb und der andere das angrenzende, auf dem das Echo des Ersteren zu hören war, entwickelte sich ein ruinöser Wettkampf zwischen den beiden.

Ich war höchstens sechs Jahre alt, als ich Markenzeichen – kleine rostbraune Spaten aus Zichorienkaffee-Packungen – auszuschneiden begann, die ich auf beigelegte Postkarten klebte. Für das erste Dutzend bekam ich von der in einem kleinen Ort ansässigen Firma ein Album vorab, für die folgenden Einsendungen nach und nach auch die dafür vorgesehenen Bildchen. „Exotische Völker" hieß nun mein erstes Sammelgebiet, in dem die Abgebildeten feierlich gekleidet und bunt bemalt waren, und der Ort, aus dem sie mir zugesandt wurden, hatte in meiner Fantasie die Aura einer glücklichen Völkerwelt. Ich liebte die kleinen, auf der Rückseite beschriebenen Bildchen, die man am oberen Rand auf die im Album vorgesehenen schwarz umrandeten Stellen klebte und aus denen mir eine heile farbige Welt, eine Art glückliches, entspanntes Schlaraffenland entgegenstrahlte. Es war die Zeit, in der wir Schokoladensilberpapier in der Schule sammelten, um ein „Negerlein" aus der Sklaverei freizukaufen, meine Großmutter bügelte das Papier auch noch, damit es kostbarer wirkte. Ich war mir gewiss, dass die Abgebildeten die freigekauften Sklaven waren. Andererseits wurde 1939 sehr viel über die polnische „See- und Kolonialliga" gesprochen, zum Beitritt geworben und Geld dafür auf den Straßen gesammelt. Viele europäische Staaten hatten Kolonien. Deswegen fühlte sich mein Land vom Versailler Vertrag benachteiligt und im Stich gelassen. Auch Polen wollte eine mächtige Flotte besitzen und Kolonialmacht sein. Ich war Patriot, und dieses Bestreben begeisterte mich. Noch wusste ich nicht, dass Gewissen das eine und Politik das andere ist.

Einige Monate später schenkte mir Onkel Leo ein Briefmarkenalbum, ein Exemplar mit weichem Umschlag, auf dem ein Globus abgebildet war. Zarte Linien unterteilten die Kontinente in kleine, nummerierte Räume. Die Ziffern bezogen sich jeweils auf das Land, dessen Name in dicken Buchstaben im Inneren des Albums in polnischer Sprache genannt wurde. Dort standen für jedes Land einige in Kästchen unterteilte Seiten für den Sammler bereit, und an einigen Stellen waren sogar Briefmarken abgebildet, um die Orientierung zu erleichtern, weil doch die Länder auf den Briefmarken sich oft ganz anders nannten, als man sie von der polnischen Sprache her kannte. Ein Michelin-Katalog für Anfänger mit gummierten Papierstreifen, die man in der

Mitte vor dem Einkleben der Briefmarke knicken musste. Auch einige durchsichtige Briefumschläge mit einer bunten Markenauswahl aus aller Welt und eine Pinzette waren dabei. Ich war in Hochstimmung und lief aufgeregt zum katholischen Priester Garbicz, der Briefmarken sammelte, neben uns wohnte und Katechet in meiner Schule war, um ihm mein Geschenk zu zeigen. Die bunten Bildchen kamen mir wie ein Geschenk des Himmels vor und ich sah mit Freude, dass auch Garbicz sie ganz toll fand. Eine Briefmarke, meinte er, würde in meine Auswahl allerdings gar nicht gut hineinpassen. Sie sei zu ausdrucksarm, zu einfarbig und sie würde sich in dem neuen Album gar nicht gut präsentieren. Daher sei er bereit, diese gegen zwei andere, ganz besondere Marken aus Monaco zu tauschen. Dieses großzügige Angebot machte mich misstrauisch. Auch den Vorschlag, meine Briefmarke gegen eine fünfteilige Serie einzutauschen, auf der der rumänische König Carol ganz steif in einem weißen Sakko mit vielen Orden abgebildet war, lehnte ich ab. Dennoch besuchte ich Garbicz öfter mit meinem Briefmarkenalbum, besonders wenn ich Fragen zu exotischen Ländern hatte. Doch als ich eines Tages nach so einem Besuch wieder nach Hause kam, war die graue Briefmarke nicht mehr im Album. Dann kam der Krieg, der alles nahm, und meine kleinen Territorien teilten das Schicksal vieler Länder, die in meinem Album mit ihren Briefmarken vertreten waren.

Aber noch einmal, und das unter ganz besonderen Umständen, sollte wie Konfetti ein Briefmarkenregen auf mich niedergehen. Am 2. Oktober 1944, einen Tag vor meinem vierzehnten Geburtstag, kapitulierten die Aufständischen in Warschau. Die Bevölkerung wurde aus der Stadt vertrieben, die auf Befehl Hitlers durch Sprengungen und systematisch gelegte Brände weitgehend dem Erdboden gleichgemacht wurde. Gespenstisch leer waren die Straßen, denn Hitlers Befehl lautete, dass jeder, der angetroffen wurde, auf der Stelle zu erschießen sei. Dennoch war ich in der Stadt geblieben und die Tage davor ständig auf der Flucht. Unmittelbar vor dem entscheidenden Angriff der SS war es mir in letzter Minute geglückt, den Stadtteil und die Wohnung – in einer zweiten Etage – zu erreichen, in der sich mein Versteck befand. Dort war ich nach drei auf der Flucht verbrachten Nächten, fast tot vor Erschöpfung, in einer an die Küche angrenzenden Kammer auf einem Wäschekorb eingeschlafen. Als ich morgens aufwachte, hörte ich, wie die SS mit lautem Gebrüll die Leute aus dem Keller trieb. Ich öffnete die Wohnungstür, um von der Treppe vorsichtig nach unten zu schauen, doch die Treppe gab es nicht mehr. Während ich schlief, hatten die deutschen Panzerkanonen das Parterre und das erste Geschoss vollständig zerstört, und an der Stelle, wo sich einige Stunden zuvor noch Wohnungen und Läden befunden hatten, klaffte eine riesige Schlucht. Entsetzt schlich ich in meine Kammer hinter dem Küchenschrank zurück. Glücklicherweise hatten die beiden oberen Stockwerke den Angriff überstanden, obgleich Fenster und Türen verdreht und zerbrochen in letzten Fetzen der Scharniere hingen und das Dach einer offenen Sternwarte glich, also praktisch nicht mehr vorhanden war. Ich konnte noch einige Essensvorräte finden, auch waren zwei Badewannen mit Wasser gefüllt. Jeden Millimeter der Wohnungen durchsuchte ich nach Notrationen, die die ursprünglichen Bewohner angelegt hatten. Kleine Säcke mit getrocknetem Brot, Marmelade oder Tomatensaft waren unschätzbare Funde. Ein großer Bottich mit Baldrianessenz in der Wohnung des Apothekers war als Brennspiritusersatz zum Graupenkochen auf einem Spirituskocher von unschätzbarem Wert, insbesondere, da die Winde den mich verratenden Duft in die Ferne wegtrugen. Bei diesen Erkundungen fand ich im dritten Stock eine Briefmarkensammlung. Aus Dutzenden von Ordnern der schief stehenden Regale blies sie der Wind in den Raum, wo sie wie betrunkene Schmetterlinge um mich herumwirbelten. Nur einmal dachte ich kurz und gleichgültig: „Was für ein Vermögen!" Diesen Augenblick habe ich ganz genau im Gedächtnis. Ich spürte nichts. Kein Staunen, kein Mitleid, keine Angst. Es dämmerte. Ich ging mit dem Spirituskocher auf den Dachboden. Rundum brannte die Stadt.

Als wir Anfang der Sechzigerjahre in die Berliner Lassenstraße zogen, waren wir glücklich, eine richtige Wohnung mit Wohnzimmer, Schlafzimmer, Küche und Garten zu haben. Doch nach einer Weile bildeten sich grau-grüne Schimmelkreise an den Wänden. Nach so kurzer Zeit schon wieder umzuziehen, das kam für uns nicht infrage, und so strichen wir, um den Schimmel, der sich wie ein abstraktes Bild in alle Richtungen ausbreitete, nicht sehen zu müssen, die Wände des Wohnzimmers grün. Uns wurde klar, weshalb die Vormieter Hals über Kopf weggezogen waren. Zumal sie gerade ihr zweites Kind erwarteten. Mit ihnen haben wir uns sehr angefreundet. Sie waren in unserem Alter und ungewöhnlich liebenswert. Der gut aussehende, großgewachsene Mann vertrat eine Baumaschinenfirma, in seiner Freizeit lebte er jedoch vollkommen in seinen Fantasien, in einer versponnenen, unwirklichen Welt, der Briefmarken-Sammelleidenschaft, von der er so beherrscht war, dass er immer wieder von einem Berufswechsel in diese Richtung träumte. Ein Netz von Reisegesellschaften wollte er weltweit etablieren, um Menschen in Länder zu bringen, die er nur von den Briefmarken her kannte. Auch seine Frau, „Pünktchen" genannt, war etwas ganz Besonderes. Rundlich, weich, blond und sanft. „Eine Frau zum Knuddeln", wie Heinz Otterson sagte, der auch eine Schwäche für sie hatte. Eines Tages, als ich den Vertreter zufällig in der Buchhandlung Kiepert in der Hardenbergstraße traf, überredete er mich, ihn gleich um die Ecke in die Postfiliale in der Goethestraße zu begleiten und dort ein Abonnement für neu erscheinende Briefmarken abzuschließen. Von da an bekam ich nun jedes Jahr drei bis vier dicke Umschläge zugesandt. Aber erst nach fünfundzwanzig Jahren, als mir die Post eine Prämie sandte, begriff ich, was wirklich geschehen war. All diese Jahre hatte ich in Nibelungentreue am Abonnement festgehalten, aber keinen einzigen dieser Umschläge geöffnet. Ich muss Angst vor der Erinnerung gehabt haben, vor der Vision, von einer brennenden Stadt umgeben und von wie Schmetterlinge flatternden Briefmarken umringt zu sein. Ich hatte Angst, beim Öffnen der Umschläge den Geist von damals zu befreien, und ließ sie deshalb für immer geschlossen.

Mit meinen ersten Sammlungen war ich also gescheitert, und unmittelbar nach dem Krieg hatte ich ganz andere Sorgen. Vor allem musste ich meine Eltern suchen. Ob sie den Krieg überlebt hatten, wusste ich nicht. Doch im Herbst 1945 stand ich im oberschlesischen Kattowitz vor ihrer Wohnungstür. Einige Wochen zuvor waren sie aus Kolomea umgesiedelt worden, denn jetzt gehörte das östliche Polen der Sowjetunion. Ich klingelte, und mein Stiefvater Miecio öffnete. Wir umarmten uns und gleich danach stellte er die seltsame Frage, ob ich ein gutes Rasiermesser gebrauchen könne. Er habe eins übrig. Nein, ich war gerade fünfzehn geworden und brauchte keins. Seine Frage, glaube ich, kam aus Verlegenheit. Denn plötzlich fanden wir uns, als ob nichts geschehen war, in der Normalität wieder, in der wir aber noch nicht wirklich angekommen waren. Also spielten wir sie, auch weil wir nicht wussten, ob das denen gegenüber, die nicht überlebt hatten, gerecht war. Wir hatten Angst vor der Normalität und waren befangen. Auch Miecio versuchte, in den Alltag zurückzufinden, und ein gutes Rasiermesser war für ihn ein Kultgegenstand, mit dessen fast ritueller Handhabung schon der Morgen des Tages eine natürliche Struktur bekam. Dieses pedantische Ritual mochte ich aber nicht. Und an Kultgegenständen der Vergangenheit wollte ich mich nicht orientieren. Nach diesem schrecklichen Krieg sollte jetzt alles ganz anders werden. Weltoffen wollte ich sein, wie Onkel Filip es war. Also lauschte ich wie einer Morgenmusik dem leisen Klick-klack, wenn Onkel Filip mit seinem Schweizer

Präzisionsapparat die Rasierklingen schärfte. „Allegro" hieß das Instrument, in das man die Klinge wie in einen Schlitten einspannen musste. Dort drehte sie sich durch Hin-und-her-Bewegungen in einer ausgeklügelten Führung so, dass beide Schneiden gleichmäßig an zwei Steinen geschliffen und an einem Leder poliert wurden. Auch das war letztendlich nur eine rituelle Handlung, zumal der Apparat so teuer war wie eine erstklassige Schweizer Uhr. Es hätte sich allemal gelohnt, jedes Mal eine neue Rasierklinge anzuschaffen, als die alten zu wetzen. Aber darum ging es eben nicht. Der Onkel hatte eine moderne Technik in der Hand, die er selbst mit größ-ter, fast sinnlicher Befriedigung bedienen konnte. Um die beneidete ich ihn und war begeistert. Ich ahnte noch nicht, dass ich hier ein Sammelgebiet für mich entdeckt hatte, das es in seiner Kuriosität auch mit den Echosammlern aufnehmen konnte. Dreizehn Jahre später, als ich in den Westen kam und nach solchen Erfindungen Ausschau zu halten begann, hatte sich allerdings die Welt schon wieder verändert. Die Rasier-klinge führte nur noch eine Nischenexistenz, und die Ob-jekte meiner Begierde musste ich auf Flohmärkten suchen. Zwei Dutzend solcher Erfindungen habe ich gesammelt, mit Herstellerfirmen korrespondiert, sofern sie noch existierten, um Konstruktionszeichnungen gebeten, und ich denke, dass meine Sammlung komplett ist. Neue Entwicklungen werden nicht hinzukommen, denn die schnelllebige Zeit hat sie be-reits in die Mottenkiste der technischen Geschichte verwie-sen. Dennoch ist es spannend zu sehen, welch innovativen Schub die männlichen Barthaare dem Erfindergeist gaben. Warum ich das alles gesammelt habe, weiß ich nicht wirklich. An den Bart des Propheten wollte ich jedenfalls nicht. Aber an den von Onkel Filip vielleicht. Er war ein hochbegabter Zahnarzt und ein Mensch voller Leichtigkeit, Charme und Abenteuerlust, dessen Lebensgeister funkelten und um des-sen Bart die schönsten Frauen wie flirrende und glitzernde Schmetterlinge flatterten. Er war mit Tante Jula verheiratet, in die ich als Jugendlicher verliebt war. Auch sie war „eine Frau zum Knuddeln", von kleinbürgerlicher Sinnlichkeit und feinsten Proportionen. Ihrem Mann ließ sie großzügig alle Affären durchgehen, sofern sie nichts kosteten, denn sie stammte aus einer Kaufmannsfamilie und war sparsam. Meine Mutter hätte auch lieber Filip als seinen Bruder geheiratet, und genau genommen hat sie es, obwohl es ohnehin schon zu spät gewesen wäre, nie wirklich verwunden. „Krumme Beine", sagte sie manchmal bösartig, wenn sie über ihn sprach. Filip hatte tatsächlich leichte O-Beine, die er sich angeblich während des Ersten Weltkrieges beim stundenlangen Dienst als berittener Polizist in Budapest zugezogen hatte. Wie auch immer, seinem Wesen jedenfalls konnte sich keiner entziehen. „Das Wichtigste im Leben", sagte er, „sind Intuition und Telepathie."

II

Einmal kam ein älterer Mann in die Praxis. In seiner verschlissenen Kleidung sah er ziemlich schäbig aus, hatte aber ein edles, von einem weißen Bart umrahmtes Gesicht. Ein Clochard, huschte mir durch den Kopf. Er wandere durch die Welt, erklärte er, was meine Vermutung bestätigte. Doch momentan sei er von Zahnschmerzen geplagt. „Behalten Sie das Geld für ihre Wanderung", sagte ich nach der Behandlung und trank mit ihm noch eine Tasse Tee zum Abschied. Monate später kam per Post ein Katalog einer Privatsammlung aus der Schweiz. In dem beigefügten Brief bedankte sich der Sammler für die erfolgreiche Behandlung und lud uns ein, ihn in seinem Haus zu besuchen. Ein kleiner Louvre strahlte mir aus dem Katalog entgegen, und es war kein geringerer als Marcel Breuer, der für die Sammlung des Unbekannten einen solchen gebaut hatte. Um darauf zu kommen, dass es sich um den trampenden Clochard handelte, dessen Name mir nicht bekannt war, habe ich einige Zeit gebraucht. Doch dann wurde mir alles klar. Er war der Fürst, der den Bettler spielte, und nun beseitigte er die in der Praxis entstandene Asymmetrie, indem er mir sein wahres Gewand zeigte.

„Sammeln Sie auch?", fragte mich mein Tischnachbar, ein Baulöwe, bei dem jährlichen Festessen in der Nationalgalerie. Aus Eimerchen, die gewöhnlich als Eisbehälter für gehobene Getränke dienen, zog man nummerierte Zettel. Die Damen rote, die Herren blaue. Ich hatte wieder einmal rechts und links verwechselt, zog ein rotes, und nun war ich seine Tischdame geworden. „Nein, ich sammle nicht, Sie aber gewiss", antwortete ich. „Ja, aber nur schöne Bilder", bestätigte er.

Auch ich hätte gern Kunst gesammelt. Aber verändern wollte ich mich nicht. Ich sah, dass die Sammler im Laufe der Zeit der Kunst, die sie sammeln, selbst immer ähnlicher werden, wie Haustiere, die nach einer Weile von ihren Herrchen kaum noch zu unterscheiden sind. Auch wollte ich nicht, dass eine Sammlung über mich berichtet. Das mache ich lieber selbst. Dabei haben mich gerade Privatsammlungen immer fasziniert. Museen haben die Aufgabe, zu bewahren, und sie führen einen internationalen Kampf um das kulturelle Prestige. Sie kaufen, wenn sie noch keine Arbeit von einem Künstler haben, um die Sammlung zu erweitern, oder sie erwerben, wenn sie bereits viele Werke von ihm besitzen, weitere Arbeiten, um das Vorhandene zu verstärken. Wie auch immer. Viele Museen jedenfalls haben ihre traditionelle Funktion aufgegeben und präsentieren die Kunst wie eine besondere Dekoration. Bereits in den Zwanzigerjahren hat Karl Kraus ähnliche Veränderungen im Feuilleton bemängelt und schrieb, dass einige Autoren Ereignisse wie künstliche Locken auf der Glatze dekorieren. Gerne übernehmen die Ausstellungsmacher die Rolle der Künstler selbst, arrangieren die Kunst in thematischen oder didaktischen Präsentationen und Konstellationen, die oft für den einzelnen Künstler gar keinen Sinn haben und obendrein auch noch das Werk degradieren. Die Belastung für den Kunstbetrieb wächst unaufhörlich. Besonders nach dem Zweiten Weltkrieg wurde die Kunst zur flächendeckenden Marktware mit bewusst aufgeblähten Formaten, auch um Konkurrenten aus Räumen zu verdrängen. Später kamen auch noch Videos, Installationen, Happenings und Performances hinzu, die von den Rezipienten über alle Maßen das Kostbarste beanspruchen, was sie haben: ihre Lebenszeit. Kunst, die man anfassen darf und die ihre Form verändert, die Farbe wechselt, verschiedene Töne von sich gibt, ist auch noch pflegebedürftig und schwer unterzubringen. Deswegen passen manchmal sogar bedeutende Schenkungen nicht in die vorhandenen Gebäude hinein, und oft wissen die Museen nicht so recht, wohin damit, insbesondere, wenn die Schenkungen mit eitlen Bedingungen verknüpft sind. Privatsammlungen dagegen sind Psychogramme der Begeisterung, der Liebe, der Obsession, des Narzissmus, der Bildung, der Habgier, des Geizes, des Spieltriebs, des Sendungsbewusstseins, der Selbstdarstellung, des Snobismus. Vor allem aber, und das macht sie so spannend, übertragen sie diese Mischung von Emotionen auf den Betrachter. Er identifiziert sich mit dem Sammler, weil die erworbenen Werke Selbstporträts der Sammler sind, die unsichtbar wie Geister über der Sammlung schweben. Auch der Betrachter schwebt mit – zwischen Aversion, Anerkennung, Neid und Bewunderung.

Mir sind Sammlungen wie die Berliner Sammlung Hoffmann mit ihrem Fokus auf Kunst der Gegenwart besonders nah, weil sie die eigene Lebenszeit der Sammler reflektieren und ein Dokument ihrer Emotionen darstellen. Wie die Sammlungen Barnes in Philadelphia oder die Burrell Collection in Glasgow überträgt die Sammlung Hoffmann die Obsession der Sammler auf den Betrachter und zieht ihn ganz magisch in ihren Bann. Daher war ich besonders glücklich, mit Erika Hoffmann und dem Direktor des Kupferstichkabinetts, Alexander Dückers, die Graphische Gesellschaft zu Berlin zu gründen, einen Unterstützungsverein für das Kupferstichkabinett, das eine der größten Zeichnungs- und Grafiksammlungen der Welt beherbergt. Zu dritt haben wir mehrere Jahre die Graphische Gesellschaft geführt, unsere persönliche Freundschaft aufs Herzlichste gefestigt und mit den Mitgliedern Künstlerateliers besucht, weil das Sammeln von Kunstwerken besonders in einer Zeit, in der alles und nichts Kunst sein kann, eine äußerst intime Sache ist und die Kunst daher an der Quelle am besten erlebt werden kann.

Was ich nicht sammeln würde, weiß ich ziemlich genau, mich aber für eine bestimmte Sammelrichtung zu entscheiden, das würde mir schwerfallen, auch weil einige Bilder, die ich vor Jahren erwarb, mit der Zeit ihre Ausstrahlung gewechselt haben – die raumbeherrschenden haben sich in zurückhaltende und die spannungsgeladenen in poetische Wesen verwandelt.

Hätte ich einen Salon, so würde ich dort wegen der vornehmen Distanz Werke von Agnes Martin, Blinky Palermo und Carl Andre haben wollen, in der Bibliothek David Hockney und Richard Tuttle, der zurückhaltenden Intelligenz wegen, im Gästezimmer James Ensor und Edward Hopper, damit die Gäste nicht zu lange bleiben, zwei Modiglianis im Schlafzimmer und einen Balthus im Bad, in der Küche Chaim Soutine, im Garten eine George-Rickey-Skulptur, um die Luftströmungen zu verfolgen, und in der Garage einen Bugatti. In eine Mönchszelle würde ich mir weder Bilder von Klee noch ein Buch von Kafka mitnehmen, obwohl ich die beiden über alle Maßen verehre. Eher ein Stillleben von Morandi und *Anna Karenina* und *Krieg und Frieden*, vor allem aber die *Essais* von Michel de Montaigne und das *Tagebuch* von Samuel Pepys. Sollte ich für mich persönlich nur ein einziges kleines Bild eines Meisters von gestern aussuchen dürfen, so würde ich eines von Piet Mondrian nehmen, dessen Sprache ich als Chiffre der Zeitlosigkeit verstehe, weil sich Vergangenheit und Zukunft in ihnen spiegeln. Mit einem Mondrian hätte ich je nach Stimmung alles, was ich begehrte: Blume, Landschaft, Architektur, Wolken und Porträt, nur keine Verkündigungsbilder, die ich besonders liebe und zu Dutzenden als Postkarten bei jedem Museumsbesuch gesammelt habe.

Bei alten Sammlungen dagegen muss man vorsichtig sein. Ein feiner Staub der Vergangenheit legt sich oft bedeutungsvoll über sie und sie versuchen es oft wie Blaskapellen mit Marschmusik, einen mit ihrem Anspruch zu vereinnahmen. Doch vielleicht würde ich schon morgen eine ganz andere Wahl treffen, denn im Umgang mit Kunst gibt es wie in der Politik keine Regeln. Man beschließt sie, wendet sie aber nicht an. Auch würde ich die Sammlung wie einen Bauchladen vor mir her tragen wollen, wie es die meisten Sammler tun.

III

Die Erlebnisse und Stimmungen, die Kunst mir vermittelt, sind mir sehr wichtig, und hier schließe ich mich gern der Meinung von Baselitz an, dass „Purzelbäume auch Bewegung sind". Die zu machen, versuchte auch ich. Im Kopf natürlich, denn echte kann ich schon lange nicht mehr.

Von Giorgio Morandi wird berichtet, dass er sehr asketisch mit seinen Schwestern in einem gemeinsamen Haus in Bologna lebte und dass er dies nur wenige Male verließ. Einmal fuhr er nach Aix-en-Provence, um Cézanne zu besuchen, der ihm ein kleines Bild schenkte. Nach Hause zurückgekehrt, befestigte Morandi das Bild im Wohnzimmer, das er auch als Atelier nutzte, mit der bemalten Fläche zur Wand. Jeden Morgen drehte er es um, betrachtete es einige Minuten intensiv, dann drehte er das Bild wieder zur Wand und machte sich an die Arbeit. Das kleine Bild des Meisters, den er unendlich verehrte, spannte seinen schöpferischen Bogen an und versetzte ihn in eine kathartische Hochstimmung.

Auch mir ist diese Stimmung nicht unbekannt. Das Wort Katharsis kommt aus der Tiefenpsychologie, wo es eine Art Reinigung durch Affekte beschreibt. Es geht um Augenblicke der Begeisterung, die sich bis zum Gefühl der Verehrung steigern. Obwohl dieser Zustand etwas emotional Entrücktes hat, wie die Tänze der Derwische, erlischt der Verstand nicht ganz. „Stendhal-Syndrom" nennt die heutige Medizin solch einen Zustand der Ekstase nach Reizüberflutung durch eine Fülle von Kunstwerken. Stendhal hat es selbst nach der Besichtigung der Kirche Santa Croce in Florenz, in der er die Gräber Michelangelos, Machiavellis und Galileis besucht hatte, als „angenehme Sensation" empfunden.

Ich dagegen habe diesen Zustand, nahezu aus der Fassung gebracht zu werden, zum ersten Mal in dem schönsten Palast der italienischen Renaissance, dem Palazzo Ducale in Urbino, vor der rätselhaften *Geißelung Christi* von Piero della Francesca erlebt. Schon der Weg dorthin war wie einem Märchen entlehnt, in dem der Held erst durch Überwindung von Hindernissen die wohlverdiente Belohnung bekommt. Die Stadt Urbino, im fünfzehnten Jahrhundert Sitz des mächtigen Condottiere Federico da Montefeltro, liegt abseits der großen Touristenwege. Der Weg dorthin ist lang, bergig und kurvenreich, doch das sonnige Wetter schien zunächst unsere Hoffnung auf eine ruhige Fahrt durch die Serpentinen zu bestätigen. Es war noch früh am Tage und kein weiteres Auto in Sicht, nur ab und zu mal ein Motorrad. Doch allmählich wurden es mehr und mehr, und bald wurden wir mit irrsinnigem Getöse von Motorradrudeln überholt, um schließlich von einer Motorradwoge wie Staatsbesucher fast getragen zu werden. An diesem Tag war das verschlafene Städtchen Biker-Treffpunkt und das am Fuße des Palastes liegende McDonald's zum Bersten voll. Doch im Palast war ich mit Danka ganz allein. Pieros Bild, von einer Glasplatte geschützt, hatte ich mir viel größer vorgestellt, und ich war überrascht, wie klein es ist. Daher trat ich näher heran und, wie von einer unsichtbaren Hand gedrängt, wieder einen Schritt zurück. Denn das Bild verweigerte, wie ein kleines Universum, das für sich allein sein möchte und das Geheimnis des Geschehens nicht preisgeben will, die Kontaktaufnahme. Vielleicht war es die Perspektive, die mir die Sprache verschlug, oder der Künstler, der eine Eisschicht über das Geschehen gelegt hatte, wie Zbigniew Herbert es ausdrückte, dem es vor diesem Bild ähnlich ergangen war.

Anfang der Sechzigerjahre brachte mich die Flut des Angebotenen in der Burrell Collection in Glasgow in eine ähnliche Hochstimmung. Die Wandteppiche waren es vor allem, deren Schönheit mich überwältigte und in einen Rausch der Begeisterung versetzte, und ich verstand den schottischen Sammler Sir William Burrell, dass er bei der Vision, die er hatte, jeden Penny dreimal umdrehte und dass er nach den Wandteppichen süchtig war. Es wird berichtet, dass die Steckdosen in seinem Anwesen abschließbar waren, und dass nur er persönlich den Schlüssel hatte. Um den letzten Erwerb, ein Bild von Caspar David Friedrich, hatte er fünfzehn Jahre lang gefeilscht, bis er es für den Preis bekam, den er zu zahlen bereit war. Den gigantischen Umfang seiner Sammlung, die er im Laufe seines langen Lebens zusammentrug, kann man sich kaum vorstellen. Als er und seine Frau Constance sie 1944 der Stadt Glasgow übereigneten, war diese Schenkung nach der der Medicis die zweitgrößte in der Geschichte. Sie umfasste 8 500 Exponate und sie war so breit angelegt, dass nur das Londoner Victoria and Albert Museum in der Lage ist, mitzuhalten.

Burrell war Reeder, Kaufmann und einer der Wegbereiter des Schiffscontainers – und er war eine unglaubliche Spielernatur. Zweimal hatte er in Krisenzeiten seine Flotte verkauft, um bei aufkeimender Konjunktur rechtzeitig eine neue, modernere in Auftrag zu geben. Er brauchte Geld, sehr viel Geld, für seine einzige wirkliche Leidenschaft, das Kunstsammeln. Es ist unfassbar, welche Bereiche in welcher Dimension und

Qualität er sammelte, und kaum zu glauben, was ein Mensch, von einer Obsession beherrscht, in einem Leben zusammenzutragen in der Lage ist. Seine Sammlung umfasst mittelalterliche Kunst, Glasmalereien, Keramik, Möbel, Waffen, Rüstungen, islamische, ägyptische und chinesische Kunst, ganze Tempel, moderne Skulpturen, Impressionisten und die schönsten Wandteppiche der Welt.

Bislang kannte ich nur wenige Wandteppiche, vor allem die von mir ins Herz geschlossene *Dame mit dem Einhorn* im Pariser Museum Cluny, doch darüber hinaus wusste ich über Wandteppiche so gut wie gar nichts. „Nur was man weiß, sieht man", kann ich mit dieser Erfahrung bestätigen. Insbesondere, da in meinem armen Heimatstädtchen kaum jemand sich eine derart prachtvolle Tapisserie hätte vorstellen, geschweige denn leisten können, Tapisserien, die den Mächtigen als Insignien des Reichtums und der Prachtentfaltung dienten und von denen hochbegabte Weber gerademal einen Quadratmeter im Jahr zu weben imstande waren.

In meinem Städtchen lebten wir viel bescheidener. Unsere Gobelins waren Kelims. In Großvaters Tabakladen, wo ein Sofa dicht an der Wand stand, schützte einer vor Kälte, und an Mariä Himmelfahrt, wenn Prozessionen feierlich durch den Ort zogen, wurden die Podeste mit Kelims und Heiligenbildern geschmückt. Im Sommer 1945, als es mich auf der Suche nach meinen Eltern nach Lublin verschlug und ich es mir leisten konnte, dort ein Zimmer zu mieten, lag auf dem Sofa ein Teppich. An Prozessionstagen waren auch die Balkone mit Teppichen und Heiligenbildern geschmückt, auch mein Balkon – mit dem Teppich, auf dem ich schlief.

Wenn ich darüber nachdenke und in die Tiefe meiner Seele schaue, würde ich, falls ich mich für ein Sammelgebiet entscheiden müsste, für Architekturen entscheiden. Keine Pyramiden oder romanische Kathedralen, sondern Wohnhäuser, für die das Wort „Immobilie" eine Demütigung wäre. Denn nur sie sind sowohl Bilder und Skulpturen als auch Atmosphäre und stumme Bewahrer der Geschichte ihrer Bewohner und so gesehen auch ein Stück erlebter Literatur, die für immer wie eine unsichtbare Aura in den Räumen bleibt. Deshalb haben wir uns Ende der Sechzigerjahre in einer Pension in Vicenza eingemietet, um die Gebäude von Palladio zu finden, in einer Zeit also, als es den Luxus der präzisen Angaben der „way finder" von heute noch lange nicht gab. Unser Wegweiser war ein Katalog mit sehr ungefähren Informationen, die mehr die Architektur als ihre Lage betrafen. Ähnlich den Stadtplänen im Ostblock, der unter der Paranoia vor Westspionen litt und daher kaum brauchbare Karten druckte. Nur die bereits restaurierte Villa Rotonda war leicht zu finden. Auch das Theater in Vicenza konnte besichtigt werden, in dem, um die hervorragende Akustik zu demonstrieren, ein Schauspieler gegen Aufpreis mit einem Monolog auftrat, der eine ewige Viertelstunde dauerte. Wir schlugen uns langsam durch und wurden von Tag zu Tag im Auffinden der Villen besser, obwohl es erschwerend und teilweise unglaublich war, wie die großartigen Architekturen durch den Krieg und die schweren Zeiten danach zweckentfremdet wurden. In einer war im Parterre eine Schweinezucht untergebracht und in einer anderen eine Autowerkstatt. Es war evident, dass ihre Betreiber gar nicht wussten, was das Schicksal ihnen anvertraut hatte und was sie in ihren Händen hielten.

Nach einer Woche kamen wir in einen kleinen Ort, von dem wir wussten, dass sich dort eine Villa von Palladio befindet, die zu seinen schönsten zählt. Gleich am Ortseingang stiegen wir an einer ausladenden Linkskurve aus. Im Hintergrund, von der Straße etwas zurückgesetzt und von einem parkartigen Garten flankiert, lag die gesuchte Villa. Eine breite, nur ganz wenig angehobene, großzügige Terrasse verband sie mit dem Garten. Sie war lieblicher und offener als die, die wir bereits kannten. Sie gefiel mir sehr, obwohl ihr das Monumentale fehlte. Dann schaute ich nach links – mir stockte der Atem, und ich ging fast in die Knie. Hinter der

Kurve auf der gleichen Straßenseite stand wie eine unnahbare Sphinx die wirklich gesuchte Villa. Noch einmal sah ich mich nach der um, die ich vor einem Augenblick irrtümlich für die von Palladio gehalten hatte. Sie war wie die meisten Renaissance-Villen immer noch schön wie eine Fee. Doch gegen die ruhende Kraft und die zeitlose, fast biblische Schönheit des Palladio-Bauwerks kam sie nicht an. Das Gewicht ging ihr verloren und sie löste sich fast auf. In diesem Augenblick erlebte ich eine Sturmflut der Gefühle und begriff, dass Palladio-Villen, den Fibonacci-Kurven ähnlich, erhabene Dokumente des menschlichen Bewusstseins sind, und auch der Beweis, dass es in Italien eine besonders feine, sehr humane Art der Aufklärung gegeben hatte – vielleicht eine Aufklärung, für die die Ästhetik und der Lebensgenuss wichtiger waren als die spätere Belohnung für asketisches Leben, wie wir es aus Mitteleuropa kennen.

Unterwegs

I

„Heute fliegen Superjets nach Amerika, wenn du mal nach New York kommst, vergiss nicht, deine Cousine Frieda zu besuchen", hatte meine Mutter noch in den Siebzigerjahren gesagt. Deswegen war ich im Herbst 1999, auf einer Reise nach New York, einige Tage länger dort geblieben als ursprünglich geplant. Ich war diesmal entschlossen, den Wunsch meiner Mutter zu erfüllen. Sie war bereits in den Fünfzigerjahren dort gewesen. Die Überfahrt hatte sie damals mit der von Bruno Paul in den Zwanzigerjahren luxuriös ausgestatteten „Bremen" gemacht, war von der wohlhabenden Gesellschaft an Bord des Schiffes begeistert und erzählte darüber mit Freude. Auch in hohem Alter, als sie bereits über neunzig Jahre alt war, las sie leidenschaftlich gern in der *BUNTEN* über das Leben besserer Leute, erzählte oft und teilnahmsvoll über ihre Sorgen und war erstaunt, dass ich die Kosenamen einiger Familienmitglieder der Königshäuser nicht kannte. Falls ich sie am Donnerstag, dem Tag des Erscheinens, besuchte, vergaß ich nie, das Magazin zu kaufen, um es ihr druckfrisch zu bringen. Dann kam es vor, dass sie einen Tee zubereitete und ich in der Zeitschrift zu lesen begann und nach einer Weile dermaßen absorbiert war, dass ich größte Überwindung brauchte, um mich von der bunten Lektüre über das Glück und Leid dieser Leute zu trennen. Diese Affinität zum Adel hatte sich bei meiner Mutter bereits in unserem Städtchen entwickelt. Sie war mit dem Sohn des Gutsverwalters des Fürsten Lubomirski befreundet, und einmal, als der Fürst seinen riesigen Besitz inspizierte, hatte sie diesen persönlich kennengelernt. Als ich ihr eines Tages Anfang der Siebzigerjahre erzählte, dass der Fürst sich bei uns als Patient hatte anmelden lassen, schaute sie mich erstaunt an, denn es fiel ihr schwer, das zu glauben.

Ein Rechtsanwalt rief mich damals aus Paris an und sagte, dass er den Auftrag habe, für den recht betagten Fürsten einen polnisch sprechenden Zahnarzt in Europa ausfindig zu machen. Die Wahl sei auf mich gefallen, und falls ich die Behandlung übernähme, sei er autorisiert, die Termine mit mir zu vereinbaren und auch Honorarfragen zu klären. So kam es, dass ich für einen Mittwochvormittag das erste Treffen mit dem Fürsten vereinbarte. Weil ich nicht so recht wusste, wie ich ihn korrekt ansprechen sollte, durchstöberte ich sicherheitshalber alte Jahrgänge des Zahnärztekalenders, da ich mich erinnerte, dort einmal entsprechende Hinweise gelesen zu haben. Benutzt hatte ich sie schon einmal, als Kira von Preußen aus dem Haus Hohenzollern sich einen Behandlungstermin hatte geben lassen. Damals, war ich sehr aufgeregt gewesen. Meine Anspannung teilte sich sogar unserer Hauswartsfrau mit, die am Tag des ersten Besuches der Urenkelin von Kaiser Wilhelm II. den Hauseingang und die Treppe aus eigenem Antrieb einmal mehr feucht wischte. Meiner Patientin war es im Zahnarztstuhl nicht ganz behaglich. Ich sah, dass sie nicht minder aufgeregt war. Ich wusste, dass sie auch russischer Abstammung war, und im letzten Augenblick sprach ich sie statt umständlicher Anreden auf Russisch an. Ihr Gesicht entkrampfte sich, sie schaute mir in die Augen, wir lachten. Mit weichem russischen Akzent, sagte sie „Dooktor", und das Eis war gebrochen.

An dem Mittwoch, an dem der Fürst kommen sollte, erschien zunächst Heinz Otterson. Wie es seine Gewohnheit war, ließ er sich eine Tasse Kaffee geben, ging in den für Freunde reservierten Aufenthaltsraum, wo er oft stundenlang am Tisch saß und zeichnete. Als es klingelte, öffnete er die Tür. Ein kleiner Mann mit einem kantigen polnischen Holzschnittgesicht, in einen Zobelpelz mit einem riesigen

Kragen gehüllt und genauso ausschauend wie Generationen polnischer Fürsten vor ihm, stand vor der Tür. Doch Heinz wusste das nicht. Als der kleine Mann sich würdevoll als „Fürst Lubomirski" vorstellte, glaubte er an einen Scherz, lachte und sagte: „Und ich bin der Kaiser von China." Dann entwickelte sich die Begegnung mit dem Fürsten zu einer nostalgischen Reise in meine Vergangenheit. Über die Gegend, in der ihm früher fast alles gehörte, wusste ich noch vieles zu berichten. Er dagegen kannte sie nurmehr vom Hörensagen und von wenigen kurzen Besuchen. Sein Leben hatte sich hauptsächlich zwischen Paris und der Côte d'Azur abgespielt. Auch konnte er sich an den Besuch bei meinem Großvater nicht mehr erinnern und schon gar nicht an den Vorschlag des Großvaters, er möge ihn auf dem dreißig Kilometer langen Kontrollgang durch den Wald zu Fuß begleiten, um etwas von seinem Besitz in Augenschein zu nehmen. Jetzt aber, als das Land für immer verloren war, hörte er gern zu. Wir mussten die Behandlung mehrfach unterbrechen, weil er darauf bestand, wie er wörtlich sagte, „sofort die Prinzessin in Paris anzurufen", um ihr das Gehörte zu erzählen. Es war eine seltsame, fast unwirkliche Begegnung, der nach der Wende allerdings eine noch seltsamere folgte, als ein relativ junger Mann, der letzte Graf Dracula, sich zur Behandlung anmeldete. Auch hier glaubte ich zunächst an einen Scherz, obwohl ich nach dem Besuch des Fürsten Lubomirski bereits auf alles Mögliche gefasst war; vor allem hatte ich das Gefühl, dass mich die Geister meiner Kindheit besuchten. Wie ich bald erfuhr, war mein Patient ein Adoptivkind der letzten Gräfin.

In New York erinnerte ich mich wieder an diese Begegnungen, weil gerade New York für mich eine Stadt ist, die aus lauter kleinen Städtchen besteht, die in gewisser Weise meiner früheren Heimat ähneln. Dort kann man sich noch aussuchen, in welchem Teil (Ost-)Europas man leben will. Manchmal wohne ich bei Freunden in der East 9th Street, an einer Stelle also, wo zwischen „Little Italy" und „China Town" das polnische Viertel liegt. Und wenn ich dort in einer winzigen polnischen Konditorei Spiegeleier zum Frühstück bestelle, kommt es auch schon mal vor, dass der Besitzer seine Frau aufgeregt auf Polnisch fragt: „Magda, wo ist die Bratpfanne?" Dann schließe ich die Augen, um die alten heimatlichen Unzulänglichkeiten zu genießen. Ein dort ansässiger polnischer Metzger schaute mir in die Augen, als ich den Preis von 23 Dollar für etwas Aufschnitt monierte, und wiederholte mein Wort „zu teuer" mit einem Fragezeichen versehen. „Ja", bestätigte ich. „Na dann", erwiderte er, „sagen wir 17." Und am Nachmittag trinke ich meinen Kaffee im „Empire" am Broadway und freue mich jedes Mal, die Postkarte mit Holbeins Porträt Heinrichs VIII. an meinem Tisch vorzufinden, auf der seine letzten Worte „How is the Empire" stehen. Als ich mit der Vereinsspitze der Freunde der Nationalgalerie nach New York kam, wohnten wir in dem noblen Hotel „Plaza Athénée" in der 64. Straße. Zwischen meinem Ferienhaus an der ligurischen Küste in Italien, das 200 Meter über dem Meeresspiegel liegt, und dem Meer befinden sich angeblich elf Vegetationszonen. Genauso viele Preiszonen sind es zwischen der 9. und der 64. Straße in New York. Zuweilen lohnt es sich, die 64. Straße zu durchqueren, um in der Konditorei schräg gegenüber für das gleiche Frühstück 50 Dollar weniger zu bezahlen.

Damals waren wir nach New York zu Verhandlungen mit dem Museum of Modern Art (MoMA) gekommen, um die Sammlung für die Zeit des dort anstehenden Um- und Ausbaus nach Berlin zu übernehmen. Man reichte uns herum und wir konnten Sammlungen besichtigen, die dem Publikum sonst unzugänglich sind. Besonders von der Harmonie der Sammlung konstruktivistischer Malerei des Kosmetikmoguls Ronald Lauder war ich begeistert, weil die Bilder sich wie eine einzige Collage über die Räume verteilten. Ich hatte dort das Gefühl, der Aufbruchsstimmung osteuropäischer Kunst nach dem Ersten Weltkrieg und ihrer Hinwendung zum Westen ganz nah zu sein. Alles war erlesen, großartig und harmonisch. Dass diese Utopie der sozialen Ausgewogenheit nicht zu verwirklichen war, muss auch dem Sammler bewusst gewesen sein. Denn ein Entwurf Picassos für die *Demoiselles d'Avignon* hing wie ein Bruch und ein Zeichen einer anderen Welt über dem Kamin. Kurze Zeit später konnten wir im selben Gebäude, nur ein Dutzend Etagen tiefer, großformatige Bilder der amerikanischen Gegenwartskunst wie in einer utopischen Zeitreise in ein anderes Jahrhundert besichtigen. Flankierend ergänzte Erlesenes und Dekoratives das Ambiente. Ich erinnere mich, wie Peter Raue sich an der Stirn verletzte, als er aus dem Fenster schauen wollte und gegen die feinen farbigen Vorhänge stieß. Sie waren hyperrealistisch mit Blumen bemalt, aber aus Holz. Die Gastgeber waren hinreißend und herzlich. Ein zarter, schmächtiger Mann mit wachem Blick, dessen perfekt geschneiderter hellgrauer Anzug ihn fast unsichtbar machte. Seine Frau ähnelte dagegen einem runden italienischen Grano-duro-Brot, wie es auch meine Großmutter freitags aus Roggen- und Maismehl im Steinofen buk. Es war angenehm, die warme, karamellfarbene, kross gebackene Kruste in die Hand zu nehmen und kräftig hineinzubeißen. Am Abend tanzte ich mit der Gastgeberin in der Bar. An ihrem Ringfinger glitzerte ein Diamant von der Größe eines Zehn-Cent-Stücks. „Fünfzehn Karat?", flüsterte ich ihr ins Ohr. „Dreißig", flüsterte sie zurück.

Wenn ich in New York bin, wohne ich am liebsten im „Excelsior Hotel" in der Nähe der Columbus Avenue gegenüber dem Naturkundemuseum, wo ich mich von der tausendmal vergrößerten Mücke gruseln lasse, die so groß wie ein Huhn ist, und den an der Decke hängenden Wal bewundere. Vor allem aber gehe ich ganz früh die Straße entlang und schaue zu, wie die Geschäfte mit Waren beliefert werden, die Bürgersteige gefegt und wie an einigen noch nicht geöffneten Läden die Lieferanten vertrauensselig wie früher in Kleinstädten in Europa ihre Waren vor den Eingang legen. Aber auch das unter jüdischer Leitung stehende „Excelsior Hotel" weckt in mir alte Heimatgefühle, und obwohl ich die polnische Milchsuppe mit Teigeinlage nicht ausstehen kann, bestelle ich sie dort zum Frühstück. Die Gegend ist hauptsächlich von gläubigen Juden bewohnt. Zu dieser frühen Stunde sieht man viele Jungen mit traditioneller Kopfbedeckung und sich lang um die Schläfen schlängelnden Locken in die Synagogen-Schulen eilen. Sie sind vier oder fünf Jahre alt, schwarz gekleidet und dick wie kleine koschere Burger.

Auch ich bin als Fünfjähriger wie alle anderen in eine Synagogen-Schule gegangen. Damals waren die meisten Menschen in meinem Städtchen schmal und fast ausgemergelt, einige waren so bitterarm, dass ich das Pausenbrot, das mir die Großmutter mitgab – eine Klappstulle mit Butter und zwei Ölsardinen –, fast immer unter meinen Mitschülern verteilte. Auch erinnere ich mich an den Tag in meinem Städtchen, als nach der Bar Mitzwa der Sohn des Rabbiners in voller Pracht der Gemeinde vorgeführt wurde. Damals, 1935 oder 1936, stand ich mit vielen anderen vor der weit geöffneten Haustür des Rabbiners und sah, wie der Junge im dunklen Anzug mit Zobelmütze in einem sich in der Dunkelheit verlierenden, schmalen Raum auf einem hohen Sessel stand und wie eine orientalische Kunstfigur vollständig mit Goldketten behängt war. Der Raum war mit Menschen gefüllt, auch vor dem Eingang neben mir auf der Straße war das Gedränge groß. Ich hörte, wie die um mich herumstehenden Leute murmelten, dass der Junge sehr gelehrt und gebildet sei und dass ihm eine glänzende Zukunft bevorstehe. Das Ganze war mir unangenehm, ich mochte weder die Golddekoration, noch teilte ich die Überzeugung der Menge, dass der Junge besonders klug sei, und die Atmosphäre, die um ihn herrschte, als sei er auserwählt, um Wunder zu vollbringen, befremdete mich. Andererseits wurden in den kleinen Städtchen die Begabten

besonders bewundert. Ein enges, an Religionen nicht ge-
bundenes philanthropisches Hilfsnetz, an dem sich Adlige,
Gemeinden und Kirchen beteiligten, unterstützte die Talen-
tierten mit Stipendien. Die besonders Begabten, vor allem
Künstler, Schriftsteller, Musiker und Schachspieler, verließen
die Städtchen. Sie gingen in den Westen, um dort ihr Glück
zu suchen, und sie wurden ein wichtiger Erfolgsfaktor der
Kunst des Westens, die sie mit ihrer osteuropäischen Herkunft prägten.

Für mich traf es sich gut, dem alten Fürsten Lubomirski,
der eine wunderbare, fast poetisch antiquierte und für die
heutige Zeit überhöfliche polnische Sprache sprach, vor dem
ersten Wiedersehen mit meiner zehn Jahre älteren Cousine
begegnet zu sein. So hatte ich vieles aus unserer Vergangenheit frisch im Gedächtnis, als ich sie in New York wieder-
sah. Auf das Treffen mit ihr freute ich mich sehr, zumal ich
mich noch genau an die Umstände erinnern konnte, wie sie
Polen verlassen hatte. Es war zu Rosch ha-Schana im Herbst
1937. An diesem Tag, als die sympathische Frieda zu Besuch
kam, hatte sich meine Familie vollzählig am festlich gedeckten Tisch versammelt. Es war auch der denkwürdige Tag, an
dem mein Großvater sagte, dass ein Krieg unvermeidlich sei,
weil Hitler eine Rüstungsanleihe hatte zeichnen lassen, die
er nie werde zurückzahlen können. In diesem Zusammenhang erzählte Frieda, dass Verwandte sie und ihre Eltern nach
Amerika eingeladen hatten. Sie solle sich dort umschauen,
um eventuell überzusiedeln. Einige Monate später emigrierte
die Familie tatsächlich nach New York. Dort heiratete sie
später einen Mann, dem eine ziemlich heruntergekommene
Pension in der Bronx gehörte. Sie lebte mit ihm zwar nicht
unglücklich, aber eher schlecht als recht, weil die Gegend um
das Hotel sehr verarmt war. Als ich sie dort mit Danka besuchen wollte, riet sie uns dringend davon ab, weil das Viertel
für Fremde gefährlich sei. So verabredeten wir uns im Café
des MoMA.

Trotz der vielen Jahre, die inzwischen vergangen waren, erkannte ich Frieda sofort wieder, weil ihr bräunlicher Teint und ihre warmen braunen Augen, die ihr schon als junges Mädchen eine sanfte Aura gegeben hatten, ihr voll erhalten geblieben waren. Wir sprachen viel über unser Städtchen und über unsere Kindheit. Sie zeigte mir eine deutliche Narbe am Hals und erzählte, dass ich sie eines Abends, als sie mit mir alleine war und wir uns stritten, in einem Wutanfall an dieser Stelle so heftig gebissen habe, dass sie ärztlich behandelt werden musste. Von meiner Neigung zu Wutanfällen als Kind sind mir einige Situationen im Gedächtnis geblieben, diese aber war mir neu und berührte mich, tausende von Meilen vom Ursprungsort entfernt und Jahrzehnte später, peinlich. Auch ich zeigte ihr meine Narbe am Handgelenk. Wir erzählten uns noch lange über unsere Kindheit und über das Leben im Städtchen. Dann schlug ich vor, dass wir uns gemeinsam die Bilder im Museum anschauen. Frieda hatte aber nicht mehr so viel Zeit und gestand, dass sie an Kunst wenig interessiert sei. Beim Abschied erwähnte sie nebenbei, dass in diesem Museum auch Bilder von einem ehemaligen Pensionsmieter hingen. Ich fragte, wie der Künstler hieß, und sie sagte Jackson Pollock. Ich merkte an der Art, wie sie es sagte, dass ihr auch jetzt nicht bewusst war, mit welchem Künstler-Kaliber sie es damals zu tun gehabt hatte. So sagte ich nichts über Pollock, bemerkte nur, dass sie damals vielleicht ein Bild von ihm hätte kaufen sollen. Verblüfft sah sie mich an und fragte erstaunt: „Von einem Trinker?"

II

Ich kenne nur wenige Großstädte, in einigen habe ich „Stützpunkte", die ich in mein Herz geschlossen habe. Auch wenn ich nicht für immer dort leben wollte, bringen sie mir so eine Stadt wie einen Freund, den man gern besucht, näher.

In Paris liebe ich im Museum Cluny *Die Dame mit dem Einhorn* – die vielleicht zarteste und subtilste Liebeserklärung des Schöpfers an die Angebetete. Ich kann mich stundenlang zwischen den mich verzaubernden Gobelins aufhalten, denn nirgendwo, außer in einigen illuminierten Handschriften, wird das späte Mittelalter mit seinen verklärten Gefühlen so lebendig wie hier. Dann besuche ich das Atelier Brancusi, das in einem Anbau am Centre Georges Pompidou untergebracht ist. Dort geht in den teils unterirdischen Räumen, abgeschottet hinter dicken Glaswänden, leider einiges von dem Charme und der Anmut der Skulpturen verloren. Dennoch ist Constantin Brâncuși mein Herzensbildhauer, denn gerade er prägte wie kaum ein anderer die Ästhetik des Jahrhunderts, in dem ich geboren wurde. Aber auch seine Biografie, wie er zu Fuß von Bukarest nach Paris ging und zu einer Ikone der Moderne wurde, bewegt mich sehr.

Dann besuche ich im Viertel Marais den griechischen Künstler Costas Tsoclis, mit dem mich eine langjährige Freundschaft verbindet. Er ist Maler, Bildhauer und Performancekünstler, der abwechselnd in Athen, Paris oder auf der griechischen Insel Hydra lebt. Einige Male habe ich ihn auf seiner Insel besucht, nach der man süchtig werden kann, weil sie, dem Gewand einer Göttin gleich, sich in Licht hüllt. Nach steilem Marsch in brütender Hitze erreicht man vom Hafen aus den kleinen Platz des „Guten Brunnens" um den sich das Licht am frühen Nachmittag wie ein Seidentuch ausbreitet. Im Schatten der Pinien liegt ganz verborgen das Haus meines Freundes. So wundert es nicht, dass Costas diese mediterrane Welt des Lichts, der Stille und des Klangs in seinem Pariser Domizil wieder hervorzaubert, und es kommt einem dort vor, als besteige man eine leicht schwankende griechische Barke um die Zeit des Mittagsschlafs. Die Vorhänge filtern das Licht, und das einfache, in verblichenem Rot und Himmelblau gestrichene Mobiliar verstärkt dieses Empfinden. Denn Licht ist auch die Sprache seiner Heimat, der Raum der Freiheit und für den Künstler die Quelle der Inspiration. Auch ich bin von diesem Gefühl nicht frei und erlebe das Licht, wenn es sich in der Landschaft immer weiter fortpflanzt, wie eine Entlastung meiner Seele. Und als Costas eines Tages, als wir am Brunnen saßen, ganz leise sagte „Vielleicht könnte man, wenn man zwei Leben hätte, eines auch woanders verbringen", habe ich verstanden, was er damit meinte. Auch mir ging es nicht anders, auch ich hatte die Sehnsucht nach sesshafter Geborgenheit und habe immer nach festen Stützpunkten und Bindungen im Leben gesucht.

Anfang der Achtzigerjahre besuchten wir zum ersten Mal „La Maison de Verre", meine vierte Station in Paris. 1931 hatte es der Architekt Pierre Chareau für einen damals bekannten Frauenarzt, der sich als erster für Familienplanung in Frankreich einsetzte, gebaut. Dem Arzt gehörte im siebenten Pariser Bezirk im Hinterhof des Hauses der Rue Saint-Guillaume 31 ein viergeschossiges Gebäude, das durch ein breites Tor von der Straße zu erreichen war. Er wünschte sich an dieser Stelle ein hypermodernes Haus und ging vom Abriss des alten und der Errichtung eines neuen aus. Doch wie so oft, hatte er die Rechnung ohne den Wirt gemacht, obwohl er es selbst war. In Paris galt Mieterschutz, und es gelang ihm nicht, den Mieter aus dem obersten Stockwerk loszuwerden. Gleichwohl war er bereit, ein Experiment zu wagen und stimmte der Idee des Architekten zu, die obere Etage vorübergehend abzustützen, die darunterliegenden Stockwerke zu entkernen und nur diese nach der Vision des Architekten zu gestalten. Die bewohnte vierte Etage blieb bis zum heutigen Tag eine konventionelle Mietetage mit einem langweiligen Treppenhaus, das an der Seite des darunterliegenden ultrafuturistischen Einfamilienhauses nach oben führt. Das Haus ist immer noch im Familienbesitz und seine Besichtigung ist schwierig. Nur am Mittwochnachmittag wird, nach einer Voranmeldung bei der Association des amis de la Maison de Verre, eine kleine Gruppe durch die Räume geführt. Trotzdem wagte ich es, an der Tür zu klingeln, und ich erhielt durch eine bereits in den Dreißigerjahren installierte Gegensprechanlage den Rat, mich an den Verein zu wenden. In der Kriegszeit hatte ich das unglaubliche Glück, an Türen, an die ich geklopft hatte, nicht abgewiesen zu werden. Vielleicht aus der Ähnlichkeit der Situation mit jenen von damals wollte ich mit einer spontanen Notlüge das „Schicksal" auch hier auf die Probe stellen. „Wir sind polnische Architekten, und unser Visum hat nur noch für den heutigen Tag Gültigkeit", sagte ich, als eine Frauenstimme sich meldete. Die automatische Tür ging auf, eine weibliche Stimme befahl uns, sich in den ersten Stock zu begeben. Die Besitzer waren gerührt, hinter dem Eisernen Vorhang lebende Architekten zu treffen, und luden uns zum Frühstück ein. Einerseits war mir die Lage, in die ich uns hineinmanövriert hatte, peinlich, andererseits hatten wir das Glück, Interessantes aus der Familiengeschichte zu erfahren, und konnten Räume besichtigen, die sonst dem Publikum nicht zugänglich waren. Auch den Raum mit der Sammlung von Hunderten von Damenhandtaschen des berühmten Gynäkologen, die wie eine Hommage an die Weiblichkeit das Zimmer bis zur Decke füllten, konnten wir schmunzelnd in Augenschein nehmen. Über die Architektur dieses Hauses ist viel geschrieben worden, und obwohl wir inzwischen dreimal dort waren, war es immer wieder ein besonderes Erlebnis, weil man sich in den Räumen vollkommen verändert wahrnimmt. Man hat das Gefühl, in Oskar Schlemmers Figuren aus dem *Triadischen Ballett* verwandelt worden zu sein oder sich in einer Kandinsky-Komposition zu befinden beziehungsweise selbst ein Teil dieser Komposition zu sein. Dieser Eindruck wird noch verstärkt, wenn man den großen, bereits schon damals klimatisierten Wohnraum über eine fast in der Luft schwebende Treppe verlässt, an deren Ende breite, gewölbte Lochblenden-Tore geräuschlos zur

Seite gleiten, um den Blick auf den ebenfalls zur damaligen Zeit installierten Pirelli-Fußboden des Ausgangs freizugeben. Es fällt einem nicht leicht zu glauben, dass man sich in einer Installation der frühen Dreißigerjahre bewegt.

Paris lässt mich nie vergessen, dass ich mich in einer Metropole aufhalte, die wie eine in Stein gemeißelte Illustration der bedeutungsvollen Vergangenheit wirkt, und deswegen erlebe ich diese Stadt wie ein aufgeschlagenes luxuriöses Geschichtsbuch. Doch einmal hatte ich dieses Gefühl vergessen. Es war an einem heißen Sommertag um die Mittagszeit, als wir uns im arabischen Restaurant „Abdullah" niederließen – als einzige Gäste, aber wir waren nicht allein. In einem wie aus 1001 Nacht herbeigezauberten Saal saßen an langen niedrigen Tischen spärlich bekleidete, orientalisch geschmückte junge üppige Frauen, die nur leise miteinander sprachen und sich auf ihren gepolsterten Sitzbänken nur bewegten, um ab und zu ganz langsam einen Arm auszustrecken und von den vielen weißen Porzellanschalen ein Stück süßen Gebäcks in die Hand zu nehmen. Eine fremdartige Boudoir-Atmosphäre herrschte im Raum, zumal das diffuse Licht diese Empfindung verstärkte. Leise setzten wir uns an den einzigen freien Tisch, und bald hatten wir uns an die erschlaffende Atmosphäre des Lokals gewöhnt. Ganz langsam leerten sich die mehrstöckigen Gebäckgestelle, und als nur noch wenige Süßigkeiten vorhanden waren, legten sich nach und nach die jungen arabischen Odalisken auf die Bänke. Nach einer Weile wurde uns eine Couscous-Platte serviert, die zur Fata-Morgana-Speise unseres Lebens werden sollte. Auch wenn wir sie in Erinnerung an diesen Tag immer wieder bestellten, in dieser Qualität haben wir sie selbst in arabischen Ländern nicht noch einmal erlebt. Auch das „Abdullah" haben wir später einige Male gesucht, aber nie wiedergefunden, sodass wir anfingen zu glauben, dass es doch womöglich nur ein Traum von einem orientalischen Paradies gewesen war, der uns damals umgarnte.

„Am besten, man bleibt gesund", sagte meine Großmutter. Damals wusste man noch nicht, dass nur diejenigen als gesund gelten, die man nicht lange genug untersuchte. Heute gehöre ich zur Generation 60plus, und da die Medizin kaum gelernt hat, Krankheiten zu heilen, dafür aber sehr erfolgreich das Leben verlängert, darf ich mich immer noch zu den „Best-Agern" zählen, auch kenne ich Hundertjährige, die mit eigenen Zähnen zubeißen. Denn Therapie ist das eine, Natur das andere. Es sei denn, man hat Ärzte, die über einen begnadeten sechsten Sinn verfügen. Jedenfalls, so hat meine Mutter gesagt, ist es wichtig, nur gut beschäftigte Ärzte aufzusuchen, weil nur diese es sich leisten können, einen Patienten mal für gesund zu erklären. Bei denen, die sehr lange krank sind, kann man vermuten, dass sie bereits sehr alt sind, hat sie auch noch gesagt. Daher sollte man auch der Natur eine Chance einräumen, statt mit vorschneller Therapie zu übertreiben.

Diese Gedanken gingen mir durch den Kopf, als ich mit Beniamin in einem Museum der osmanischen Sitten eine kunstvoll arrangierte Beschneidungszeremonie anschaute. Eine gute Autostunde fuhren wir vom Zentrum Istanbuls in Richtung Marmarameer entlang der bewegten See, mit wunderbarem Blick auf die gewaltige Verbindungsbrücke nach Asien. Dort hatte ein reicher Mann seinen um die Jahrhundertwende gebauten Holzpalast dem Museum zur Verfügung gestellt. In einer kreisrunden Halle, um die sich andere Räume gruppieren, wurden mit lebensgroßen Puppen in orientalischen, bunten Gewändern Verlobungen und Hochzeiten theatralisch nachgestellt, wobei die schwarzhaarigen und schwarzäugigen Bräute über und über mit Gold und Edelsteinen behängt sind. Nur der Beschneidungsraum ist vergleichsweise bescheiden eingerichtet. Ein mit dunkler Hose, weißem Hemd und schwarzer Mütze bekleideter, etwa vierzehnjähriger Junge liegt auf einem breiten Bett. Mehrere mit bunten Bändchen verschnürte Schachteln und Kartons liegen um ihn herum. Man weiß nicht, ob er die Zeremonie noch erwartet oder sie schon vorbei ist, doch sein entspanntes Gesicht und die vielen Geschenke lassen vermuten, dass sie bereits stattgefunden hat. Dabei erzählte ich meinem Sohn, wie ein befreundeter türkischer Zahnarzt von seiner Beschneidung berichtete, die er als Dreizehnjähriger erlebt hatte. Familie und Freunde der Eltern waren anwesend, und als er zu schreien anfing, steckte man ihm einen gummiartigen Klumpen einer süßen Nachspeise zwischen die Zähne. Doch dieses „Achat Lakum", das ich, nachdem wir das Museum verließen, in einem Süßwarengeschäft kaufte, wollte Beniamin gar nicht erst in den Mund nehmen, denn er war von der Inszenierung, die wir gesehen hatten, tief betroffen, und ich erklärte ihm, dass viele Rituale, die für unser heutiges Empfinden kaum noch zu begreifen sind, jahrtausendelang für den Zusammenhalt und das Überleben der Sippe sehr wichtig waren. Allerdings konnten sie auch zum Fluch werden. Meine Beschneidung hatte mich während des Krieges fast das Leben gekostet, und oft bangte ich, wegen dieses Stigmas entdeckt zu werden.

Am folgenden Tag besuchten wir im Großen Basar das von ausgesuchten Antiquitäten, Kunst und Schmuck übervolle Karree. Die Geschäfte sind klein, ihre Größe gesetzlich auf wenige Quadratmeter begrenzt, einige wirken wie mit erlesener Ware vollgestopfte Boutiquen, in denen man sich zur Verhandlung und Preisfindung in bequemen Sesseln niederlassen kann. Dort haben wir ein wunderbares Aquarell aus dem neunzehnten Jahrhundert gefunden, auf dem in feinster Technik die Stadt am Bosporus wie ein Zeltlager dargestellt ist. In einer Ecke des Bildes sitzt im Schneidersitz Sultan Mehmed II. und hält wie ein Zepter eine rote Nelke in der Hand, sein Gesichtsausdruck verrät, dass er beglückt den Duft der Blume genießt. Das Blatt war edel gerahmt, jedoch an einigen Stellen leicht ausgeblichen. Auch ließen einige

Stockflecken vermuten, dass es lange unbeachtet irgendwo in feuchter Umgebung aufbewahrt worden war. Doch die delikate Zeichnung und die wunderbare Komposition machten es kostbar. Es war auch nicht billig, und bevor wir es kauften, gingen wir noch einige Male durch das Karree, kamen zurück, um dann mit dem Verkäufer, einem alten, sehr nobel wirkenden Herrn, jedes Mal einige der winzigen Gläschen Tee zu trinken und noch einmal über den Preis zu reden. Wir wurden uns schließlich einig. Allerdings waren wir danach auch ziemlich überrascht, als der türkische Zöllner am Flughafen augenzwinkernd meinte, dass das Bild nicht echt sei. Woher er das wisse, fragte ich. „Weil hier jeden Tag etwa sechs bis acht solcher Bilder über die Kontrollbänder rollen."

Dennoch besuche ich leidenschaftlich gern Flohmärkte und Basare, weil ich nirgendwo sonst so deutlich das Gefühl habe, mich auf der Suche nach verstecktem Glück zu befinden. Eine Art Sucht ist mir aus der Zeit geblieben, als ich in den ersten Monaten nach dem Krieg auf dem Markt in Lublin mein Brot verdienen musste. Dort habe ich viel über Menschen gelernt, vor allem, dass sie weder weiß wie die Engel noch schwarz wie die Teufel sind. Ich erinnere mich, wie im Vorfrühling des Jahres 1945 in der Nähe meines Marktstandes, einem kleinen Tisch mit einigen Päckchen Zigaretten und Feuerzeugsteinen, ein junger Mann ein Glückskarussell betrieb. Wenn er etwas zu erledigen hatte, vertrat ich ihn gern bei der Bedienung seines Unternehmens. Große Gewinne konnte es nicht erwirtschaften, es war aber spannend, den Leuten bei dem Spiel an dem runden Tisch zuzuschauen. Am äußeren Rand des Tisches waren senkrecht Nägel eingeschlagen und in seiner Mitte war – einem Plattenspieler ähnlich – in einem Kugellager ein Stock mit einer Gänsefeder angebracht, der schnell und locker den Tisch umkreisen konnte. Beim Anstoßen glitt die Gänsefeder an den Nägeln entlang, dabei gab sie leise, angenehm klickende, verheißungsvolle Töne von sich. Wenn der Stock langsamer wurde, vergrößerten sich die Abstände zwischen diesen Geräuschen, und die Spannung bei den Umstehenden nahm so lange zu, bis die Feder irgendwann zwischen zwei Nägeln stehen blieb. Für ein kleines Entgelt durfte man den Stock anstoßen und je nachdem, in welchem Feld die Feder zwischen den Nägeln zum Stehen kam, den dahinterliegenden Gewinn mitnehmen, Kekse, kleine Stücke Milchschokolade, saure Drops, aber auch Puppen und Spielzeug. An einer Stelle war das Feld zwischen zwei Nägeln besonders eng. Gelang es jemandem, diese Stelle dreimal hintereinander anzusteuern, hatte er freie Wahl, und es war erstaunlich zu erleben, wie viele es, obwohl die Wahrscheinlichkeit, dass es gelingen konnte, gleich null war, immer wieder mit manischer Verbissenheit versuchten. Ich heizte gern die Spielatmosphäre an, animierte die Leute zu setzen, denn schon als Kind mochte ich die wirbelnde Luft der Jahrmärkte, vielleicht, weil sie neben den Kirchenfesten die einzige spannende Unterhaltung in meinem Städtchen gewesen waren.

An solchen Tagen waren es Musiker, Gaukler, Wahrsager und Taschendiebe, die den Marktplatz bevölkerten, und diese Erlebnisse haben für mich nie ihre Spannung verloren. Als ich ein Jahr später bei meinen wiedergefundenen Eltern in Katowice wohnte, entdeckte ich gleich am Ende unserer Straße, unmittelbar hinter einem viel frequentierten Fußballplatz, einen Rummelplatz. „Lustiges Städtchen" stand dort mit großen Buchstaben quer über dem Eingang. Jeden Tag ging ich hin, und nach einer Weile kannten mich die Budenbesitzer. Da ich in der unmittelbaren Nachbarschaft gut zu erreichen war, nahmen sie mich gern zu Hilfe, besonders oft der Magier. Auf einer kleinen Zeltbühne stand ein schwarzer Koffer auf dem Boden. Der Magier blies einige Male in eine Trompete und legte sie, für die Zuschauer deutlich sichtbar, in den leeren Koffer hinein. Er verschloss ihn mit einem Vorhängeschloss und sprach einige magische Formeln. Ich stand mit einer weiteren Trompete hinter einem Vorhang, und als er zum dritten Mal die magische Formel sagte, blies ich einen ähnlichen Ton. Es sollte die Illusion entstehen, die Musik würde jetzt von alleine aus dem Koffer kommen. In dem kleinen Zelt war ich aber viel zu nah am Publikum, und es war klar, dass die Töne hinter dem Vorhang erklangen. Das Publikum jubelte vor Freude, schrie „Schiebung", genoss aber den groben Trick und war stolz, ihn durchschaut zu haben. Es war eine erfolgreiche Darbietung, und alle waren glücklich.

Eine ganz andere, besondere Magie erlebte ich in Istanbul. Sie erinnerte mich an die Zeit, als ich als etwa Fünfjähriger in die Synagogen-Schule ging. Dort, in der mittelalterlichen, armselig abgewetzten Stubenatmosphäre, waren wir kleinen Schüler gezwungen, einen Text, an dem der Lehrer mit einem Stift entlangglitt, mit monotonem Gesang so lange zu wiederholen, bis wir ihn auswendig kannten. Auch heute noch ist es mir ein Rätsel, wie schnell wir ohne die geringsten Sprachkenntnisse den Textabschnitten die Buchstaben und Worte zuordnen konnten.

Als ich mit Beniamin in Istanbul war, wurden das erste Mal in der Geschichte die Haremsräume im Topkapi-Palast für das Publikum geöffnet. Es war Frühling, der Massentourismus hatte noch nicht voll eingesetzt, der Tag war schön, im Park sah man nur wenige Leute spazieren und die Sonne genießen. Nur ein Trupp Handwerker lärmte unerträglich. Sie waren dabei, einen Gehweg zu dem neu geöffneten Gebäude anzulegen. Der breite Weg war bereits in Zement gegossen, und nun versuchten sie ihn mit höllisch kreischenden Kreissägen in gleichmäßige Quadrate einzuteilen, um die Illusion eines Plattentrottoirs zu simulieren. Vor dem Haremseingang wurden wir von einem groß gewachsenen, gut gekleideten Herrn angesprochen, der sich mit den kurzen Fragen „Deutsch? English?" an uns wandte. „Deutsch", antworteten wir, und er fragte, ob wir Interesse an einer Führung durch die Räume hätten. Ja, natürlich, und es war großartig, welches Wissen er über die Sitten und Bräuche hatte, es war auch spannend zu erfahren, wie gefährlich die alten Sultane im Kreise ihrer jungen, vor Eifersucht bebenden Konkubinen lebten. Auch von der grausigen Sitte, die nach dem Tod des alten und der Wahl des neuen Sultans alle übrigen Söhne des alten und alle schwangeren Ehefrauen umzubringen befal, um eventuelle Nachfolgekämpfe zu vermeiden, berichtete er ausführlich. Eine knappe Stunde breitete er ein buntes Lebenspanorama der Sultane vor uns aus, sodass wir die Palasträume begeistert verließen. Doch als Beniamin ihn beim Abschied noch etwas fragte, erstarrten wir vor Verblüffung. Der Mann, der soeben einen hochgebildeten Rundgang für uns durchgeführt hatte, verstand kein Wort Deutsch.

Jede Region, aber auch jedes Land hat ganz spezifische Schwerpunkte, die für einen Fremden nicht sofort sichtbar sind, die allerdings sofort ins Auge fallen, besonders in den Geschäftsstraßen der Ballungszentren. In meinem Zehlendorfer Umfeld sind es als Folge der demografischen Entwicklung Optiker, Akustiker und Apotheken. Bei Beniamin hingegen, der in Kreuzberg lebt, platzt das Leben aus allen Nähten, und wenn ich ihn dort besuche, führt er mich zu dem besten Kebab-Stand, dessen Besitzer ihn wie ein Familienmitglied begrüßt. In Italien sind es Cafés, Bäckereien und Metzgerpaläste, in Polen Konditoreien, die oft einen Kultstatus beim Volk genießen. Vielleicht, weil die Rezepturen für das wunderbare Hefegebäck noch aus der Zeit der Habsburgermonarchie stammen. Auch im Sozialismus ließ sich das auf wienerische Tradition gestützte Bürgertum seine alten Freiheiten nicht nehmen. Es genoss, in der tröstlichen Atmosphäre der Kaffeehäuser unter sich zu sein, und diese wurden zu Bastionen des bürgerlichen Lebens und des passiven Widerstands gegen das Regime. Die Kellner bedienten im Frack, der Kuchen war vorzüglich und die erlesenen Kaffeesorten ließen für Stunden den „Arbeiter- und Bauernstaat" vergessen. Vor dem Krieg hatten die Kellner für das labile, damals oft an Migräne leidende Publikum auch noch ein Schmerzpülverchen mit einem bunten Hahn als Markenzeichen in ihren Westentaschen bereit. Und es gehörte zum feinen Ritual, ein Glas Wasser und solch ein Pülverchen zu bestellen. Das gutbürgerliche Volk war geradezu süchtig nach dieser Medizin, und viele nahmen es mehrmals am Tage ein. „Kogutek", sagte man, und der Kellner griff in die Westentasche. Schon damals erzählte man sich hinter vorgehaltener Hand, dass der Hersteller, nachdem die ausgewiesenen Bestandteile im rotierenden Kessel bereits gemischt waren, noch eine Tüte geheimnisvollen Pulvers dazuschüttete. Er wartete, bis alles noch einmal gut verrührt war, und ging. Das hilfreiche Pulver, das die Nerven entspannte und Sorgen nahm, war, wie sich erst nach dem Krieg herausstellte, Kokain.

In Istanbul sind es die Menschenmassen, die das Stadtbild beherrschen. Wie aus einem Termitenbau strömen sie in alle Richtungen aus, um sich in dem Straßenlabyrinth leise und scheinbar ziellos, als ob sie schweben würden, hin und her zu bewegen. Denn das Märchenland der fliegenden Teppiche ist noch überall gegenwärtig. Im Frühling schwebt auch die Stadt der Minarette in der Luft, durch fünf Millionen blühende Tulpen auf Straßen und Plätzen verstärkt. Eine Rauschatmosphäre vereinnahmt einen hier, und mir wurde allmählich bewusst, weshalb gerade diese zwischen den Moscheen, Hügeln, Palästen und filigranen Holzhäusern schwebende Fata Morgana mich so anzog, dass ich in den vergangenen fünf Jahrzehnten sieben Mal jeweils für einige Wochen in die Stadt am Bosporus zurückkehrte. Ein Beziehungsritual zwischen mir und Istanbul hatte sich im Laufe der Jahrzehnte entwickelt, und es war für mich faszinierend zu erleben, wie sich diese Stadt allmählich in eine moderne Metropole verwandelte.

Das erste Mal war ich 1961 dort. Der Muezzin rief noch mit eigener Stimme zum Gebet und der Singsang der Straßenverkäufer begeisterte mich. Den Ruf der Sammeltaxifahrer, die uns mit vielen anderen Menschen, in Kleinbussen zusammengepfercht, für wenig Geld zwischen den Bezirken transportierten, waren wir trotz größter Bemühung nicht mal annähernd in der Lage nachzuahmen.

Es waren aber auch die *Briefe aus dem Orient* von Lady Mary Wortley Montagu, die meine Zuneigung zu dieser Stadt prägten. 1716 wurde der Mann von Lady Montagu, Edward Wortley Montagu, bis dahin britischer Schatzkanzler, als Botschafter an den Osmanischen Hof nach Istanbul versetzt. Sie folgte ihm, obwohl dies alles andere als üblich war. Die Beschreibung ihrer mehrmonatigen Reise durch einige Länder Europas ist in ihrer Unmittelbarkeit und Farbigkeit einfach hinreißend, obwohl die Gefährlichkeit eines solchen Unternehmens heute kaum noch vorstellbar ist. Streckenweise wurde ihr vom Sultan ein tausend Mann starker persönlicher Schutz gewährt. In Istanbul angekommen, eroberte sie mit ihrer Schönheit und ihrem gewinnenden Wesen den Hof des Sultans im Sturm. Auch dem Leser teilen sich ihre scharfe Beobachtungsgabe, ihr hohes literarisches Talent und eine für die damalige Zeit ungewöhnliche Bildung mit. Für das Buch wählte sie die Form eines Briefes, um in harmloser Verpackung interessante Mitteilungen an den Zensoren vorbeizuschleusen. Liebenswert bringt sie Sitten und Bräuche des Landes den Lesern so nah, dass sie einem nicht mehr ganz fremd sind, auch wenn sie ihre exotische Andersartigkeit behalten. Ihrer Urteilskraft ist auch zu verdanken, dass zunächst in England und dann in ganz Europa die Pockenimpfung eingeführt wurde. In Istanbul hatte sie beobachtet, dass man vom Schorf der Erkrankten einige Partikel abkratzte, um sie bei Gesunden in eine absichtlich verursachte Verletzung zu übertragen. Die Betroffenen erkrankten nur leicht, waren aber danach für den Rest ihres Lebens gegen eine neue Ansteckung geschützt. Lady Montagu wagte es, ihre Kinder auf diese Weise zu immunisieren und erlebte eine Hölle der Angst, bis sie wieder gesund waren. Nach London zurückgekehrt, gelang es ihr, König George I. für dieses Verfahren zu gewinnen. Trotz großer Bedenken stimmte er zu, diese

Methode zunächst an Verbrechern auszuprobieren. Sie überlebten und wurden begnadigt. Einige Jahre später wurde die
Impfung allgemein eingeführt. Lady Montagu wurde schnell
in Istanbul heimisch. Auch aus ihrem Porträt in orientalischer
Kleidung strahlt die Anmut dieser Stadt.

Es ist bewundernswert, wie die Menschen es über viele
Jahrhunderte verstanden haben, diese Leichtigkeit auch für
die größten Monumente zu erhalten. Fast unauffällig sind
die 22 Stützmauern um die Hagia Sophia, die im Laufe der
Zeiten errichtet wurden, um den Druck der mächtigen, aber
viel zu flach konstruierten Kuppel aufzufangen. In neuerer
Zeit errechneten Statiker, dass eine in der Mitte der Kuppel befestigte Last den Druck auf die Außenwände mildert.
Daher installierte man an dieser Stelle einen wuchtigen,
700 Kilogramm schweren schmiedeeisernen Kronleuchter,
an dem die schaukelnden Hühnereier mit ihrem ausströmen-
den Schwefelgeruch die Spinnen vertreiben. Ich besuche gern
diese Moschee, und obwohl mich jedes Mal der Blick von den
oberen Galerien in den riesigen Raum begeistert, gestehe ich,
dass meine Lieblingsmoschee eine andere ist. Sie befindet sich
hinter dem Großen Basar, ist klein und von außen ganz unauffällig. In ihr haben die kunstvollen alten Fliesen die Zeiten
unbeschadet überstanden. Sie ist auch die einzige, die mich
in ihrer Lage, Größe und Ausstrahlung an die Gotteshäuser
meiner Kindheit erinnert.

Das Gegenteil von Leichtigkeit ist der Dolmabahçe-Serail,
ein Mitte des neunzehnten Jahrhunderts erbauter Palast in
einer Bucht, die der Legende zufolge wegen ihrer Schönheit
bereits den Argonauten zur Rast und Entspannung gedient
haben soll. Im riesigen Park des Palastes ließen wir uns von
einem alten Mann zu einem Foto hinter einem Blumenkranz
aus Rosen, Tulpen und Nelken verführen. Danka stand auf
einem Stein, damit wir in gleicher Höhe den Kranz ausfüllten, denn die mit einer alten Plattenkamera aufgenommene
Schwarzweißfotografie, wegen der man minutenlang in

Unbeweglichkeit verharren musste, sollte kostbar wie eine Gemme wirken. Ob wir sie lieber doch farbig haben wollten, fragte der Fotograf, und ich bejahte. Und so setzte er sich auf die Gartenbank, zog einige bunte Farbstifte aus der Tasche, benetzte sie nach Bedarf mit der Zungenspitze und kolorierte die Blumen rund um den Kranz. Heute sind die Farben fast ausgeblichen, was der Fotografie einen edlen, unzeitgemäßen Glanz verleiht und die Erinnerung an die Atmosphäre der Stadt deutlich hervorstrahlen lässt. Der Palast selbst ist ein unbeschreiblicher Irrsinn. Er ist 600 Meter lang, hat 45 000 Quadratmeter Nutzfläche, 46 Säle, 285 Zimmer, sechs Dampfbäder und 68 Baderäume; die Decken sind mit 14 Tonnen Gold überzogen. Die zentrale Halle des Palastes ist 2 000 Quadratmeter groß und ihre Kuppel, mit dem weltgrößten, 4,5 Tonnen schweren Kristallleuchter dekoriert, wird von 56 Säulen getragen. Zwei gigantische Bärenfelle liegen auf dem Boden. Ihre Köpfe sind leicht erhöht. Aus den geöffneten Schnauzen starren furchterregende Reihen mächtiger Zähne die Besucher an. Nicht ohne Absicht. Die beiden Braunbären waren ein warnendes Geschenk, das der russische Zar dem Bauherrn sandte. Wohl zu Recht, denn als das Gold nicht ausreichte, um den Bau zu vollenden, befahl der Sultan, Geld zu drucken. Die Folge war ein Staatsbankrott, und seitdem sprach man vom „kranken Mann am Bosporus". Doch gerade diese fremdartige Atmosphäre macht den großen Reiz dieser Kultur aus, und es lohnt sich, mindestens einmal im Leben zu prüfen, wie es so ist, am Mast angebunden zu sein und dem betörenden Sirenengesang zu lauschen. Im schlimmsten Fall weiß man danach, warum man diese so andere Welt nicht mag. Ich jedenfalls bin dort gern Odysseus gewesen.

Inseln

I

Selbst wenn ich nicht abergläubisch bin und mit Horosko-
pen nichts anfangen kann, kann ich es dennoch nicht leug-
nen, dass mein Sohn, der am 11. August geboren wurde, ein
typischer „Löwe" ist. Und auch wenn mir klar ist, dass es der
Zeitgeist ist, der die Welt, in die man hineingeboren wird,
bestimmt, war ich doch glücklich, als Tante Barbara sagte,
dass er die Sonne im Haus der Liebe habe und dass ihm Glück
im Leben beschieden sei. Beniamin sollte sein Name sein,
weil auch wir viel Zeit durch Wanderungen verloren haben
und ich die Stelle in Thomas Manns Roman *Joseph und seine
Brüder* ganz besonders liebe, in der der ägyptische Statthalter
nur unter der Bedingung bereit ist, Jakobs Söhne mit Brot zu
versorgen, dass sie ihren hochbetagten Vater mitbringen. Die
Brüder sind über diese Forderung entsetzt. Sie fürchten, in
eine Falle zu geraten. Sie können unmöglich ahnen, dass der
Statthalter ihr verschollener Bruder ist, also einer von ihnen.
Unschlüssig, was geschehen soll, streiten sie heftig miteinander. Ruben, der älteste Bruder, führt das Wort, aber auch die
anderen Brüder dürfen ihre Einwände vorbringen. Doch als
Benjamin, der jüngste, auch etwas zu sagen versucht, unter-
bricht ihn der alte Jakob. „Wo würde man hinkommen", sagt
er schroff, „wenn so ein Jungchen in einer so wichtigen Sache
auch noch eine Meinung hätte." Mittlerweile war Benjamin
zwar ein gestandener Mann von dreiundfünfzig Jahren. Aber
nicht für den Vater!

Auch mir ging es nicht anders, und ich dachte mit Sorge
daran, was Beniamin wohl mal werden würde. Vieles wäre
mir recht gewesen, nur danach, dass er mal Schauspieler wer-

den könnte, hatte ich kein Verlangen. Auch den Wunsch, dass mein Kind sich jeden Tag verändert und von Neuem erfindet, hatte ich nicht. Und auch wenn mir immer klar war, dass jeder eine Rolle im Leben spielt und dass eine passende Uniform dazu gehört, hätte ich dennoch lieber eine aus Charme, Sprache und Bildung gehabt, zumal man an ihr nicht minder genau zu erkennen ist. Damals habe ich viele Bücher über Kindererziehung gelesen, fand aber fast nur Kritik an pädagogischen Systemen, keinen Hinweis hingegen, wie man es richtig macht. So gewann ich die Einsicht, dass Erziehung einer Therapie gleicht, in der man das Grundleiden vielleicht erfolgreich behandelt, aber andere Schäden verursacht. Gleichwohl habe ich die einschlägigen Bücher gern gelesen, vor allem konträre Positionen wie *Summerhill* des britischen Reformpädagogen A. S. Neill, der die antiautoritäre Erziehung begründete, und Anton Makarenkos *Der Weg ins Leben. Ein pädagogisches Poem*, ein Standardwerk, nach dessen Vorbild der „Neue Mensch" im Sozialismus kreiert werden sollte, für den nur Gemeinschaftsrituale und Vaterlandsliebe von Bedeutung sein sollten. Und obwohl ich überzeugt bin, dass ich mein Kind jedem dieser großen Schöpfer wegen ihrer charismatischen Ausstrahlung hätte anvertrauen können, so misstraute ich ihren Nachfolgern, deren gestalterische Freiheit ihr eigenes „Erziehungssystem", in dessen Dienst sie standen, dogmatisch einengte. Erst recht ist mir das klargeworden, als eines Tages ein Gymnasialdirektor sagte: „Den Beuys verstehe ich, den habe ich mir erarbeitet." Zumal sowohl Neill als auch Makarenko von emotionalen Reaktionen berichteten, zu denen sie sich hinreißen ließen, obwohl dieses Verhalten sie in Gegensatz zu ihrer eigenen Erziehungsideologie brachte. Doch in Situationen, in denen es darauf ankam, Schäden zu vermeiden, hatten sie die Größe, das Richtige zu tun. So hatte auch der kluge Klassenlehrer in der Beurteilung des jungen Carl Spitzweg geschrieben: „Gänzliche Zerstreutheit und Gedankenlosigkeit, kindlicher

Sinn, aber sein Gemüt berechtigt zu schönen Hoffnungen." Auch Sigmund Freud war der Meinung, dass es drei unmögliche Dinge auf dieser Welt gibt: Erziehen, Regieren und Psychoanalyse.

Ohnehin dreht sich nach einer Weile die Welt noch einmal um hundertachtzig Grad, und die Eltern werden erzogen. Als die von unseren weltoffenen Freunden gegen kleinbürgerliche Konventionen erzogene zwölfjährige Tochter nach einigen Tagen, die sie bei einer Familie als „Gastkind" verbracht hatte, wieder nach Hause kam, sagte sie: „Mama, ich habe immer gedacht, ihr seid die größten Spießer, aber die anderen waren viel schlimmer." Und wenn es stimmt, dass man durch Vorbild, Nachahmung und selbst gemachte Erfahrung lernt, ist die letzte Methode die schmerzlichste. Und keinem bleibt sie erspart, insbesondere, da jedes Kind anders ist und auch die Schicksale und Lebenswege ganz verschieden sind. Auch wollen Kinder selbst ihre Erfahrungen machen, ihren Weg im Leben müssen sie selbst suchen und finden. Vor allem wandeln sich die Kinder schnell, und so könnte man in Abwandlung von Baudelaires Bemerkung zu Hausmanns neuer Gestalt von Paris sagen: „Sie ändern sich schneller, als das Herz eines Menschen folgen kann." Besonders heute, wo Events einander jagen und das Leben von Tag zu Tag banaler wird, muss man vielleicht nur darauf achten, dass ihr Leben nicht gänzlich verflacht und sie die Fähigkeit zum Träumen nicht verlieren. Darum wünschte ich mir, dass mein Kind eine Verbindung zu der Aura meines Städtchens haben möge. Auch wenn es nur ein ferner Hauch der Karpatenlandschaft, der sonnigen, strengen Winter und der milden, fast mediterranen Sommer wäre. So erzählte ich ihm die versponnenen Märchen dieser Gegend, so wie meine Ammen sie mir erzählt haben, und meine wiederkehrenden Träume, die mich an meine Kindheit erinnern. Von dem mächtigen Riesen Anastas, der in einer Berghöhle in einem Käfig lebte. Von der Angst, die alle vor ihm hatten, sich aber unwiderstehlich zu ihm hingezogen fühlten. Auch von den heidnischen Königen, die man im Notfall aus ihren Berggrüften zu Hilfe rufen konnte. Und von den Himmelsspiegelungen im Herzen, die jeder in dieser Gegend hatte. Also habe ich die Erziehungsliteratur beiseitegelegt und mich, soweit es ging, an das Wort meiner Großmutter gehalten: „Begleiten und laufen lassen". Zumal ich mich immer auf die Klugheit von Bennis bestem Freund, dem Schweizer Sennenhund Pluto, der keine Bücher las, verlassen konnte.

Viele Jahre fuhren wir mit Freunden zum Winterurlaub in den hoch gelegenen Ort St. Luc im Schweizer Kanton Wallis. In manchen Jahren waren wir mit den vielen Kindern oft über dreißig Personen, und es kam vor, dass wir wie eine Großfamilie eine ganze Pension in Beschlag nehmen konnten. Auch bei den Mahlzeiten und bis spät in den Abend war immer was los. Oft jedoch war es mir an strahlenden Sonnentagen auch angenehm, ganz alleine in die Berge zu gehen.

Eines Tages, als ich gegen die im Schnee glitzernde Sonne eine enge, einsame Schneise, in der ein Ausweichen ganz unmöglich war, hochging, sah ich in der Ferne einen Bären, der auf mich zukam. Da die Atmosphäre ganz friedlich war, spürte ich keine Angst. Es war, wie sich gottlob bald zeigte, auch gar nicht nötig, Angst zu haben, dann als das Ungeheuer näher kam, entpuppte es sich als ein schwarzer, einem riesigen Bernhardiner ähnlicher Hund. Trotzdem kann ich nicht sagen, dass ich nicht erleichtert war. Aber auch dem Hund war unsere Zweisamkeit in der Einöde nicht ganz geheuer. So gingen wir vorsichtig, fast schleichend, mit der größtmöglichen Entfernung, die die Schlucht zuließ, aneinander vorbei. Erst als wir uns schon etwas entfernt hatten, drehte er sich kurz um und bellte mich mit einer tiefen, sonoren Stimme wie zum Abschied an. In St. Luc erfuhr ich, dass es ein großer Schweizer Sennenhund war, ein besonderes Prachtexemplar, im Ort wohlbekannt. Nach dieser Begegnung, von der ich doch sehr beeindruckt war, wünschte ich mir, so einen

mächtigen Freund für den damals noch sehr kleinen Beniamin zu haben.

Einige Monate später holte ich am Flughafen Tegel eine
Züchterin aus Solothurn ab, eine Frau, die an Größe und
Fülle der amerikanischen Freiheitsstatue ähnlich und die mas-
sigste Person war, die ich je getroffen habe. Nur dass sie statt
der Fackel einen Papageienkäfig in der Hand hielt, in dem
der acht Wochen alte Pluto saß. Als er ins Haus kam, deutete
wenig darauf hin, dass aus ihm mal ein richtiger Hund werden würde. Die Beine waren zu kurz, die Pfoten zu groß und
die langen Ohren tauchten im Milchbrei ein. „Ob er künftig
auch ein kräftiges Exemplar wird?", fragte ich die Züchterin.
Doch sie lachte nur. Sie wusste, warum. Denn mit anderthalb
Jahren wog er fast 80 Kilogramm und wurde zum „King" der
Umgebung, mit natürlicher Kraft und Gutmütigkeit und in
seiner Autorität genauso unabhängig, wie es einst mein Großvater war. Auch ich partizipierte davon. Einen Holzschuppen
wollte ich im Garten bauen und ließ mir von einem Maurer
ein Betonfundament gießen. Ich war in Sorge, das Dachge-
fälle nicht richtig berechnet zu haben, hatte schlaflose Nächte
deswegen und vergaß, Aussparungen für Tragebalken frei zu
lassen. Ohne daran zu denken, dass ich in meinem Beruf im
Umgang mit einem anderen Kaliber geübt war, lieh ich mir
eine imposante Schlagbohrmaschine der Firma Hilti, legte
los, und bald konnte ich den Arm nicht mehr heben. Als die
Orthopädin eine Muskelzerrung diagnostizierte und ankündigte, mir eine Salbe verschreiben zu wollen, aber auch noch
weitere Untersuchungen veranlassen wollte, bat ich sie, mir
vorerst nur das Rezept für die Salbe zu geben, was sie verär-
gert ablehnte. In der Apotheke nebenan verkaufte man mir
diese Salbe ohne Rezept nicht. Vielleicht wird diese gnädi-
ger sein, dachte ich einige Minuten später, als ich an einer
anderen Apotheke vorbeikam. Auch hier war der Apotheker
nicht bereit, die Salbe ohne Rezept zu verkaufen, und als ich
überlegte, ob ich mich als Arzt ausweisen sollte und unent-

schlossen den Apotheker noch einmal kurz anschaute, fuhr mir ein Schreck in die Glieder, denn ich erkannte ihn nicht wieder. Sein Gesicht war wie bei den Heiligen um die Achse verdreht, und mit weit aufgerissenen Augen schaute er mich wie eine überirdische Erscheinung dermaßen verklärt an, dass es mir unbehaglich wurde. „Was ist mit Ihnen los?", fragte ich verstört. „Sie sind das Herrchen von Pluto", stammelte er und beinah hätte er mir die ganze Apotheke apportiert.

Drei Jahre später erkrankte Pluto auf Korsika schwer an einer Magenverstimmung. Zum Glück konnte er noch laufen, dennoch waren wir in Sorge um den großen Hund. Der Patron einer kleinen Konditorei in einem fünfhundert Jahre alten Turm, in dem wir frühstückten und der ihn jeden Morgen mit „Bonjour Pluton" begrüßte, brachte uns zum Tierarzt. Die Praxis befand sich im Garten. Ein langer Tisch stand zwischen den Bäumen, zwei Stühle, ein Schrank und der Doktor. Ein gewaltiger Bulle mit einem Ledersombrero und kurzen Lederhosen, aus deren Taschen Bündel Banknoten und Wechselgeld hervorlugten. Eine zierliche Krankenschwester im gestreiften Kittel hielt sich fast unsichtbar in seinem Schatten gleich daneben auf. Und obwohl es eine wunderbare, zupackende Atmosphäre einer Landpraxis war, mochte mein Hund sie nicht. Wie die Ankündigung eines Gewitters knurrte es tief und grollend aus ihm. Der Arzt beachtete dies nicht. Mit einer Hand packte er ihn am Nacken, mit der anderen griff er vor den Hüften am Rücken zu, hob ihn wie eine Feder in die Höhe und stellte ihn auf den Tisch. Pluto war überwältigt und hingerissen. So etwas hatte er noch nie erlebt. Er legte sich hin, verdrehte den Kopf und schaute dem Arzt in die Augen. Ich sah seinen Blick. Es war der Blick des Apothekers.

Damals kauften wir ein winziges Haus auf Ibiza. Ein Freund hatte das wunderbar inmitten eines Pinienwaldes auf einem Hügel oberhalb des Strandes von Agua Blanca gelegene Anwesen gefunden, nah am großen Hippiezentrum „San Carlos" im Nordosten der Insel. Da Hippies immer wussten, wo es am schönsten ist, fiel uns der Kauf nicht schwer, zumal wir uns entscheiden mussten, ohne das Haus gesehen zu haben. Das kleine Anwesen bestand aus sechs ineinander verschachtelten, weißgetünchten Häuschen, jedes nicht größer als 60 Quadratmeter, von kleinen, ebenfalls ineinander verwobenen Gärtchen umgeben und von einem großzügigen Pinienwald umschlossen. Da ich keine Zeit hatte, hinzufahren und die Entscheidung umgehend getroffen werden musste, stimmte ich sofort zu, weil fünf dieser Häuser bereits vergeben waren, drei davon an nahe Freunde, auf deren Empfehlung man sich verlassen konnte. Der Freund, der so besonders herzlich den Kauf empfahl, lud zum Abendessen ein, um uns das Ganze in einem Amateurfilm zu zeigen. Nach dem Essen wurde eine Leinwand aufgestellt, das Licht ausgeknipst, der Projektor eingeschaltet. Der Apparat brummte und wir schauten erwartungsvoll hin. Auf der Leinwand sah man Wellen, die langsam den sonnigen Strand benetzten, Felsen, die die Bucht mit vereinzelten winzigen Pinien umrahmten, und Muscheln im Sand, dann einen Felsvorsprung, auf dem die Frau meines Freundes nackt auf dem Rücken lag. Dann war sie in der Sonne liegend von hinten zu sehen. Und zu guter Letzt hielt sie, auf einen Arm gestützt, dem Betrachter ihren prächtigen Busen entgegen. Wir hatten ein Haus erwartet, doch auch das im Vorspann Gebotene war gar nicht so schlecht. Leider war dann der Film zu Ende, und das Haus kam gar nicht erst vor. Beim genauen Hinschauen sei über dem Felsen, von der Sonne geblendet, für Sekundenbruchteile das Haus ganz weit oben zu sehen gewesen, sagte der Freund. Doch wir wollten den Film nicht noch einmal anschauen und kauften das Häuschen so, wie man einen Schmetterling fängt und einer Fata Morgana folgt.

An heißen Sommertagen, schwindelig von der flirrenden Hitze der Siesta, fuhr ich mit Klein-Benni an die Stellen im Pinienwald, wo die vom Meer aufsteigende Luftströmung

Erleichterung versprach. Das Kind döste vor sich hin, und da ich nicht singen kann, habe ich ihm nur das Monotone vorgesummt, was auch die Ammen mir vorgesungen hatten: brummi, brummi, brum, brum, brum, und ich war glücklich, dass er schlief. Jahre später, als ich einmal über meine Unfähigkeit zu singen erzählte, meinte Beniamin, dass ich doch das „brummi, brummi" schön gesungen habe. Ich war verlegen. Dass er, erst ein knappes Jahr alt, sich das hatte merken können, das hatte ich nicht erwartet.

So verbrachten wir die heißesten Monate zwischen winzigen Fischrestaurants, Schlangen und Eidechsen, die in Bennis Ställchen, wenn er mit einem Keks krümelte, in froher Erwartung senkrecht standen. Später gründete er eine Dressurschule für sie und es gab auf der Zementabdeckung der Sammelgrube Vorstellungen, in denen Nachbarskinder und Eidechsen in den Hauptrollen auftraten, dazu zermürbende Schlussparaden, die das bereits Stattgefundene haargenau wiederholten. Damals hatte Danka noch ein Nachbargrundstück erworben. Ein Stück Pinienwald zwischen den Felsen oder besser gesagt, ein Stück Felsen mit einigen Pinien dazwischen. Einen Holzschuppen wollte sie dort bauen und einen Garten anlegen. Doch als sie dem Handwerker ihr Vorhaben schilderte, und er erstaunt ausrief „Was, Sie haben dort Wasser?", was sie verneinen musste, senkte er den Kopf. Als er noch „no agua, no plantas" sagte, ließ sie das Vorhaben sein. Sowieso war die Zeit der schönen Sommer auf Ibiza für uns vorbei. Benni war größer geworden, und wir verkauften das kleine Haus. Nur das Felsengrundstück besitzen wir noch. Auch geschenkt wollte es keiner haben.

Von Anfang an war Technik Beniamins große Leidenschaft und die Vorwegnahme seiner beruflichen Zukunft. „Lampe" war das erste Wort, das er aussprach, und Lichtgestaltung ist sein Schicksal geworden. Vielleicht, weil Danka, als er noch ganz klein war, beim Füttern auf eine über dem Tisch hängende Lampe zeigte, damit er nach oben schaut und den

Mund vor Begeisterung weit öffnet. Und heute sind viele nach seinen Leuchten fast süchtig. Auch mir geht es nicht anders, zumal ich Menschen, die die Gabe besitzen, aus dem, was sie in die Hand nehmen, einen neuen Zauber erstrahlen zu lassen, immer bewundert habe. Daher war es allzu natürlich, dass Beniamin mit dabei war, als das Haus meines Freundes Gerd Rohling abgerissen werden sollte, in dem sich Rohlings Atelier befand, eines Magiers der Leichtigkeit und der Fantasie, der Gefundenes in Kostbarstes verwandelt. An diesem Tag hatte er in einer großartigen Aktion vor, das hervorstechendste Merkmal des Gebäudes, die fast zwei Meter hohe Schornsteinspitze, in sein neues Atelier mitzunehmen, und wir sahen atemlos zu, wie er das riesige, aus Ziegelsteinen gemauerte Objekt ganz allein, mit vielen Gurten auf seinem Rücken festgebunden, zwei Straßen weiter trug, um es wie einen Talisman und ein Amulett der Erinnerung, vor allem aber als eine Skulptur auf einen Sockel in sein neues Atelier zu stellen, und ich war glücklich, dass auch Beniamin von dem Erlebnis, dass Kunst Emotionen entfaltet und Bärenkräfte verleiht, gefesselt war.

II

Kunst und Schach sind zwei Aspekte meines Schicksals. Auch mein ganz persönliches Glück habe ich dem Schachspiel zu verdanken. Denn Danka, die mein Leben seit dem Herbst 1951 begleitet, war gerade in Breslau angekommen, zu einer Zeit, als ich durch meine Freundschaft mit einem Schachmeister vom Spiel so beherrscht war, dass ich ihr auf unseren langen Park- und Stadtwanderungen ausschließlich davon erzählte. Obwohl meine spätere Frau gar nicht Schach spielen konnte und kaum verstand, worüber ich sprach, war sie von meinem Rauschzustand beeindruckt und umnebelt. Auch ich lasse mich von solchen Hochstimmungen anstecken. Wenn der Künstler und besessene Angler Bernd Koberling vom Lachsfang in Schottland erzählte, der Architekt Jürgen Sawade seine kultischen Zeremonien der Speisenzubereitungen schilderte oder Jürgen Schitthelm über seine Subventionsschlachten mit dem Berliner Senat für die Schaubühne berichtete, kam es vor, dass ich vor Aufregung fröstelte. Ich genoss die Momente, in denen ich durch die Glut anderer Feuer fing und ihre Übererregtheit ganz intensiv nacherlebte, weil Leidenschaften sich wie fiebrige Zustände übertragen. Auch im Schach ist es nicht anders! Vielleicht, weil das Spiel die Stunde der Wahrheit ist und Geschicklichkeit oder Buchwissen nicht wirklich helfen und anders als beim Kartenspiel auch das Glück nicht hilft.

Als der Verein der Freunde der Nationalgalerie 1995 unbedingt die *Skatspieler* von Otto Dix, ein Schlüsselbild des Dadaismus, kaufen wollte, aber das Geld fehlte, lag es nahe, ein internationales Skatturnier mit Geldbeteiligung zu veranstalten, zumal die Daimler-Benz AG als ersten Preis ein Auto spendierte, was die erhoffte Wirkung nicht verfehlte. Die Skat-Elite Europas war damals siegessicher nach Berlin gekommen, um Ähnliches wie ein polnischer Fürst in den Zwanzigerjahren in Monte Carlo beim Bakkarat zu erleben. Der Fürst verlor Haus und Hof, und als die Gläubiger, selbst Kartenspieler, ihn zur Rede stellten, entschuldigte er sich damit, dass er leider immer nur schlechte Karten erhalten habe, wofür sie Verständnis zeigten. Auch in der Nationalgalerie gewann ein Unbekannter das begehrte Auto. Ein Fang, der im Schach gar nicht möglich gewesen wäre, weil im Schachspiel nur die Spielstärke entscheidet.

Früher spielte ich gern Tischtennis und Tennis, musste jedoch damit aufhören, weil eine ruhige Hand die Voraussetzung für meinen Beruf war. Ich tröstete mich damit, dass Antoine Lavoisier sich bereits im achtzehnten Jahrhundert darüber gewundert hatte, weshalb nach einem Brand nur ein kleiner Haufen Asche übrig bleibt und dabei entdeckte, dass

Materie sich in Energie verwandelt. Auch im Schachspiel ist es nicht anders. Wie bei jeder anderen Sportart nimmt man auch hier nach einer mehrstündigen Partie ab, und das reicht mir. Denn das Schachspiel ist ein gigantisches Universum, daher sind auch die schnellsten Rechenmaschinen unvollkommen. Dennoch glaubten viele, dass die Schachcomputer die menschlichen Schachpartner bald überflüssig machen würden, so wie man in den Fünfzigerjahren glaubte, dass Künstler durch malende Affen ersetzt werden können. Zwar rechnen Computer mit unglaublicher Geschwindigkeit mehrere Millionen Züge in der Minute durch, aber als der legendäre Schachweltmeister Garri Kasparow gefragt wurde, wie viele Züge er in dieser Zeit zu analysieren in der Lage sei, antwortete er „Nur einen bis zwei", fügte aber hinzu: „Dann sind es aber die richtigen." Der Mensch legt das Spiel nicht taktisch an, sondern strategisch-langfristig. Vor allem die großen Meister rechnen nicht linear, sondern selektiv; sie folgen nicht nur dem Zusammenklang der Figuren, sondern – im Gegenteil – verhalten sich oft dekonstruktivistisch und eliminieren mit einem Blick das nicht infrage Kommende. Wenngleich Schach ein besonders ästhetisches Spiel ist und seine Figuren viele Künstler zu Neuschöpfungen inspiriert haben, darf man nicht vergessen, dass es auch Kriegsstrategie ist, die darauf zielt, jede Aufbauharmonie des Gegners auch unter Opfern zu stören und wie ein Virus in seine Psyche einzudringen, um sich dort als Angstgegner einzunisten. Darüber hinaus ist Schach auch Sport, Architektur, Sensibilität, Psychologie, Obsession, Intuition, Wissen und vielleicht die intensivste „nichtverbale Kommunikation". Als der junge Bobby Fischer in Mailand in ein Freudenhaus mitgenommen wurde und man ihn fragte, wie es war, soll er „Chess is better" geantwortet haben. Und Stefan Zweig schrieb in der berühmten *Schachnovelle*, Schach sei „das einzige Spiel, das allen Völkern und Zeiten zugehört und von dem niemand weiß, welcher Gott es auf die Erde gebracht, um die Langeweile zu töten, die Sinne zu schärfen, die Seele zu entspannen". Außerdem ist Schach ein sinnlich-haptisches Spiel, und schon darüber, wie Schachspieler ihre Holzklötzchen anfassen, könnte man ein Traktat schreiben. Allein das Aufstellen der Figuren ist einen Film wert. Einige Spieler bringen sie einzeln durch Hin- und Herschieben und Drehen mit Genuss nacheinander in Stellung und bessern behutsam ihre Position und die Kampfausrichtung auf den Feldern nach. Andere greifen eine Handvoll Figuren und werfen sie wie zirkusreife Treffvirtuosen geräuschvoll und ohne hinzuschauen auf die entsprechenden Felder. Eine besondere verhaltenspsychologische Darbietung findet beim Umgang mit den Figuren während des Spiels statt. Sie werden zart wie Geliebte in die Hand genommen oder wie Mülltonnen von den Müllmännern mit einem Knall hingestellt. Ich habe Schachspieler erlebt, die ihre Figuren, ohne sie anzuheben, genüsslich entlang der Linien oder Diagonalen im Schneckentempo bis zu dem Feld schoben, wo sie hin sollten, wobei sie auch einige am Bestimmungsort in das Feld sekundenlang hineinschraubten. Es gibt auch Spieler, die ihre Figuren wie etwas Obszönes zwischen dem ausgestreckten Zeige- und Mittelfinger halten, um sie dann wie etwas Unappetitliches loszulassen. Allein über die Art der Geräusche, die beim Schlagen feindlicher Figuren entstehen, wäre es möglich, eine musikalische Partitur zu verfassen. Und ich kannte einen Spieler, der die vom Brett entfernte Figur des Gegners in seine Hosentasche steckte. Daher kann ich es gut verstehen, dass auch Marcel Duchamp schachbesessen war. Sein Film *Rrose Sélavy* verbindet Erotik und Schachspiel miteinander, und genau genommen verkörpert er den ersten „Schachstrich" der Geschichte. Eine junge Frau mit einer anziehenden erotischen Ausstrahlung reist mit einem Schachbrett unter dem Arm durch das Land. Den Männern, die mit ihr schlafen wollen, bietet sie gegen Mahlzeiten oder Volltanken ein Schachspiel an, doch ihre Wünsche erfüllt sie nur, wenn sie gewinnen. Sie ist sehr stark am Brett und keiner hat wirklich eine Chance, es sei denn, dass sie selbst Lust hat zu verlieren. Vielleicht ließ Duchamp sie nur deswegen wandern, weil das Schachspiel auch eine kinetische Kunst für ihn war, in der sich eine Ordnung immer mehr in eine Abstraktion mit starken, aber unsichtbaren Beziehungen unter den Figuren verwandelt. Ich war von der Kunst und der Schachbesessenheit Duchamps fasziniert, und daher versuchte ich, seine eigenhändige Notation einer Schachpartie, die er in den Zwanzigerjahren gegen den damaligen Schachweltmeister Alexander Aljechin spielte, zu beschaffen. Das Original befand sich im Besitz des Mailänder Galeristen Arturo Schwarz, und ich bat ihn, mir das Papier für einige Wochen nach Berlin auszuleihen, was er leider nach vielem Hin und Her ablehnte. Ich hatte ihn informiert, dass mein Freund, der in Berlin lebende ungarische Künstler László Lakner, bereit sei, Duchamps Notation in ein bildnerisches Werk umzuformen. Lakner hatte Bedeutung in der bildenden Kunst erlangt, indem er von der Idee ausging, dass die Schrift eine Art individueller Malerei jedes einzelnen Menschen und auch die Abbildung seiner Psyche sei. So gestaltete er auf fast monochromem Untergrund in manchmal bewegtem Malduktus einzelne Buchstaben oder ganze Passagen aus Werken berühmter Persönlichkeiten wie Freud, Proust oder Ezra Pound in neue poetische Welten um und machte auf diese Weise ihre Emotionen sichtbar. Es lag also nahe, eine bewegende Schachpartie des angeblich intelligentesten und einflussreichsten Künstlers des zwanzigsten Jahrhunderts mit einem der größten Schachspieler seiner Zeit in ein bildnerisches Monument zu verwandeln, und ich bedauere es, dass es nicht zustande kam.

Ich muss noch ziemlich klein gewesen sein, als ich das erste Mal Schachfiguren, die meinem Großvater gehörten, in den Händen hielt, und ich erinnere mich an den Kasten, der aufgeklappt als Spielbrett benutzt werden konnte, vor allem aber ganz genau an die Läufer. Es waren kegelförmige Vulkane mit schwarzen oder weißen Kugeln an der Spitze, und ihre Standfläche war so breit, dass sie auf dem Brett ein ganzes Feld bedeckten. Auch die kleineren, aber einfarbigen Bauern hatten diese Form, sie ähnelten Pirouetten drehenden Tänzerinnen, die ihre bäuerliche Standfestigkeit mit Anmut ergänzten. Und es war ein sinnliches Vergnügen, sie in die Hand zu nehmen, obwohl ich es nie erlebt habe, dass sie zu irgendetwas benutzt wurden, und auch über ihre Funktion habe ich damals nie etwas erfahren. Sie waren einfach da, wie vieles Geheimnisvolle, was Kinder bei den Großeltern entdecken. Dann kam der Krieg und danach mein oft wiederkehrender Traum, dass ich mich in der Geiselhaft der Gestapo befinde, wie im Frühsommer 1942, als die deutschen Besatzer eine unerfüllbare Kontribution für die Ghetto-Bevölkerung festsetzten, Geiseln nahmen und mit Erschießungen den Druck erhöhten. Für den Geiselnachschub musste die jüdische Ghettopolizei sorgen, sonst war sie selbst dran, und deswegen war ihr auch jeder Vorwand recht. Man brachte mich zu den anderen Geiseln, und nur außergewöhnliche Glücksumstände retteten mir das Leben. Im Traum ist die Zelle ein düsterer Platz, einer stark abfallenden Böschung ähnlich, in dem mir das Stehen schwerfällt. SS-Leute kommen und holen vor allem junge Geiseln heraus. Plötzlich erscheint ein schlanker, blonder SS-Mann und packt mich am Arm. Doch ich reiße mich los, laufe die Schräge hoch und sinke in der äußersten Ecke zu Boden. Von dort beobachte ich, wie die Geiseln sich in zwei Reihen so dicht zu einem geschlossenen Vorhang aus Schachfiguren aufstellen, dass ich von unten nicht mehr zu sehen bin. Der Traum, so denke ich, verdeutlicht, wie stark in diesem Spiel die Verantwortung der Gemeinschaft für das Individuum ist und umgekehrt. Vielleicht ist auch deshalb der Armenier Tigran Petrosjan, Weltmeister in den Sechzigerjahren und der defensivste Schachspieler aller Zeiten, ein besonderes Idol für mich, weil er ein Meister der Defensive, des Abwartens, der Untätigkeit und der Vorsorge war, einer Haltung also, die auch für mich in der Zeit der Verfolgung die einzige Möglichkeit war, mit der Angst umzugehen.

Siebzehn Jahre lang habe ich jeden Montagabend bei uns zu Hause mit meinen Freunden Schach gespielt, viel über Gott und die Welt geredet, und oft dämmerte schon der neue Tag am Horizont, als sie das Haus wieder verließen. Diese Leidenschaften mit ihnen zu teilen, habe ich deswegen ganz besonders genossen, weil meine Freunde nicht alltäglich waren. Die meisten kamen von weit her, aber auch einige Nachbarn gehörten dazu. Mit dem Komponisten Boris Blacher, der Nachbar und damals Präsident der Akademie der Künste war, und mit seinem Nachfolger Werner Düttmann spielte ich gern. Ihn, der weiter entfernt wohnte, habe ich erst zum Nachbarn erklärt, nachdem er „Your home is my castle", sagte, wobei er eher Danka als das Schachspiel meinte. Er war ein begnadeter Architekt mit Stil, Form, Lebensschwung und kindlichem Sinn, der gern seine Entwürfe gleich vor Ort machte, um zu prüfen, wo er am liebsten sitzen, lesen, essen und schlafen würde. Die Sachen musste er selbst anfassen, er hielt nicht viel von abstrakten Entwürfen. Berlin hat ihm einige hervorragende Bauten zu verdanken, vor allem das Brücke Museum und die Akademie der Künste im Hansaviertel. Wir scherzten gern, dass er wohl der einzige Architekt sei, der eine Akademie baute, um selbst dort Präsident zu werden. Außerdem war er der schlagfertigste Mann, den ich kannte, und der Weltmeister des Kalauers. Als wir an einem regnerischen Tag in seinem Haus in Morsum auf Sylt an einer Schachpartie saßen und plötzlich ein lautes Brummen eines Sportautos hörten, war klar, dass der unerwünschte Besucher ein Architekt war, der schnelle Autos liebte. Werner Düttmann sah mich verstört an und sagte: „Das Porschloch kommt." Entsprechend war seine Reaktion, als wir an einer Gruppenbesichtigung in Syrakus teilnahmen. Der Autobus hatte vor einer Sehenswürdigkeit gehalten, die Teilnehmer stiegen aus und zückten die Kameras. Nur Werner stand angelehnt an die Brüstung einer Brücke. Der Reiseführer ging auf ihn zu und fragte: „Und Sie, Herr Professor, fotografieren nicht?" „Nein", erwiderte er, „ich schaue mir die Sache gleich hier an."

Jahrelang fuhren wir in die gemeinsamen Ferien in sein Haus nach Sylt. Oft kam auch George Tabori mit und aus London Werners Ehefrau Renate, unter Freunden „Katze" genannt. Sie lebten getrennt, kamen aber nicht voneinander los. Am nachfolgenden Tag war die Frühstücksatmosphäre der Gradmesser für die aktuelle Befindlichkeit zwischen den beiden und Prognosehilfe für die nachfolgenden vierzehn Tage. Dann musste Renate wegen ihrer Arbeit in London die Insel mit der gemeinsamen Tochter früher verlassen, über Dänemark, von wo sie eine Fähre aus dem dänischen Hafen Ribe nach Harwich nahm. Einen Tag nach ihrer Abreise sah ich, wie Werner verunsichert eine Postkarte in der Hand hielt. Von wem sie sei, fragte ich. „Von Katze", antwortete er. „Wo kommt denn die Postkarte her? Sie kann doch unmöglich schon in London sein?", wunderte ich mich. Aus Ribe de Janeiro, gab er Bescheid.

„Katze", damals eine der begehrtesten Frauen Berlins, war meistens in einen Haute-Couture-Irrsinn gekleidet, und es kam vor, dass wir um sie herumstanden und rätselten, wie das Ding, das sie anhatte, eigentlich hätte angelegt sein müssen. Sie selbst hatte es vergessen und verhedderte sich beim Versuch, sich zurechtzufinden, sie kam weder rein noch raus aus dem Kleid. Letztendlich stellten wir fest, dass es sich wohl um ein Kunstwerk handelte. Egal, wie herum sie es angelegt hatte, sie sah hinreißend aus. Sie hatte einen glänzenden Geschmack, und es gelang ihr jedes Mal, Verschiedenes zu einem Kaleidoskop der Fantasie zu vermischen. Außerdem ist sie umfassend belesen und Muse vieler Schriftsteller. Ich habe versucht, mir die Rechte für ihre Memoiren zu sichern, falls sie sie eines Tages würde schreiben wollen. Sie hat Kunstgeschichte studiert, macht Führungen durch Ausstellungen und teilt mit Danka die leidenschaftliche Obsession für Gärten. Deswegen sind wir oft zusammen unterwegs, vor allem in England und Schottland. Eine Freundschaft, die bis zum heutigen Tag hält.

Aber auch mit unserem direkten Nachbarn, dem hochbegabten Amateurmaler Peter Pfefferkorn, Leiter der juristischen Abteilung des damaligen Pharmakonzerns Schering und bis heute einer meiner wichtigsten Freunde, spiele ich immer noch Schach, oft in seinem Haus an der Rehwiese, in seinem Wohnzimmer, in dem er viele Jahre vor der legendären *Sommergäste*-Inszenierung Peter Steins einen echten „Birkenwald" errichtet hatte. Vielleicht, weil es gerade die Zeit des Festefeierns war, die Ideologie der antiautoritären Erziehung ihren Zenit erreicht hatte, die Schaubühne sich zur Theaterikone entwickelte, die utopischen Aussteigerorte wie Monte Verità mit der Emanzipation der Achtundsechziger sich als die großen Vorbilder des offenen Lebens utopisch ineinander verwoben und wir in durchgedrehter Ausgelassenheit dichteten: „Ich muss in den Birkenwald, denn meine Pillen wirken bald." Nur wenige Jahre war es her, als im Hansaviertel unter der Schirmherrschaft von Theodor Heuss ein internationales architektonisches Experiment, die Interbau, erfolgreich abgeschlossen worden und auch die Akademie der Künste von Werner Düttmann fertiggestellt war. Überall fanden Feste statt, und wir waren mit dem Gefühl, eine unendliche Lebenszeit vor uns zu haben und uns nicht beeilen zu müssen, immer dabei. Berühmte Künstler füllten die Räume, weil der Kulturtransport in dieser Zeit hauptsächlich durch Feste stattfand.

Elisabeth Pfefferkorn, die Frau von Peter, und Gina Köhler waren Freundinnen. Sie traten bei den Festen immer gleich angezogen auf, meistens in Missoni-Kleidern, von denen jede eine Kollektion in mehreren Farbkombinationen besaß. Gina war Redakteurin bei *Brigitte*, Elisabeth Fotografin. Schlanke

Frauen waren gerade groß in Mode und die magersüchtige britische Schauspielerin Twiggy das Schönheitsidol der Zeit. Zusammen betreuten Elisabeth und Gina ein Schlankheitsportal in der Zeitschrift. Sie stellten Menüs zusammen, begleiteten die „Leidenden" auf Schritt und Tritt und wurden selbst immer dünner. Elisabeth dokumentierte das Vorher und Nachher, musste sich aber mit dem Nachher beeilen, um das Foto im Kasten zu haben, bevor das Rezidiv kam. Einmal, als sie das Vorherfoto vergaß, hatte sich das Problem von alleine gelöst. Nach fast einem Jahr war die Probandin wieder wie „vorher" und für eine neue Kur geeignet.

Auch der Architekt Georg Heinrichs, ein groß gewachsener, schlanker Mann mit schönem, diabolischem Gesicht, unter Freunden wegen seiner Liebe zum Erlesenen „Gucci" genannt und mit seiner Frau Ewa in den Fünfzigerjahren das Rock-'n'-Roll-Traumpaar Berlins, war neben vielen anderen Freunden an den Schachmontagen immer anwesend. Ich mochte seine Architektur, die immer der klaren Bauhauslinie folgte, indem sie das Spiel zwischen den Vertikalen und Horizontalen ganz virtuos spielte und an einigen Berliner Bauten sehr gut zum Tragen kommt, besonders am „Excelsior Hotel" in der Hardenbergstraße, dem Jugendhaus am Hallesches Ufer, dem Parkhaus in der Rankestraße, aber auch in der Autobahnüberbauung der Schlangenbader Straße. Im Privatleben war er fast eine literarische Figur und seine Existenz eine unnachahmliche ästhetische Inszenierung. Er kaufte ein Ferienhaus in Roquebrune-Cap-Martin an der Riviera, weil er von der Terrasse die Stelle sehen konnte, an der der von ihm verehrte Corbusier beim Schwimmen einen Schwächeanfall erlitten hatte, an dessen Folgen er starb.

Erst als ich Georgs Tante Sitti in London kennenlernte, konnte ich ihn viel besser als einen liebenswerten Nachbarn einordnen. Tante Sitti muss noch ziemlich jung gewesen sein, als sie 1933 mit ihrem Sohn aus Deutschland nach London umsiedeln musste. Dort haben wir sie mit Ewa und

Georg in den Achtzigerjahren besucht, und obwohl Jahrzehnte seit dem Umzug vergangen waren, hatten wir das Gefühl, sie sei gerade in die Wohnung gezogen, in der alles so stehen geblieben war, wie die Speditionsleute es damals in den Räumen verteilt hatten. Auch drei impressionistische Bilder, darunter ein Matisse, standen in einer Ecke zwischen dem Schlafzimmerschrank und der Tür, abgestellt und vergessen. Sie hatte uns zum Tee eingeladen und verblüfft sah ich, wie sie eine Zimmertür aufschloss, das kleine Präsent, das wir mitgebracht hatten, hineinschleuderte, die Tür zumachte und den Schlüssel wieder umdrehte. Der Raum, so erfuhren wir später, soll ein unvorstellbares Sammelsurium enthalten haben. Jahrzehntelang diente er nur diesem Zweck. Wir setzten uns an einen Tisch, dessen mittlerer Teil sich wie ein Karussell drehte. Dort lagen ein verpackter Zopfkuchen und ein scharfes Messer, um die Folie durchschneiden zu können. Tante Sittis unverheirateter Sohn, der bei ihr lebte und ein hochspezialisierter Experte und Professor für etwas Exotisches war, fuchtelte mit den Armen wie eine alte Krähe herum, um endlich den Tee in die Tassen zu gießen. Dann schob er das Karussell an, der Zopfkuchen ging auf die Rundreise um den Tisch, während Tante Sitti sagte: „Bedient euch, ich selbst esse so etwas nicht." An diesem Nachmittag habe ich begriffen, dass das Mondäne und das Skurrile nur Facetten der gleichen Spielart sind und gemeinsame Wurzeln haben.

Schließlich der Maler Markus Lüpertz. Er liebt das Schachspiel und die Inszenierung. Einmal trat er als König und Kraftprotz bei einem Faschingsfest auf. Er trug einen Holzeimer mit Kartoffeln und demonstrierte den Zuschauern seine Kraft, indem er die Kartoffeln mit einer Hand zerdrückte. Wir wussten natürlich, dass die Kartoffeln nicht sehr hart waren, weil Danka sie bereits vorgekocht hatte. Für dieses Fest hatten sich die meisten in unserer Wohnung verkleidet und Heinz Otterson schminkte sie.

Nur Igor Vitsinos, der damalige Moskauer *Spiegel*-Korrespondent, kam unregelmäßig. Ab und zu rief er aus Moskau an und fragte, ob ich am Wochenende etwas vorhätte. Wenn ich verneinte, setzte er sich in seinen VW-Variant, fuhr in einem Zug nach Berlin, drückte Danka einen Kasten russisches Konfekt in die Hand und wir setzten uns für mehrere Stunden ans Schachbrett. Dann fuhr er wieder zurück. Einmal, als er eintraf, waren gerade einige Leute bei uns zu Gast. „Was sind das für Leute?", fragte er. „Freunde", sagte ich. „Spielen sie Schach?" „Nein!" „Was wollen sie dann hier?", staunte er. Er brachte nämlich jedes Mal aus Moskau, wo er mit anderen internationalen Korrespondenten in einem vom KGB gut behüteten Presseghetto lebte, nicht nur die Begeisterung für das Spiel, sondern auch das Misstrauen jener Jahre mit.

Heute, nach so vielen Jahrzehnten, treffen sich noch einige Freunde am Samstag zu einem leichten Mittagessen im „Weinkontor bei Andreas". Dort erzählen wir uns, wie wir mit unseren Schachabenden eines Tages in das düstere, von Dieter Roth gestaltete Spielzimmer im von Oswald Wiener und seiner Frau Ingrid geführten Restaurant „Exil" am Paul-Lincke-Ufer zogen und uns viele Jahre in dieser finsteren Höhle wohlfühlten. Auch staune ich, mit welcher Beharrlichkeit meine Freunde und ich jeden Montag die Strapaze auf uns nahmen, bis zum Paul-Lincke-Ufer in Kreuzberg zu fahren, um dann weit nach Mitternacht die Stadt noch einmal zu durchqueren. Heute bin ich immer noch einmal in der Woche im „Schwarzen Springer". Ich liebe die Atmosphäre der Schachklubs, in der eine heterogene, unabhängig denkende Menschenmischung durch eine gemeinsame Leidenschaft zueinander findet. „Zur letzten Runde" hieß die Eckkneipe im Berliner Westend, in der sich meine vorherige Spielstätte befand. Ich hatte gehofft, dort meine Schachkarriere zu beenden. Doch die Kneipe machte zu, und der Klub zog um. Ich zog mit, weil Ziehen im Schach Pflicht ist.

III

Es gibt sie also, die gottähnlichen, von Menschen erschaffenen und mit der Natur konkurrierenden Universen. Mit Kunst, Schach und Gartengestaltung sind wundersame Parallelwelten entstanden. Das Faszinierendste an ihnen ist, dass sie überhaupt erfunden wurden und dass sie bei der Suche nach Schönheit, Harmonie und Formvollendung nie ihre Spannung verlieren, vielleicht, weil sie auch Kampf und Herausforderung sind.

Gärten zu gestalten, zu ersinnen und zu erdichten setzt eine unendliche Beharrlichkeit des Gestalters voraus, weil die Natur sich am liebsten selbst und ohne fremde Hilfe entfaltet, weil ihr die Schönheit im Sinne des Menschen gleichgültig ist und der Entschluss, den Kampf mit ihr aufzunehmen, nur in dem Bewusstsein möglich ist, dass man ihn eines Tages verliert. Auch wenn es Künstler gibt, die ihr ganzes Leben an einem Werk arbeiten, wäre ich nicht in der Lage, dieser Leidenschaft im Wettstreit mit der Natur zu folgen. Zumal Gartengestaltung bedeutet, ein Bild von einem sich ständig verändernden Raum zu malen und dabei auf einen Gegner zu treffen, der unendlich viel Zeit hat. Wenn aber Schäferidyllen, Arkadien und Paradiese heute nur noch Mythen sind oder immer letztendlich woanders waren, als man es erhofft hat, dann sind gerade Gärten als geträumte Welten und verwirklichte Visionen ihre Nachfolger.

Dass Gartengestaltung echte Kunst ist und welche Erlebnisse sie vermittelt, das habe ich in Florenz erlebt – in dem Garten, den Michelangelo für einen Freund angelegt hatte und in dem mich eine Flut von Emotionen in Besitz nahm, den Empfindungen ähnlich, die Stendhal in Gegenwart von Kunstwerken in der Kirche Santa Croce erlebte. Eine hektargroße, frischgemähte Rasenfläche umrandete das Haus und öffnete von der Südseite einen weiten Blick in die toskanische Landschaft. Kein Baum, kein Strauch behinderte die Sicht, außer den sechs riesigen Kastanienbäumen, denen man die noch jungen Äste bis zur Erde gedrückt und so lange mit Gewichten beschwert hatte, bis sie neue Wurzeln bildeten und neue Äste ganz nah am Boden sprossen, die zu einem Schatten spendenden Naturpavillon wurden.

Danka hat eine Leidenschaft für Gärten. Im Frühling fragt sie mich strahlend, ob ich die ersten blühenden Krokusse schon gesehen habe. Dann murmele ich Unverständliches, achte aber beim Rasenmähen darauf, Buntes nicht zu verletzen und fahre Slalom um jedes Pflänzlein herum. Und obwohl ich besonders im Frühling Farben und Düfte der Blumen genieße und von den frisch sprießenden Pflanzen tief beeindruckt bin, bleibt die Botanik nur Dankas Sache. Sie liebt filigrane und duftende Gärten, ich dagegen streng geordnete, mit Sommerwiesen von chaotischen Wildnissen unterbrochene, und auch Gärten, die eine bewegte Entstehungsgeschichte haben. Und das sind die meisten. So auch der Pariser Albert-Kahn-Garten, der Anfang des zwanzigsten Jahrhunderts als Völkerverständigungsgarten in der Gegend des Bois de Boulogne angelegt wurde. Der Bankier Albert Kahn, der es zu einem riesigen Vermögen gebracht hatte, erwarb dort 1893 das Landstück, um als eine Art Abbitte für sein persönliches Glück ein Naturmodell der Versöhnung und des Zusammenlebens unterschiedlicher Kulturen mit der Vision zu gestalten, dass sich dort alle typischen Landschaften dieser Welt finden sollten. 1910 war das Werk vollendet. Dort habe ich auch eine mit großen Felsen und tiefen Gräben zerklüftete Karpatenlandschaft meiner Kindheit gefunden und eine Flut von Erinnerungsbildern erlebt.

Ein wunderbarer Garten an der ligurischen Mittelmeerküste verdankt dem Engländer Thomas Hanbury sein Entstehen. Er war Abenteurer, Großkaufmann und Bauunternehmer, der im neunzehnten Jahrhundert ganze Schiffsladungen Tee aus Fernost nach Europa brachte. Mit dem erworbenen Vermögen baute er später Villen für seine Landsleute in

Alassio, die als erste die ligurische Riviera dei Fiori entdeckten und so zahlreich kamen, dass lange Zeit jeder Fremde von den Einheimischen „Engländer" genannt wurde. 1867 errichtete er einen Garten in Ventimiglia, um seinen Lebensraum zu verwirklichen und eine bleibende Spur zu hinterlassen – ein Stück britischer Lebensart am Mittelmeer.

Meine Lieblingsgärten sind der Great Dixter in Sussex mit großflächigen, nicht gemähten Wiesen, hochwachsenden einfachen Sommerblumen und Gräsern, zwischen denen es krabbelt und summt, und der im sechzehnten Jahrhundert in Verona hinter einem Spätrenaissance-Palast geometrisch angelegte Giardino Giusti, ein geheimnisvolles Refugium der Ruhe, Harmonie und Besinnung, aber auch theatralischer Inszenierung, in der man eine von Pflanzen umgebene steile Treppe emporsteigt. Von dort dominiert die Fratze eines Untiers den Garten. In Wirklichkeit ist es ein großer Kaminofen, der wie eine Zaubergestalt aus einem Kinderbuch bei nächtlichen Festen Feuer und Rauch spuckt.

Und ich habe Castle Drogo in Devon ins Herz geschlossen, eine pseudomittelalterliche Burg aus Granit, die zwischen 1910 und 1930 erbaut und von der bedeutenden Gartenarchitektin Gertrude Jekyll mit einem formal angelegten Garten umgeben wurde, den Staudenrabatten, Magnolien, Rhododendren und Rosen beherrschen. Dort, im verschlungenen Heckenlabyrinth, habe ich mich hoffnungslos verloren, fand nicht mehr heraus und war gezwungen, mich quer durch die Büsche in die Freiheit zu schlagen. Zum Glück hat es keiner gesehen, die englischen Gärten waren bis in die erste Hälfte der Siebzigerjahre noch kaum besucht. Damals, als vor den berühmten Gärten noch keine Autobuskolonnen in Schlangen bis zum Horizont standen, waren wir ganz allein sowohl in Claude Monets Garten in Giverny als auch in Vita Sackville-Wests Garten in Sissinghurst. Ich erinnere mich, wie ich durch den Zaun in Virginia Woolfs Garten kletterte, um durch einen Blick in den kleinen Salon von Monk's House

einen unvergesslichen Eindruck vom Leben der Blooms-
bury-Gruppe zu gewinnen.

Auch die von Théodore Reinach und seiner Frau Fanny an
der Côte d'Azur nahe Beaulieu-sur-Mer zwischen Nizza und
Monaco errichtete Utopie, die Villa Kérylos mitsamt ihrem
wunderbaren Garten, habe ich als verwirklichten Traum in
mein Herz geschlossen. Fanny Kann war die Tochter von
Betty Ephrussi und stammte aus einer berühmten europäischen Bankiersfamilie, über deren Schicksal das Buch *Der
Hase mit den Bernsteinaugen* von Edmund de Waal berichtet.
Reinach war Professor für Numismatik und Hellenistik in
Paris und Mitbegründer der Jüdischen Liberalen Union, die
sich für die Assimilation der Juden in Frankreich einsetzte.
Zwischen 1902 und 1908 ließ er von dem Architekten Em-
manuel Pontremoli in einer unvorstellbaren Perfektion für
die märchenhafte Summe von neun Millionen Goldfranken
seinen Lebenstraum, eine Hommage an das antike Griechen-
land, bauen. Er benannte das Bauwerk nach Kerylos – einem
Eisvogel aus der griechischen Mythologie, der Gutes bringt.
Die Schönheit der Anlage und des Gartens, ein utopisches
Bild einer in Wirklichkeit nie existierenden Welt, nimmt
gefangen und die Atmosphäre der Räume verzaubert. Dort
haben die Erbauer einige Jahre versucht, ein Leben, wie es
im antiken Griechenland üblich war, zu führen. Nach der
Besetzung Frankreichs durch die Deutschen wurden Léon
Reinach, Théodore Reinachs Sohn, und seine gesamte Fa-
milie nach Auschwitz deportiert und ermordet.

IV

Noch tobten, wie üblich, wenn Häuser abgerissen wurden,
die letzten Abbruchfeste in Berlin, als wir unserem Freund,
dem Weltbürger und Pfadfinder Peter Pfefferkorn, an die
Berliner Rehwiese folgten. Es scheint ohnehin unser Schick-

sal zu sein, bei der Wahl unserer Lebensorte immer Freunden zu folgen, vielleicht deshalb, weil wir sie aus Zuneigung und Bewunderung nie aus den Augen verlieren wollten. So folgten wir Helmut Bach nach Ibiza, Werner Düttmann nach Sylt, Peter Zadek nach Italien und Peter Pfefferkorn an die Rehwiese. Und wir haben es nie bereut, das Haus mitsamt Garten, das Hermann Muthesius als eigenes Wohnhaus errichtet hatte, als Lebensaufgabe in Eigentum übernommen zu haben. Ein schicksalhafter Umstand und eine besondere Gunst der Stunde war es für uns gewesen, denn es bedeutete, ein Kulturerbe in voller Verantwortung für die Tradition zu pflegen, in einem Gebiet, das die Heimstätten-Aktien-Gesellschaft 1900 erworben hatte, um eine Villenkolonie als Raum der Ruhe und Erholung zu bauen.

Noch steckte die Denkmalpflege in den Kinderschuhen, und der Kampf um die Erhaltung des Klassikers der englischen Landhausarchitektur mit dem von Hermann Muthesius angelegten, aber nur noch rudimentär vorhandenen Garten war im vollen Gange, als 1972 Helmut Engel als erster Landeskonservator das neu eingerichtete Amt übernahm. Die Zeit drängte. Ohne leidenschaftliche Hilfe vieler Freunde hätten wir diese Erhaltungsschlacht nie gewonnen und wären auch nicht in der Lage gewesen, die Gartenarchitektur wiederherzustellen. Für den, der ein Architekturdenkmal übernimmt, ist es nicht nur ein Vermächtnis, sondern auch ein Abenteuer. Erschwerend kam hinzu, dass für das nach dem Vorbild englischer Landhäuser zwischen 1903 und 1907 erbaute Haus Hermann Muthesius nicht nur den englischen Baustil, die Lebensatmosphäre und Tradition importiert hatte, sondern auch entscheidende Materialien. Wenn eine Schraube in einem Scharnier fehlte oder eine Feder für eine Pendeltür ausgewechselt werden musste, war es wegen des Zollgewindes und der andersherum gespannten Feder notwendig, beides aus Großbritannien zu besorgen. Aus jedem Detail glänzte die Feinheit des Entwurfs, was gleichermaßen fast alle anderen Architekturen der Rehwiese auszeichnet. Wobei die Palette mit der wunderbaren, 1910 nach Plänen des Architekten Erich Blunck errichteten Kirche beginnt, die mit ihrem schlanken Turm die Gegend dominiert, sich über die monumentale, durch ihre überladene Jugendstilornamentik für Wohnzwecke kaum geeignete, aber in ihrer Ausstrahlung hinreißende, um 1900 erbaute Villa Rosenburg bis zu den von Peter Poelzig 1958 sehr zurückhaltend in die Botanik eingewobenen Atelierhäuser erstreckt. Der Fantasie der Bauherren war jede gestalterische Freiheit gestattet, weil all diese Häuser verwirklichte Freiheiträume sind, weil sie ursprünglich der Sommerfrische für wohlhabende Stadtbewohner dienten, die ihr Mobiliar auf Fuhrwerke verluden, um für drei Monate vor dem Großstadtlärm in dieses Refugium zu flüchten. Die Atmosphäre hier muss auch früher genauso ungezwungen gewesen sein wie heute, denn schon 1900, als es noch nicht vorstellbar war, dass dieser Raum mit seiner späteren Randbebauung zu einer der architektonischen Schatzkammern der Stadt werden würde, war man sich einig, ihn als eine von Natur und Mensch erschaffene Kulturlandschaft nicht weiter zu verdichten. Im Grunde war für Danka sowohl diese Verantwortung als auch das Gefühl, eigene Erde unter den Füßen zu haben, die eigentliche Einbürgerung in Deutschland und für mich der Lebenskiez, von dem ich geträumt hatte. Willy Brandt und Theodor Heuss hatten hier Muthesius' Witwe Anna besucht. Unserem Freund Klaus von Krosigk, der als Gartenbaudirektor im Landesdenkmalamt Berlin für die Berliner Gartendenkmalpflege verantwortlich war, hatten wir zu verdanken, dass diese Tradition fortgesetzt wurde. Für Richard von Weizsäcker, dessen Familie und Freunde organisierte er sowohl zum achtzigsten als auch zum neunzigsten Geburtstag eine Gartentour mit einigen Stopps, und uns fiel die Aufgabe zu, die Teepause zu gestalten.

Als der Garten in voller Pracht wiedererstrahlte und Danka vom Berliner Senat eine Denkmalmedaille und einen Platz im Verzeichnis der wichtigsten Privatgärten Deutschlands bekam, war sie stolz auf das Erreichte. Doch ihre größte Freude lag in der Vision. Wie jede Kunst lebt auch diese von der Erwartung, wie es mal werden wird. Von einem Traum vom Paradies, wo alles einmal seinen Anfang nahm. Wer daran glaubt, der kann die Gegenwart besser ertragen, sich auf die Zukunft freuen und hoffen, dass Nachfolger das Werk fortsetzen werden.

Heute, nach vierzig Jahren stimmt die Form des Gartens wieder und seine Pflege ist nicht mehr so arbeitsintensiv. Jetzt folgen wir dem Beispiel des Engländers Thomas Hanbury und ziehen für einige Wochen an die ligurische Riviera dei Fiori, an den schmalen Landstrich am Meer, der von Feigen, Oliven, Salz, und früher von Piraten und Armut bestimmt war. Hier kommt mir immer wieder eine Erinnerung an meine Kindheit: Da in meinem ostpolnischen Vierländereck auch viele von der Konterbande lebten und wir in den Hügeln Liguriens eine alte Olivensortieranlage kauften, sind die Oliven Liguriens fast zum Ersatz für den Mais meiner Kindheit geworden. Wenn bei meinen Großeltern die reifen Maiskolben im Herbst geschält wurden, sangen die Frauen ganz leise melancholische Lieder dazu. In Ligurien werden die Oliven, von leisem Gesang begleitet, auch nach Reife und Größe sortiert. Und da das Haus an der „Strada dell'olio" liegt und die Olivenbäume den Weiden so ähnlich sind, war diese Welt sofort heimisch für mich. Allerdings kann ein Hauskauf in Italien eine verwickelte Sache sein. Denn nur selten wird ein Haus als Ganzes vererbt. Meistens sind es nur einzelne Räume, die an die Kinder verteilt werden. Diese bauen dann weitere an, sodass an den Hügeln, Böschungen und Schluchten unüberschaubare Dachlandschaften und labyrinthische Anwesen mit meterdicken Wänden und tunnelartigen Raumverbindungen entstehen, und man muss beim Kauf auf der Hut sein, ob der Vertrag auch alles umfasst.

Auf dem Land ist es wie vor Jahrhunderten, die Natur regelt das soziale Verhalten und die Zeitabläufe, und die Kirchenglocken erinnern daran. Die kausale Kette von Ursache und Wirkung ist im Denken gerade so weit verwurzelt, dass der Mensch in der Anpassung an die rasanten Entwicklungen nicht gehetzt wird und die Widersprüche des Lebens leichter erträgt. Daher verständlich, dass die Italiener vor allem deswegen so entschieden katholisch sind, um nicht protestantisch sein zu müssen.

Ab dem 15. September wird für Mittwoch und Sonntag die Jagd freigegeben und das friedliche Bild Italiens wandelt sich. Jäger beherrschen das Land, und es ist ratsam, unbefestigte Wege zu meiden (in fast jedem italienischen Roman wird mindestens einer bei der Jagd erschossen). An diesen Tagen kurven Jeeps mit Männern in Tarnanzügen um das Dorf herum. Auch um unsere Hündin Maya, die vor der Kirche ihre Siesta macht. Dann kommt der Bus, und ich schaue aus dem Fenster zu, wie der Busfahrer die Autotür öffnet, sein Pausenbrot aus der Tasche holt und Maya sich ganz ruhig vor die geöffnete Autotür setzt. Sie bettelt nicht und auch der Busfahrer tut so, als würde er ihre Gegenwart nicht wahrnehmen, und schaut sie gleichgültig an. Bis er doch unruhig wird und das Brot mit ihr teilt. Mit rhythmischem Hupen kündigt am Sonntag der Leihkaplan seine Ankunft an. Sein Vorgänger ist mit einer hübschen Schwedin durchgebrannt. Friedlich gehen die Frauen in die Kirche, die Männer bleiben davor zurück. Im Schatten der Bäume machen sie regionale Politik, die für den Fremden noch weniger zu verstehen ist als das, was man aus Rom hört. Einmal im Jahr bringen die Einwohner Brauchbares, das sie nicht mehr benötigen, zum Tauschen oder Verschenken auf den Platz. Ein Stuhl gegen Zeitschriften oder ein Kinderwagen gegen einen Tisch. Wie vor Jahrhunderten, als man drei Tage Arbeit einer Frau gegen einen Ochsen tauschen konnte. Ein improvisiertes Orchester spielt vor der Kirche *Volare*, und wer sich traut, singt dazu ins

Mikrofon. Ganz unauffällige, oft ältere Frauen beteiligen sich, und es ist hinreißend, wie frei und wie gut sie das machen. Kinder toben um die Kirche herum, und in dem winzigen Gemeindehaus wird selbstgebackener Kuchen verteilt. Auch wir haben welchen mitgebracht, und Danka ist bei der Verteilung mit dabei.

Am Mittwoch sitze ich in Oneglia auf der Piazza Dante in einer Cafeteria unter den Arkaden, und in der Mitte des Platzes sprudelt, von Olivenbäumen flankiert, das Wasser eines Springbrunnens. Die Schatten spendenden Arkadengänge sind mit Menschen gefüllt und Autos umkreisen den Springbrunnen, der gleichzeitig den Kreisverkehr der sechs auf ihn zustoßenden Straßen regelt. Die gleißende Sonne knallt auf den Platz und ich bin glücklich, ein Dach über dem Kopf zu haben. Ich schaue dem Treiben zu und trinke Kaffee, ohne zu denken. Das kann ich stundenlang, aber nur in Italien. Woanders macht sich in meinem Kopf ein unbestimmtes Unruhegefühl breit, Wichtiges versäumt oder vergessen zu haben. Auch beeilen muss ich mich nicht. Vor der Mittagspause wird der Bäcker das Brot für mich an die Klinke der Bäckerei hängen. Als eines Tages die britische Königin zu Besuch kam, liefen die hier immer noch ansässigen Briten in den Arkadengängen aufgeregt herum und riefen den Italienern zu: „Oggi arriva la nostra regina."

In dieser noch lebendigen Welt des Don Camillo und Peppone fühle ich mich wohl. Um halb eins schließen die Geschäfte und man trifft sich in unzähligen Bistros oder in einer Tavola calda zum Mittagstisch. Dort geht es laut und kommunikativ zu. Meinungen und Ideen werden ausgetauscht, man verabredet sich. Ein Stück spannendes Privatleben findet dort statt, und erfrischt kehrt man an die Arbeit zurück. In dieser Atmosphäre der kollektiven Empathie lebt man bewusster. Daher habe ich gern an der Neuordnung des ligurischen Gartens mitgearbeitet und die Herausforderung, mich für den Obst- und Nutzgartenteil einzusetzen, als schicksalhaft empfunden, zumal die Erde Liguriens hart wie Granit ist. Es grenzt fast an ein Wunder, dass die Kartoffeln die Kraft haben, den sie ummantelnden Lehm zu verdrängen. Als ich ein halb-vertrocknetes Orangenbäumchen goss und bald Orangen auf dem Tisch hatte, kamen mir das spanische „no agua, no plan-tas" und die Macht der Schöpfung in den Sinn, und ich war wie berauscht. Für mich war diese Erfahrung neu, nicht so für Danka. Sie hat das neue Stück Erde wie etwas Gottgewolltes angenommen und Hans Scharouns Meinung „Symmetrie ist die Sensibilität der Unbegabten" bei der Gestaltung ignoriert. Daher ist der von Irisrabatten und rankenden Weinpflanzen umschlossene, in der Achse des Hauses symmetrisch ange-legte Garten wohltuend. Dort verbringe ich viel Zeit, auch mit meinen Freunden, die uns oft besuchen. Wir erzählen uns alte Geschichten und sind glücklich wie Kinder. Weil Erinnerungen und gemeinsam Erlebtes nicht altern. Mit Danka könnte ich das nicht. Sie würde unsere Albereien gar nicht komisch finden, weil Männerunsinn geschlechtsspezi-fisch ist. Auch viele alte Witze sind dabei, die jeder von uns schon kennt und hundertmal gehört hat. Aber wir lachen uns trotzdem kaputt. Weil es Bilder der Erinnerung sind. Da meine Lebensjahre ohnehin eine Art „Nachsitzen im Leben" waren, denke ich manchmal an Shakespeares Satz, das Gute am Alter sei, dass es nicht lange dauere. Ich denke aber auch an die Worte meiner Mutter: „Bis 75 geht es sowieso, und danach kann einem nichts mehr passieren." An Tagen, an denen Danka über das Alter sinniert, singe ich ihr eine Stro-phe aus einem polnischen Schlager der Dreißigerjahre vor:

Küsse, umarme und drück mich
Denk nicht ans Alter und Leid
Sei wie immer noch glücklich
Sieh wie schön ist die Zeit.

Vorsorglich jedoch umarme ich vor jeder Reise meine Lieblingsbäume zum Abschied.

Personenregister

Bildnachweis